© 2022, Buzz Editora
© 2017, Mithu Storoni
Esta edição foi publicada mediante acordo com TarcherPerigee,
um selo do Penguin Publishing Group, uma divisão da Random House LLC.

Título original: *Stress Proof: The Scientific Solution to Protect Your Brain and Body – and Be More Resilient Every Day*

Publisher ANDERSON CAVALCANTE
Editoras SIMONE PAULINO e LUISA TIEPPO
Assistente editorial JOÃO LUCAS Z. KOSCE
Projeto gráfico ESTÚDIO GRIFO
Assistente de design STEPHANIE Y. SHU
Preparação ADRIANE PISCITELLI
Revisão TAMIRES VON ATZINGEN, CAMILA BERTO

Dados Internacionais de Catalogação na Publicação (CIP) de acordo com ISBD

S885p
Storoni, Mithu
À prova de estresse: A solução científica para proteger seu cérebro e seu corpo da pressão do dia a dia /
Mithu Storoni
São Paulo: Buzz, 2022
264 pp.

ISBN 978-65-80435-57-9

1. Estresse 2. Saúde mental 3. Pressão I. Título.

2020-1111   CDD-152.46 / CDU-616.89

Elaborado por Vagner Rodolfo da Silva CRB-8/9410
Índices para catálogo sistemático:
1. Saúde mental 152.46
2. Saúde mental 616.89

Todos os direitos reservados à:
Buzz Editora Ltda.
Av. Paulista, 726 – mezanino
Cep: 01310-100 – São Paulo, SP
[55 11] 4171 2317 | [55 11] 4171 2318
contato@buzzeditora.com.br
www.buzzeditora.com.br

Mithu Storoni, PhD

À PROVA DE ESTRESSE

A solução científica para proteger seu cérebro e seu corpo da pressão do dia a dia

Tradução **Bruno Mattos**

Dedicado ao "progresso".
Motor da civilização e causador do estresse crônico.

9		**Introdução: Desfritar um ovo**
19	**1**	**Os dois lados do seu cérebro**
37	**2**	**Como manter a regulação emocional**
67	**3**	**Como controlar o cortisol fujão**
91	**4**	**Como estimular o crescimento do cérebro racional**
105	**5**	**Como ajustar seu relógio biológico**

125	**6** **Como acabar com as inflamações**
157	**7** **Como ajustar a resistência à insulina**
179	**8** **Como dominar a motivação**
197	**9** **Como alinhar suas metas de longo prazo às suas crenças fundamentais**
209	**Última observação sobre a resiliência**
213	**Agradecimentos**
215	**Notas**

Introdução: Desfritar um ovo

Um prédio de aparência peculiar se destaca no centro de Londres. É um edifício *pós*-moderno: seu senso estético é tão desenvolvido que, para ele, a modernidade é *démodé*. Antes dele, os arranha-céus já abrigavam grandes multidões de seres humanos, mas essa estrutura colossal decidiu não parar por aí. Esse imóvel é mais amplo no topo do que na base para poder abrigar ainda mais gente. Por sorte, o preço do aluguel nos acompanha conforme subimos os andares. A construção brilha conforme seu revestimento em painéis vítreos de alumínio refletem os raios de luz que ousam incidir contra ela. Sua vaidade vulgar se ergue acima das outras edificações num ato de egoísmo, esbaldando-se de luz solar pura e imaculada. Seu formato lembra um gigantesco walkie-talkie da Idade da Pedra.

Os londrinos se acostumaram a ignorar aquilo que muitos enxergavam como uma monstruosidade, mas tudo mudou numa tarde quente e ensolarada do verão de 2013. Nesse dia, ao longo de duas horas, o prédio se metamorfoseou: o que antes não passava de um exagero pós-moderno se tornou um vilão. Com um raio de luz destruidor, o edifício derreteu carros, destruiu bicicletas, corroeu pinturas e até incendiou um carpete. Mas o que mais se comentou em Londres foi sua capacidade de fritar um ovo. Um jornalista colocou um ovo numa frigideira e deixou-a no ponto exato da rua em que os raios de sol refletidos pela face sul do prédio convergiam a uma temperatura de 118 graus. O ovo frigiu e fritou em segundos.

Debaixo da casca dura, um ovo recém-quebrado é mole e fugidio. Ele passa por uma mudança drástica ao ser exposto ao calor. De fora não se vê muita coisa, mas a parte interna se transforma até ficar irreconhecível. Nós, seres humanos, somos muito parecidos com ovos. Quando somos imersos no calor da nossa vida, nossa casca pode até permanecer igual, mas nosso cérebro passa por mudanças estruturais. Esse calor é o que chamamos de "estresse".

O prédio em forma de walkie-talkie em Londres é uma metáfora para a vida moderna. É um produto da globalização, nascido da urgência de maximizar lucros, impulsionar a produtividade, superar rivais, abandonar nossos colegas e acompanhar com ambição o ritmo da corrida no mundo moderno. Ao tentar fazer tudo isso ao mesmo tempo, ele acaba se vendo em meio ao fogo cruzado. É esse fogo cruzado que frita o ovo. Nosso cérebro sofre.

Seria uma situação muito triste, não fosse uma descoberta recente. Na verdade, é possível "desfritar" esse ovo.

O cientista responsável por essa descoberta avassaladora chocou cozinhas ao redor de todo o mundo, levou premiados *chefs* Michelin de Nova York a Tóquio a se questionarem e acabou com o dito popular de língua inglesa que diz que é "impossível desfritar um ovo" ou chorar pelo leite derramado. Ele também recebeu um merecido prêmio Ig Nobel.

Assim como é possível "desfritar" um ovo, podemos também "desfritar" o cérebro. Este livro desvenda o processo que gera o estresse e o examina de trás para frente para que você possa desfazê-lo, como se estivesse desfritando um ovo, evitando algumas das mudanças que ocorrem em seu corpo e em seu cérebro quando você é colocado sob a luz destruidora de um prédio moderníssimo em formato de walkie-talkie – que, nesse caso, seria a sua vida cotidiana.

Uma forma nova de encarar o estresse

Nasci numa família de médicos, pensadores, praticantes de exercícios físicos e de ioga. Por isso, cresci cercada de histórias sobre façanhas esquisitas e extraordinárias: homens que desaparecem em meio ao gelo do Himalaia para viver sem aquecimento e com pouca comida apenas para treinar sua mente; fisiculturistas que deitam em camas de prego como treinamento para não sentirem dor; iogues que reduzem suas batidas cardíacas a níveis tão baixos que as pessoas ao seu redor entram em pânico, crentes de que eles estão morrendo. O cérebro, segundo me disseram, teria o poder de reverter decisões tomadas em níveis mais baixos da hierarquia corporal. Operamos no piloto automático, que é o chamado *sistema nervoso autônomo*. Esse sistema fica no cérebro, mas tem muita influência sobre o corpo inteiro. É ele que mantém nosso coração batendo e nosso pulmão respirando, mesmo quando nos esquecemos deles. Em termos gerais, metade do sistema é responsável pela resposta ao estresse e a outra metade, por nos acalmar. A metade que desencadeia o estresse é conhecida como *sistema nervoso simpático*. Aprendi que o efeito persuasivo da mente sobre o corpo é fonte de fascínio para os grandes atletas. Sir Roger Bannister, a primeira pessoa a correr 1,6 quilômetro em menos de quatro minutos na Iffley Road Track de Oxford, em 1954, dedicou toda a carreira estudando o sistema nervoso autônomo.

Todos esses contos fantásticos da minha infância ficaram largados numa das estantes mais recônditas da minha mente até o dia em que me deparei com a história do explorador holandês Wim Hof, conhecido como o "Homem do Gelo". Em 2007, Hof escalou parte do monte Everest vestindo bermuda e sapatos; 2 anos mais tarde, completou uma maratona sob temperatura aproximada de −20°C vestindo roupas semelhantes. Em 26 de janeiro de 2007, Hof bateu o recorde mundial ao correr meia maratona de pés descalços sobre gelo ou neve em 2h16min34.[1] Em tempos mais recentes, Wim Hof foi procurado para ajudar num experimento destinado a testar um conceito intrigante:[2] seria possível treinar a mente para ativar os mecanismos de resposta a invasores bacterianos? Em outras palavras, seria possível controlar o sistema nervoso autônomo de forma voluntária? Podemos aumentar o volume do sistema nervoso simpático "dando ordens"?

Wim Hof submeteu doze voluntários saudáveis durante dez dias a um regime de treinamentos que incluía meditação, exercícios respiratórios, ioga e exposição ao frio numa tentativa de desenvolver a habilidade de ativar o sistema nervoso simpático voluntariamente. Após o período de treinamento, os voluntários e um grupo de controle receberam uma injeção com uma dose de endotoxina bacteriana que deveria provocar uma resposta imunológica e causar uma doença. Meia hora antes da injeção, os voluntários treinados "receberam ordens" para ativar voluntariamente seu sistema nervoso simpático (algo em geral considerado impossível). Foi o que eles fizeram. Como resultado, os voluntários treinados apresentaram níveis mais elevados de adrenalina (liberada durante a resposta de estresse) circulando pelos corpos quando a endotoxina entrou no sangue deles. A adrenalina fez com que produzissem mais proteína IL-10 em resposta à endotoxina se comparados ao grupo de controle. A IL-10 tem efeito anti-inflamatório, e os voluntários treinados manifestaram menos sintomas de gripe e se recuperaram mais rápido tanto da febre quanto da resposta de estresse à endotoxina. Embora pequeno e pioneiro, o estudo revelou algo espetacular: ao contrário do que em geral se crê, é plenamente possível exercer algum grau de controle voluntário sobre o sistema nervoso autônomo (e, portanto, sobre o sistema imunológico) e transpor o imenso abismo que até então acreditávamos separar o corpo da mente.

Como estudante universitária, fiquei intrigada com a maleabilidade do cérebro ao descobrir como os ganhadores do prêmio Nobel, David Hubel e Torsten Wiesel, demonstraram que o cérebro começa como uma *tabula rasa* de mármore branco, e, então, o mundo esculpe nela sua imagem. Por exemplo: se filhotes de gato não enxergarem linhas horizontais quando pequenos, seus cérebros serão incapazes de reconhecê-las na vida adulta. Também constatei a maleabilidade do espírito humano nas alas hospitalares em que atuei antes como estagiária e depois como residente. Há pacientes que conseguem seguir em frente contra todas as probabilidades, enquanto outros, com números a seu favor, não fazem o mesmo. Também há aqueles cujo estado mental é afetado pela doença de forma tão constante que, se vista num gráfico, a evolução das duas coisas seria representada por linhas paralelas com trajetórias idênticas ao longo dos meses ou mesmo dos anos. Os pensamentos íntimos de homens e mulheres no crepúsculo de suas vidas parecem determinar se eles conseguirão ou não sobreviver à bifurcação da estrada. E, claro, há o famoso efeito placebo, que sabemos já ter realizado algo próximo de milagres.

Durante a minha residência desenvolvi uma condição autoimune amena da qual fiquei louca para me livrar. Ela funcionava como uma antena, um incômodo que registrava meu nível de estresse. Nos momentos em que o estresse era mais intenso, o mesmo ocorria com os sintomas. Convivi com isso até adotar como hobby a hot ioga na época em que estudava pupilometria, em Londres. Pupilometria é uma especialidade de nicho que integra o campo da neuro-oftalmologia e se dedica ao estudo dos movimentos pupilares. A velocidade de dilatação da pupila, sua aparência, a velocidade de encolhimento e suas tremulações microscópicas são infinitamente fascinantes; basta pensarmos que a pupila atua como uma janela para o sistema nervoso autônomo. A pupila se dilata quando os efeitos do sistema simpático no corpo se intensificam, e é por isso que nossa pupila parece maior quando estamos estressados. Após alguns meses de prática da hot ioga, percebi que as dimensões basais da minha própria pupila pareciam ter mudado, um indício de que talvez houvesse uma redução basal da atividade do meu sistema nervoso simpático. Paralelamente a isso, minha condição autoimune também pareceu recuar, até desaparecer por completo.

Ficou claro para mim que o protagonista dessa mudança não era o poder da mente, mas o poder de *cuidar da mente*. Eu não tinha *pensado* em ficar melhor, e sim aprimorado meu nível básico de saúde mental com treinamento, incentivo, cuidado e descanso. Quando a mente atinge seu estado ideal, ela reage de forma diferenciada, se torna mais resistente ao estresse, se cura mais rápido após um trauma, gera pensamentos construtivos e encara o mundo de forma racional, aumenta o nível mínimo de percepção de dor, auxilia o sistema imunológico e retarda a evolução de qualquer doença. A mente de fato nos deixa mais *à prova de estresse*.

A busca pela resistência ao estresse
János Hugo Bruno Selye foi um lendário médico austro-húngaro que hoje é reconhecido como pai das pesquisas sobre o estresse.[3] Em 1956, Selye descreveu o estresse como "um conceito científico que recebeu uma bênção contraditória: é ao mesmo tempo muito conhecido e pouco compreendido".[4] Percorremos um longo caminho desde então, embora tenhamos um ainda maior pela frente.

Nós funcionamos numa configuração básica. Essa configuração básica é mantida por nossos cérebros inteligentes, sobretudo através do sistema nervoso autônomo e de sua atividade simpática e parassimpática. Se entrarmos numa sala quente, suamos. Se bebermos muito, vamos ao banheiro. Se nos deitamos e a pressão em nosso cérebro aumenta, nosso corpo pode reduzir a pressão sanguínea. O corpo foi programado de forma a encarar as mudanças externas constantemente. Quando o mundo ao nosso redor muda, o corpo utiliza mecanismos para manter sua configuração básica.

Quando a mente atinge seu estado ideal, ela reage de forma diferenciada.

O estresse ocorre quando nosso cérebro e nosso corpo *mudam em resposta às mudanças*.[5] Como não estamos adaptados às mudanças em nosso mundo, alteramos nossa configuração básica.

Nossa pressão sanguínea pode ser ideal para momentos tranquilos, mas numa situação na qual esperamos ser atacados por um leão a qualquer instante, ela pode ser mais útil de outras formas. Se o leão nos atacar e os ferimentos forem graves, o sangue não terá pressão suficiente para chegar ao cérebro ou para abastecer os nossos músculos e nos ajudar na fuga. Por outro lado, se nossa pressão sanguínea estivesse mais elevada, a queda causada pela grande perda de sangue não seria tão debilitante e conseguiríamos sobreviver. Em situações normais, nosso corpo tenta manter a pressão sanguínea em sua "configuração" básica. Numa situação de estresse, ele altera essa configuração para um nível mais alto, antecipando-se aos acontecimentos e nos preparando para uma possível queda de pressão.

Nosso cérebro muda as configurações de diversas variáveis para aumentar nossas chances de sucesso frente a um perigo iminente. Depois que o perigo passa, nossa configuração é redefinida. Se a ameaça *nunca* passa ou é *muito frequente*, a nossa configuração não consegue voltar ao normal. Nesses casos, o nosso corpo sofre os efeitos negativos do estresse crônico. Nossa pressão sanguínea *permanece* elevada. Nossos sinais de estresse *permanecem* ligados. Esse sinal de estresse é mediado pela rede nervosa simpática, e, portanto, a atividade simpática se mantém elevada. O sinal de estresse gera hormônios de estresse que podem se conservar no organismo.

A mudança de configuração provoca doenças porque evoluímos para operarmos em nossas configurações básicas. Somos capazes de tolerar configurações alteradas (níveis elevados de estresse) apenas por breves períodos. Manter-se nessa configuração por muito tempo pode causar danos ao cérebro e ao corpo. Se estivermos sob ataque, não nos importaremos muito com os danos causados pela breve exposição a níveis elevados de pressão sanguínea ou concentração de açúcar no sangue, porque os benefícios serão muito maiores que os danos que isso pode causar. Mas se não estivermos sob ataque e a pressão e o nível de açúcar se mantiverem elevados, poderemos sofrer danos sem receber qualquer benefício em troca.

15

Um sinal de estresse persistentemente elevado pode resultar em pressão alta crônica.[6] A incidência de pressão alta vem aumentando no mundo todo, o que leva alguns pesquisadores a se perguntarem se isso não poderia ser resultado direto de um aumento global dos níveis de estresse causado pela urbanização e pela globalização. É possível que o aumento global de resistência à insulina e da ocorrência de diabetes do tipo 2 também tenham a mesma origem.

Quando nossas configurações mudam, a fiação de nosso cérebro também se transforma. O cérebro é programado para funcionar da melhor forma possível num mundo em que a ausência de estresse é a regra e os momentos de estresse são exceção. Ao ser jogado num mundo em que o estresse é a regra e a ausência de estresse é a exceção, nosso cérebro tenta alterar sua fiação para funcionar da melhor forma possível nesse novo cenário. As mudanças causadas pelo estresse crônico são uma resposta adaptativa, ou melhor, uma *má* resposta adaptativa, porque essa resposta não leva a uma *melhor* adaptação. O estresse crônico encurta nossa vida em vez de nos permitir prosperar em nosso ambiente.

Uma abordagem multifacetada

O estresse ainda é tão enigmático quanto era 100 anos atrás, com uma diferença: antes, olhávamos para ele e enxergávamos apenas um emaranhado de fios, mas hoje somos capazes de identificar diversos dos fios que compõem esse emaranhado. Cada área com mau funcionamento corresponde a um fio. Se fizermos todo o possível para cuidarmos de cada um desses fios, reduziremos as chances de se misturarem numa maçaroca impossível.

Na área da saúde cerebral, as abordagens multifacetadas – como as que apresento neste livro – têm sido vistas como a melhor alternativa, em detrimento daquelas que buscam dar conta de apenas uma parte desse complexo enigma.

Nos capítulos a seguir, descreverei sete casos de mau funcionamento que, muito provavelmente, são velhos conhecidos das pessoas que sofrem de estresse crônico: baixo controle de atenção, excesso ou deficiência de cortisol, plasticidade sináptica alterada, relógio biológico

O estresse crônico encurta nossa vida.

descompassado, inflamação, resistência à insulina e baixa motivação. É possível que uma pessoa não seja afetada por *todas* essas coisas, mas a *maioria* das pessoas tende a sofrer de ao menos uma delas. Minha abordagem é que se trabalharmos cada um desses aspectos e tornarmos nosso corpo menos vulnerável em caso de mau funcionamento, conseguiremos superar os efeitos do estresse crônico. Se formos disciplinados para manter uma atividade cerebral saudável e um relógio biológico bem ajustado e suprimirmos os menores sinais de inflamação, se treinarmos nossa capacidade de atenção e aprendermos a regular nossos níveis de cortisol, se nos mantivermos motivados e fizermos todo o possível para diminuirmos o risco de resistência à insulina, seremos páreo duro para o estresse crônico. Este livro ensinará você a trilhar cada um desses caminhos. Busquei citar as evidências científicas que embasam cada uma das minhas sugestões. Sempre que possível, citei resultados de testes controlados e randômicos. Também empreguei as descobertas mais recentes de campos de pesquisa ainda relativamente incipientes, cujos resultados são preliminares, mas promissores.

As intervenções descritas neste livro devem trazer benefícios a todos. Você não se tornará um super-herói do dia para a noite, mas, com o tempo, conseguirá se tornar *a melhor versão de si*.

1
OS DOIS LADOS DO SEU CÉREBRO

No instante em que você se depara com uma situação potencialmente estressante, ocorrem duas conversas dentro da sua mente. O mundo ao seu redor poderá adquirir uma aparência muito distinta a depender de qual das duas você decide acolher. Uma das conversas é calma, racional, razoável. A outra é precipitada, impulsiva e bastante emotiva. O estresse crônico aumenta o volume do que a segunda diz e coloca a primeira no mudo.

O CEO pré-frontal

Seu cérebro inteligente se parece com uma empresa gigantesca composta por um sem-número de departamentos e de subdepartamentos. Uma quantidade inimaginável de informações passa por ali e precisa ser processada de forma correta. O objetivo dessa empresa é adaptar seu comportamento a fim de extrair o maior benefício possível do ambiente no qual você está inserido. No topo do comando dessa corporação há um grande CEO que coordena todo o maquinário corporativo e decide quais departamentos precisam trabalhar mais e quais precisam ter sua atividade reduzida. Esse processo deve ser facilmente adaptável conforme as circunstâncias mudem. Se o grande executivo conduzir a corporação com sabedoria e precisão, ela talvez prospere.

Na parte frontal de seu cérebro, logo atrás da sua testa, fica uma região chamada **córtex pré-frontal**. Ela desempenha um papel central no controle executivo e atua, em colaboração com outras, como um CEO.

Em todas as situações, ele avalia cuidadosamente o cenário em que vocês se encontram e formulam a melhor estratégia de navegação possível. Ele formata e controla a atividade nos diversos departamentos em seu cérebro, criando o melhor clima possível para garantir sucesso no que está fazendo. Por exemplo, se você está tentando ler um e-mail longo num escritório agitado e barulhento, ele coordena as redes de maneira a anular o barulho e as distrações ao seu redor, permitindo que você se mantenha focado.

Como qualquer grande executivo, ele é dotado de alguns talentos especiais. Ele reúne o máximo possível de informações acerca de sua situação atual e as armazena na forma de *memória de trabalho*. A memória de trabalho permite que seu córtex pré-frontal associe o que está acontecendo agora ao que aconteceu instantes atrás para prever o que acontecerá em seguida e, caso necessário, modificar sua estratégia de atuação. Seu córtex pré-frontal também controla os holofotes de sua atenção e decide para onde direcionar o foco. Ele escrutina os dados recebidos através de múltiplos canais para decidir o que merece ou não sua atenção. Esse escrutínio ocorre em diversos níveis dentro do córtex pré-frontal e inclui análises das análises, bem como consultas aos arquivos de memória de longo prazo através de uma região de seu cérebro conhecida como *hipocampo*. Se seus pensamentos e suas sensações forem desimportantes ou irrelevantes para a tarefa em questão, seu córtex pré-frontal baixará seu volume para que você não desvie a atenção do que está fazendo.

O seu córtex pré-frontal atua em parceria com outras redes cerebrais para raciocinar, planejar e regular seu comportamento, tomar decisões e exercer controle sobre outras partes do cérebro enquanto você trabalha para cumprir uma tarefa. Através de tentativas, erros e inteligência, ele aprende a determinar o comportamento mais adequado para um dado conjunto de circunstâncias e a aprimorar esse comportamento todas as vezes em que houver novas informações. Ele está *sempre* aprendendo e tentando aperfeiçoar sua inteligência.

Isso faz com que o córtex pré-frontal esteja a todo momento num estado de atividade intensa conforme novas redes se formam e transformam e novas conexões entre os neurônios (sinapses) surgem ou enfraquecem. Existe um número inimaginável de sinapses ocorrendo em seu cérebro, que se alteram e modificam o tempo todo num fluxo constante e intenso. A evolução da força e do nível de atividade de suas sinapses é conhecida como *plasticidade sináptica*. Quando precisamos nos adaptar a uma nova situação, o cérebro depende muito da plasticidade para se reconfigurar.

A regulação racional das emoções

Nosso instinto emocional é uma ferramenta valiosa na hora de lidarmos com as nuances do ambiente urbano no mundo atual, em que a maioria das ameaças vêm das interações sociais e não de animais selvagens.

Quando essas ameaças desencadeiam emoções negativas em nossa mente, é possível que elas se esquivem da análise minuciosa do córtex pré-frontal para economizar tempo. Mas esse atalho impede que filtremos alarmes falsos.

Os circuitos cerebrais responsáveis por processar suas emoções são vastos e incluem ciclos de feedback positivo e negativo. Muitos desses sistemas são modelados pelo nosso córtex pré-frontal. Se ele decidir que é melhor para nós permanecer em estado de alerta para evitar possíveis ameaças em nosso entorno, pode aumentar o volume de respostas emocionais. Por outro lado, se decidir que nossas emoções têm sido uma fonte de distração, ele pode silenciar as respostas emocionais e voltar o foco para um alvo mais relevante. Se ele não estiver funcionando bem, corremos o risco de experimentar uma resposta emocional desproporcional à situação em que nos encontramos.

Um dos elementos principais em nossa rede de emoções é a *amígdala*. A amígdala faz uma breve leitura preliminar das informações que chegam do ambiente ao nosso redor e envia sinais a diversas outras partes do cérebro, incluindo o córtex pré-frontal. O córtex pré-frontal, por sua vez, emite sinais para a amígdala. Esses sinais podem estimular ou desestimular a atividade na amígdala, a depender do conteúdo das informações. Numa situação de conflito emocional, por exemplo, partes do córtex pré-frontal parecem "conter" a amígdala.[1] Outro membro fundamental da equipe que compõe nossa rede de emoções é o *hipocampo* (sobretudo o ventral), que colabora com a amígdala.

O córtex pré-frontal desempenha um papel essencial na regência da nossa orquestra cerebral, garantindo que as reações ao mundo externo sejam sempre racionais e produtos de reflexão. Se as habilidades regulatórias do nosso córtex pré-frontal forem comprometidas, poderemos reagir ao ambiente de forma irracional e inadequada, o que alteraria nossa experiência de vida. Imagens de tomografia dos cérebros de pessoas que sofrem de estresse ocupacional crônico ou transtorno do estresse pós-traumático (TEPT) revelam sinais de um mau funcionamento da regulação de comportamento e emoções no setor pré-frontal. A incapacidade de conter emoções negativas está associada ao *burnout*.[2] [3]

Se nossas emoções não forem bem reguladas, as emoções negativas podem emergir com facilidade e tomar conta da nossa mente. Passamos a ver o mundo com negatividade, destacando suas características negativas e recordando experiências ruins de forma mais intensa que as positivas. Uma perspectiva desregulada pode dar ao mundo um aspecto incerto e imprevisível, deixando-nos ansiosos o tempo todo e fazendo com que nos sintamos à beira de um ataque. Cada uma dessas emoções intensamente negativas retroalimenta as redes emocionais de nosso cérebro, amplificando e propagando sua atividade.

Eis um exemplo de como a presença ou a ausência de uma boa regulação emocional pode proporcionar experiências muito distintas de um mesmo evento.

A vida pelas lentes da emoção
Seu chefe, que é normalmente alegre, não sorriu para você nesta manhã. Você caminha até a sua mesa e começa a se perguntar por quê. Você tem pouco controle sobre suas emoções, de modo que sua mente esboça os piores cenários possíveis e você passa a interpretar tudo o que vê e escuta a partir de um viés muito negativo. Sentindo-se culpado e ansioso, você teme que seu chefe tenha más notícias para lhe dar, tendo em vista os rumores de cortes orçamentários da empresa. Ao ver as pessoas ao seu redor trocando sorrisos discretos, você se pergunta se elas não estariam rindo de sua demissão iminente. Com contas a pagar e um financiamento recente, você entra em pânico.

A vida pelas lentes da razão
Seu chefe, que é normalmente alegre, não sorriu para você nesta manhã. Enquanto você tenta buscar uma explicação racional, o córtex pré-frontal e o hipocampo de seu cérebro analisam a cena e examinam seu histórico de experiências prévias. Eles resgatam uma memória distante que estava escondida num canto da sua mente: uma fofoca sobre o interesse repentino de seu chefe por Botox. Pensando nisso, você se lembra de que o canto dos olhos dele estava contraído, enquanto a boca e a testa

permaneciam inertes. Você olha ao redor do escritório e percebe seus colegas tentando (em vão) manter a seriedade. Você também sorri diante da situação hilária.

O piloto automático do sistema de resposta

Nossa rede nervosa tem um piloto automático, o sistema nervoso autônomo, responsável por transportar depressa os sinais do nosso cérebro para o resto do corpo. Suas duas metades, a simpática e a parassimpática, trabalham juntas para manter o corpo funcionando direitinho. Elas nunca descansam. Quando seu nível de atividade precisa ser ajustado, elas mudam de volume, ou tom, sem jamais desligarem completamente. Por exemplo, os estímulos simpáticos enviados ao coração aumentam a frequência cardíaca, enquanto os estímulos parassimpáticos a reduzem. Se nosso coração precisa bater mais rápido, o tom dos estímulos simpáticos aumenta e o tom dos estímulos parassimpáticos diminui, mas ambos continuam se comunicando com o coração.

Quando nosso corpo passa por uma situação estressante, nosso cérebro dispara duas reações em cadeia distintas. A primeira envolve o sistema nervoso autônomo, de rápida ação, cujas metades trabalham de forma oposta durante o estresse. Há uma acelerada elevação da atividade simpática, acompanhada do declínio de atividade parassimpática. Essa reação culmina na liberação de adrenalina e no desencadeamento de diversas respostas fisiológicas, como respiração ofegante, pulso acelerado e estado de alerta. A segunda corrente de eventos começa no hipotálamo e faz com que a glande adrenal libere o hormônio do estresse chamado cortisol. Essas duas reações interagem entre si e se retroalimentam até que o episódio de estresse termine. Quando isso ocorre, nossa atividade parassimpática aumenta e a simpática diminui. Nossa rede parassimpática tem maior atividade quando estamos relaxados, enquanto a rede simpática é mais ativa durante os momentos de estresse.

A amígdala e seus principais colaboradores (conhecidos como Núcleo Central Autônomo) estão intrinsicamente conectados ao nosso circuito de resposta ao estresse. Isso explica por que algumas coisas que nos afetam do ponto de vista emocional podem desencadear depressa uma resposta de estresse.[4] Experiências capazes de evocar respostas emocionais negativas podem estimular nossa atividade simpática, pouco importando se foram originadas no mundo externo ou nos pensamentos que pairam em nossa mente.[5] Se esses gatilhos emocionais se tornam muito constantes ou se perdemos a capacidade de recobrar o controle sobre as emoções rápido o bastante quando nos eriçamos, estaremos propensos a frequentes crises de estresse. Nesse contexto, nossa atividade simpática pode se manter elevada sem que haja necessidade.

Quando acha que está sob ameaça, nosso cérebro desencadeia uma resposta de estresse. Essa ameaça pode ser física ou emocional. Em nosso mundo industrial e urbanizado, a maioria do estresse que vivenciamos é de ordem psicossocial, ou seja, ele age através de nossas reações emocionais. Assim, o córtex pré-frontal, responsável por regular nossas reações emocionais, acaba desempenhando um papel vital em nossa suscetibilidade ao estresse.

O papel central do córtex se torna evidente sempre que nos deparamos com uma situação inesperada e estressante, quando ele coordena a nossa reação ao estresse, regulando as emoções e mantendo nossa atenção focada na tarefa em questão. Se ele cumprir bem o seu papel, suavizará o impacto estressante do episódio. Nos momentos seguintes a uma experiência de estresse, o córtex pré-frontal desvia nossa atenção dos pensamentos inflamados que fervilham em nossa mente. Isso permite que nos recuperemos o mais breve possível para avançarmos. No entanto, se ele não for capaz de regular nossas emoções, a recuperação será mais lenta, ou mesmo incompleta.

Um comentário sobre a terminologia
A rede de células cerebrais responsável por processar as emoções é vasta e complexa, e irei me referir a ela como *cérebro emocional* para não sobrecarregar o livro com termos técnicos. Da mesma forma, usarei *cérebro racional* para me referir às redes situadas no córtex pré-frontal que estão ligadas à tomada de decisão para objetivos específicos e ao comportamento, à regulação emocional, à memória de trabalho, ao aprendizado e ao controle do foco – uma área do cérebro geralmente responsável por nos

fazer reagir da forma mais sábia e racional possível aos estímulos externos. Esse termo também engloba algumas redes no hipocampo (sobretudo dorsal), que tem um papel-chave para o aprendizado e para a memória, e em algumas outras regiões que podem colaborar com o córtex pré-frontal. No contexto deste livro, os termos "cérebro emocional" e "cérebro racional" se referem ao papel específico dessas redes *no contexto do estresse psicossocial*. Na realidade, o cérebro não está anatomicamente dividido entre seções racionais e emocionais. A emoção e a cognição são bastante interligadas, e não é rara a sobreposição entre os circuitos que as compõem.

Estresse agudo e crônico

Se imaginarmos o cérebro como uma orquestra regida pelo córtex pré-frontal, constataremos uma melodia sincronizada e harmônica na *maioria* das vezes. Durante os episódios agudos e incontroláveis de estresse, o regente – nosso córtex pré-frontal – abre espaço para uma seção instrumental que emerge da sinfonia harmoniosa e toma conta do palco. Essa seção processa nossas emoções negativas. Depois que a experiência estressante termina, o córtex pré-frontal desvia nossa atenção para longe dessa seção da orquestra e retoma a harmonia suave.

O cérebro de um ser humano adulto se altera conforme o que *se pede dele*. Ele se adapta rapidamente para atender às demandas em recorrente transformação, o que permite a ele prosperar em ambientes dinâmicos. Se essa experiência de estresse agudo se tornar *crônica*, ele pode alterar sua estrutura e suas redes de conexão para se adaptar ao novo cenário. O enfraquecimento temporário do controle pré-frontal sobre as emoções e sobre o comportamento se torna constante, e o comportamento emocional desregulado perdura. Com essa mudança de conectividade, o desequilíbrio entre nosso lado racional e nossas reações emocionais, antes temporário, torna-se permanente.[6] Muitos dos sintomas de estresse crônico, como perturbações da regulação emocional e oscilações de motivação, comportamento e capacidade de sentir prazer, podem ser resultado de um controle pré-frontal debilitado.

O estresse crônico enfraquece pouco a pouco as redes de controle pré-frontais de diferentes maneiras. Tanto o córtex pré-frontal quanto o hipocampo mantêm sempre um fluxo constante e dependem bastante de uma intensa plasticidade sináptica. Qualquer processo que obstrua essa atividade, como o estresse crônico faz, interfere em seu funcionamento. Curiosamente, o córtex pré-frontal e o hipocampo também são suscetíveis a danos causados pelo envelhecimento e por doenças degenerativas, como a demência.

O formato dos neurônios que compõem o córtex pré-frontal (conhecidos como células piramidais) lembra uma árvore. Eles possuem ramificações que se projetam para o exterior (conhecidos como dendritos). Essas ramificações estão envolvidas na formação de sinapses. O estresse crônico faz com que esses galhos se recolham. Ele também afeta a comunicação entre as células e obstrui os pulsos elétricos coordenados entre os neurônios, que são vitais para o processamento de informações.[7] Esses efeitos comprometem a habilidade do córtex pré-frontal e do hipocampo de realizarem seu trabalho da maneira adequada, o que pode prejudicar o controle regulatório.[8][9][10][11]

Nessa situação, o cérebro emocionalmente desajustado pode reagir com maior facilidade. Conforme os dendritos do córtex pré-frontal retrocedem, existe um risco de que eles *cresçam* para dentro da amígdala.[12] Um estudo recente demonstrou uma relação inversa entre a sensação de estresse crônico e o tamanho do córtex pré-frontal.[13] Cada pequeno surto de estresse agudo sofrido por um cérebro cronicamente estressado poderá ser sentido de forma mais intensa e prolongada do que ocorreria em condições normais.

Nós nos tornamos aquilo que observamos. Moldamos nossas ferramentas, e então essas ferramentas nos moldam.
Marshall Mcluhan

Uma situação que antes não nos afetaria passa a elevar nossa pressão sanguínea. Ao sofrer de estresse crônico, o córtex pré-frontal começa a apresentar resultados precários em testes de memória de trabalho e de flexibilidade cognitiva. Ele perde o controle do foco e o autocontrole. Nossa experiência de mundo se torna menos equilibrada, e talvez os pensamentos negativos se tornem mais comuns quando nosso pensamento corre solto, ou as conclusões negativas pareçam mais factíveis nos momentos de dúvida.[14] Talvez pareça cada vez mais difícil nos desvencilharmos de emoções e pensamentos negativos para focarmos em nossas tarefas. Essa espiral de negatividade gerada pelo estresse crônico poderá culminar em depressão.

Acredita-se que níveis elevados de atividade simpática tenham influência sobre o surgimento de hipertensão, obesidade e resistência à insulina – condições que estão globalmente em ascensão.[15][16] O desequilíbrio entre as atividades simpáticas e parassimpáticas também pode afetar de modo significativo a capacidade do coração de se adaptar a novas situações, aumentando os riscos de ataque cardíaco. Por isso, preservar a saúde do nosso cérebro racional pode levar a uma maior longevidade.

Do estresse agudo ao estresse crônico

Se o nosso cérebro racional parasse de reger a orquestra de suas redes cerebrais, sua bela harmonia se transformaria numa cacofonia caótica. A regulação das emoções e do comportamento entraria em colapso. Nosso cérebro emocional reagiria de forma inapropriada. Nossas experiências de prazer e dor, assim como aquelas de fracasso e recompensa, seriam amplamente distorcidas. O estresse crônico compromete a capacidade que o nosso cérebro racional tem de conduzir essa orquestra. Conforme os danos do estresse crônico se acumulam e a conectividade do nosso cérebro se altera, passamos a reagir de forma enérgica a situações triviais que poderiam não ser estressantes. Assim, o estresse crônico aumenta o nível de episódios estressantes da nossa vida cotidiana.

O estresse crônico também afeta nossa recuperação após episódios estressantes. Nosso cérebro pode levar mais tempo para se recuperar, e talvez não haja um intervalo grande o suficiente até o próximo episódio. Assim, o estresse crônico se potencializa. Quando sofremos com isso, escolhas de vida pouco sábias no que diz respeito a dieta, padrões de sono e comportamento podem contribuir substancialmente para potencializar os danos e reforçar os efeitos negativos do estresse crônico sobre o cérebro.

A robustez do nosso cérebro racional fica no olho do furacão do estresse crônico. Por isso, ela constitui o centro da nossa estratégia contra o estresse.

Criando uma estratégia contra o estresse
Quando o nosso cérebro inicia uma reação aguda de estresse, ele ativa sucessivas reações em cadeia até afetar quase todos os sistemas do cérebro e do corpo com o intuito de gerar mudanças. Neste livro, para criarmos uma estratégia contra o estresse, decidi focar em sete das mudanças que ocorrem durante um episódio agudo de estresse:

1. O cérebro emocional entra em estado de alerta.
2. Liberamos uma quantidade apropriada de hormônios do estresse.
3. Pode haver um aumento da plasticidade sináptica e, *em ratos de laboratório, o nascimento de novas células cerebrais*.
4. Nosso relógio biológico passa por um mau funcionamento.
5. Passamos a ter inflamações.
6. Ficamos temporariamente resistentes à insulina.
7. De repente nos sentimos motivados.

Essas sete ações são como sete "agentes do estresse" que, juntos, formam um escudo de proteção contra um perigo iminente. Ao ser alertado, nosso cérebro emocional se mantém alerta contra ataques externos. A raiva nos motiva a nos levantarmos do chão. O cortisol e outros hormônios e mensageiros nos ajudam a nos defendermos. As inflamações nos protegem contra os germes que entram em nosso corpo através de ferimentos com má intenção. A disposição do nosso relógio a ajustes nos deixa mais adaptáveis. A resistência à insulina impede que o nosso corpo absorva a insulina do sangue para garantir o bom abastecimento do cérebro. A motivação nos faz seguir em frente e elimina qualquer tipo de hesitação. Por fim, o aumento de plasticidade nos ajuda a aprender com a experiência. Esses sete mecanismos cessam suas atividades no instante em que o episódio de estresse termina.

Um corpo **cronicamente estressado** também tem indícios dessas sete mudanças, mas um olhar mais cuidadoso revela que, embora as mudanças *pareçam* idênticas, elas são diferentes. É como se cada um dos agentes acima, tendo feito seu trabalho, "virasse a casaca":

1. O cérebro emocional pode *permanecer* desregulado.
2. Podemos *liberar muito ou muito pouco* cortisol em resposta ao estresse.
3. Pode haver um *declínio* da plasticidade sináptica. *Em ratos de laboratório, novas células cerebrais param de nascer.*
4. Nosso relógio biológico pode funcionar mal *em caráter permanente*.
5. Podemos *permanecer* com inflamações.
6. Podemos nos tornar *cronicamente* resistentes à insulina.
7. Nossas sensações de motivação, prazer e recompensa podem *seguir* alteradas.

Se estudarmos cada uma dessas "rotas cerebrais" com atenção, perceberemos que aspectos da dieta, do estilo de vida e do nosso comportamento podem estar por trás de cada um desses elementos, *independentemente* do estresse. Por exemplo, uma dessas rotas é a inflamação crônica. Uma dieta ruim pode incitar inflamações crônicas, estejamos estressados ou não. Outra dessas rotas diz respeito ao relógio biológico. Se nosso padrão de sono for errático e trabalharmos em turnos invertidos, nosso ritmo circadiano sofrerá mesmo em casos em que não há outro sinal de estresse. Se nos esforçarmos ao máximo para adotarmos um modo de vida que reduza as inflamações e mantenha nosso ritmo circadiano bem afinado, poderemos resistir, ou mesmo suprimir, as rotas que o estresse percorre para causar doenças.

Nossa estratégia de resistência ao estresse focará em cuidados para evitar cada um desses sete caminhos. Construiremos uma defesa sólida, assumindo a ofensiva em cada um desses caminhos, identificando e erradicando aspectos da nossa dieta, do nosso estilo de vida e do nosso comportamento que debilitem nossa saúde. Quando o estresse tentar nos induzir por um desses caminhos, teremos a força necessária para resistir – e para derrotá-lo.

Sete caminhos para se tornar à prova de estresse
Construiremos uma estratégia contra o estresse por cada um desses sete caminhos. Nossa prioridade será estimular a retomada de uma rotina saudável nos circuitos do nosso cérebro racional.

Primeiro: Aprimorar a regulação emocional
Quando nos estressamos com muita frequência ou facilidade, perdemos a cabeça mais do que costumávamos perder ou ficamos preocupados e ansiosos sem motivo, sendo possível que o controle pré-frontal de nossa reatividade emocional não esteja funcionando bem.[17] *Novas evidências sugerem que é possível aprimorar o controle pré-frontal com técnicas específicas de treinamento.*

Segundo: Domar os hormônios do estresse
O estresse crônico nos faz liberar quantidades *muito grandes* ou *muito pequenas* de cortisol, o hormônio do estresse. Níveis anormais de hormônios do estresse danificam a estrutura e o funcionamento normal das células cerebrais e das neuróglias, que constituem a matéria-prima das redes do cérebro racional.[18] *Com modificações pontuais do nosso estilo de vida e comportamento, podemos chegar a erradicar anomalias na quantidade de hormônios e mensageiros que circulam em nosso sangue durante e após uma resposta de estresse.*

Terceiro: Estimular o funcionamento saudável do cérebro racional
Quando registra memórias, aprende e cria estratégias, o cérebro racional gera novas redes a partir de conexões sinápticas fresquinhas e modifica aquelas já existentes. O estresse crônico atrofia esses processos.[19] *Se seguirmos alguns passos para aprimorar esses processos e estimularmos ativamente o crescimento e a atividade em nosso cérebro racional, poderemos combater os efeitos do estresse crônico.*

Quarto: Ajustar o relógio biológico
Cada departamento e subdepartamento dentro de nós funciona de acordo com um relógio. Há milhares de relógios espalhados por nosso cérebro e corpo, que ajustam o tempo através de sinais de sincronização. Esses sinais são afetados por nossos hábitos e estilo de vida. Se nosso relógio apresentar defeitos, processos bioquímicos e fisiológicos do corpo todo poderão sair dos trilhos. O estresse crônico altera nosso relógio e deixa nosso cérebro especialmente vulnerável a danos causados por um biorritmo desordenado.[20] *Manter nosso relógio bem ajustado alterando a dieta, o comportamento e o estilo de vida ajudará a pôr ordem no caos que o estresse impõe.*

Quinto: Domar a inflamação crônica
Inflamações podem interferir na plasticidade sináptica e provocar aberrações e inadequações na conectividade sináptica.[21] *Alterações pontuais na dieta e no estilo de vida podem minimizar a inflamação basal, reduzir a permeabilidade intestinal (que contribui para a inflamação) e aliviar o estresse causado por inflamações.*

Sexto: Combater a resistência à insulina
A insulina afeta os neurotransmissores e a plasticidade sináptica. A plasticidade sináptica e a atividade das redes neurais no córtex pré-frontal e no hipocampo dependem em grande medida do fornecimento de energia e sofrem quando os níveis de glicose estão desregulados.[22] *Podemos reduzir os riscos de desenvolver a resistência à insulina através de mudanças estratégicas em nossa dieta, rotina de exercícios e nosso estilo de vida.*

Sétimo: Aumentar a motivação – prazer e recompensa
Quando o córtex pré-frontal regula nosso comportamento, acaba moldando os circuitos que processam as sensações de prazer, recompensa e motivação. Se esse processo for falho, nossa experiência de prazer pode ser afetada negativamente. A anedonia pode ser causada pelo estresse

A proteção contra o estresse requer muitas pequenas mudanças.

crônico.[23] *Modificações de comportamento e de estilo de vida podem ajudar a blindar nosso sistema de recompensas e nos manter motivados, animados e com atitude positiva.*

Pense em nossa barreira de proteção ao estresse como uma parede de tijolos. Cada tijolo dessa parede é importante. Um tijolo pode ser responsável pela saúde intestinal, enquanto outro tratará de ajustar o relógio do nosso fígado. Cada tijolo traz benefícios por si só, mas quando conseguimos coordenar todos os tijolos e sincronizar suas capacidades individuais, a fim de criar uma parede sólida, os resultados são formidáveis. A proteção contra o estresse requer muitas pequenas mudanças. Essas pequenas mudanças têm efeito sinérgico quando implementadas em conjunto. Se dominarmos esse processo, seremos capazes de criar uma defesa sólida contra o estresse.

Vamos começar!

2
COMO MANTER A REGULAÇÃO EMOCIONAL

Qual é o *objetivo* do estresse?
Imagine que deram a você uma dose de anestésico que impede que você sinta dor. Logo você pega no sono no sofá de casa. De repente, alguém invade a sua casa, corta a sua perna direita com um facão e foge da cena do crime. Jorra sangue do ferimento. Embora você seja incapaz de sentir dor por causa do anestésico, há sensores em seu corpo que monitoram o fluxo sanguíneo. Eles são ativados *depois* que você perde uma quantidade significativa de sangue e tentam freneticamente corrigir a situação, mas já é tarde demais. Eles fracassam. Você morre. O que poderia tê-lo salvado? *Tempo*.

Se você não tivesse recebido o anestésico e tivesse sentido *dor física* no momento em que o facão perfurasse a sua pele, *antes*, portanto, de o ferimento começar a sangrar, a dor teria desencadeado uma *resposta de estresse*. O sistema de emergência do seu corpo teria sido ativado mais cedo. Isso faria com que seu cérebro recebesse sangue o suficiente para você rastejar até o seu celular e chamar uma ambulância. Essa missão de resgate está *um passo* à frente de postergar a perda de sangue.

Se você tivesse *detectado* um intruso em algum ponto da sua casa antes mesmo de enxergá-lo, seu cérebro emocional reagiria de forma extrema e desencadearia uma *resposta de estresse*. Ele começaria a preparar você imediatamente para a possibilidade de um ataque com um facão. Você correria procurando o seu celular e chamaria a polícia, pensaria em se armar com algum objeto ou encontraria um bom lugar onde se esconder até a chegada do socorro. Essa missão de resgate está *dois passos* antes da perda de sangue. Ela está *um passo* antes do ato de postergar a dor. Embora tanto a dor quanto a perda de sangue desencadeiem uma resposta de estresse, o instinto emocional nos permite *prever* a dor antes que ela ocorra. Ela nos dá tempo.

Para nos salvar, nosso cérebro emocional antecipa nosso pedido de socorro em três casas por meio de um mecanismo. Em vez de reagirmos *depois* de sermos atacados, ele nos ajuda a *prever* um ataque e a *nos prepararmos* para isso da melhor forma possível.

Dos muitos caminhos que levam a uma reação de estresse, a mais comum em nosso mundo urbano é o estresse psicossocial – encontros cotidianos com gente antipática, chefes exigentes e congestionamentos inesperados no caminho para o trabalho. A porta de entrada para esses fatores estressantes é a nossa reatividade emocional. No passado, ela nos dava tempo para que pudéssemos salvar nossa vida; hoje, representa uma ameaça à nossa vida. Um cérebro emocionalmente volátil, que interpreta pequenas marolas como tsunamis ou um encontrão de ombros como um terremoto, pode transformar qualquer dia de chuva em tempestade. Com o tempo, um cérebro com excesso de atividade emocional começa a ter dificuldade para voltar ao normal. É muito mais fácil nos recuperarmos de uma semana de chuvas que de uma semana de ciclones.

Regulação emocional
Nosso cérebro emocional funciona como uma "caixinha de fósforos" para o estresse psicossocial. Se pegar fogo, desencadeará uma reação de estresse. O estresse crônico rebaixa o ponto mínimo para que o nosso cérebro emocional dê início a uma resposta de estresse. Você precisa impedir que essa caixinha pegue fogo.

No momento em que algo provoca nosso cérebro emocional, você pode eliminar, substituir, ignorar ou desviar sua atenção. É preciso um nível imenso de autocontrole para conseguirmos fazer isso de forma eficiente.

Aprimorar o autocontrole e a autorregulação pode nos ajudar a controlar as emoções negativas sempre que elas vêm à tona. Pessoas com um bom autocontrole tendem a lidar melhor com o estresse. Elas percebem menos situações como estressantes e reagem com menor intensidade quando se deparam com o estresse.[1] Estudos a partir de tomografias e outras imagens cerebrais identificaram ao menos uma área do cérebro racional responsável pelo autocontrole, o **córtex pré-frontal dorsolateral**.[2] Ele também está envolvido na **autorregulação**, que é uma forma mais abrangente de autocontrole. O estresse de longo prazo causado pelo trabalho está associado à redução de massa do córtex,[3] e danos nessa parte do cérebro podem tornar as pessoas mais vulneráveis à depressão.[4]

As pessoas que meditam têm mais facilidade para direcionar toda a sua atenção a um objeto se comparadas àquelas que não meditam. Trabalhar a nossa capacidade de desviar a atenção de uma fonte de estresse emocional para algo mais prazeroso ou distrativo pode ser uma forma de aprimorar nossa regulação emocional. Concentração e foco prolongados exigem certo nível de autocontrole.

Outra estratégia para evitar que a caixinha de fósforos pegue fogo é nos forçarmos a encarar situações desagradáveis sob uma nova luz, para torná-las menos angustiantes. Isso se chama *reavaliação cognitiva*. Um cérebro racional robusto pode beneficiar a reavaliação cognitiva.[5]

Em geral, o cérebro saudável emprega uma combinação de estratégias para regular as emoções, e muitas vezes a magnitude do que precisamos enfrentar determinará a tática que utilizaremos para suprimir o cérebro emocional. Se alguém esbarrar em nós, podemos tentar reinterpretar essa ação como algo não deliberado, o que apaziguará nossa raiva. Se testemunharmos um acidente terrível, nossa mente tentará bloquear o que acabamos de ver pela impossibilidade de reinterpretar a cena de outra maneira.[6]

A estratégia que adotaremos para combater o estresse e para fortalecer a regulação emocional inclui ajustes de curto e de longo prazo. A perspectiva de curto prazo focará em táticas que podemos utilizar para conter emoções negativas no exato instante em que surgem. Já a de longo prazo se concentrará em diferentes formas de treinar nossa mente para melhorar a nossa capacidade de regular as emoções negativas ao longo do tempo.

Ajustes de curto prazo

Em situações de estresse, a racionalidade e a reatividade emocional são quase mutuamente excludentes. É por isso que é tão difícil nos concentrarmos e pensarmos de forma lógica sobre os nossos problemas quando estamos tristes. Manter seu cérebro racional devidamente ocupado reduz as chances de que ele negligencie o controle das emoções e deixe que elas tomem conta.

Jogar

Se algo o deixa chateado e você deseja conter a enxurrada de emoções negativas, é fundamental desviar seu foco de atenção para longe das emoções. O que pode ajudar é ocupar seu cérebro racional o mais rápido e da forma mais completa possível com alguma tarefa que exija atenção incondicional. Uma opção é jogar em seu smartphone jogos que testem sua memória de trabalho ou sua capacidade de raciocínio e suguem sua atenção durante o processo.

Num pequeno estudo clínico controlado e aleatório, pesquisadores induziram tristeza em onze voluntários saudáveis fazendo-os relembrarem episódios negativos enquanto ouviam músicas melancólicas. Em seguida, eles deveriam executar algumas tarefas que envolvessem memória de trabalho ou jogar Tetris, um jogo de raciocínio espacial, até que ficassem mais alegres. A tarefa de memória de trabalho consistia em somar o número que aparecia numa tela a outro número já mostrado. Um grupo de controle passou um tempo equivalente olhando para uma cruz na tela de um computador. Uma tomografia revelou que a tarefa de memória de trabalho e o Tetris haviam suprimido a reatividade emocional do cérebro. A atividade na amígdala foi reduzida em ambas situações, se comparadas à situação controlada de observar uma cruz na tela.[7]

> ⚡ Se você estiver estressado após um evento estressante, concentre-se num quebra-cabeças espacial como o Tetris ou algum jogo que estimule sua memória de trabalho. Se jogar até alcançar um estado de imersão, você conseguirá esquecer momentaneamente o que acabou de acontecer.

Mergulhe no fluxo
O conceito de *fluxo* foi cunhado originalmente pelo grande psicólogo húngaro Mihály Csíkszentmihályi. Fluxo indica um estado de absorção tão completo em determinada atividade que qualquer pensamento ou sensação não relacionado a ela é eliminado. Essa atividade deve ser desafiadora o bastante para manter seu cérebro racional ocupado, mas não desafiadora a ponto de fazer com que você perca o interesse devido à sua dificuldade ou nível de estresse. Num cenário ideal, essa atividade deve envolver uma série contínua de pequenos desafios que possam ser superados com pouco esforço. Superar cada um deles nos motiva a tentar superar o próximo, num exercício que mantém nosso cérebro racional ocupado.

Essa série contínua de desafios, êxitos e motivações gera um impulso constante que faz com que nosso cérebro racional se mantenha absorto por muito tempo. Enquanto ele se mantiver assim, é muito difícil que o cérebro emocional entre em cena e nos inunde com emoções negativas desnecessárias. Muitas vezes as emoções negativas vêm à tona em momentos de tédio; em seu livro *Fluxo*, Csíkszentmihályi apresenta diversos exemplos de pessoas que induziram um estado de fluxo em seu trabalho ao eliminarem o tédio. Por exemplo, uma pessoa que encaixa peças numa fábrica pode evitar o tédio e a negatividade encarando essa atividade como um desafio, buscando estratégias para encaixar as peças em tempo recorde. Csíkszentmihályi cita a prática da ioga, a música e o esporte como exemplos de atividades que podem induzir nas pessoas um estado de fluxo.

Ingressar num estado de fluxo logo após uma experiência estressante pode ajudar a evitar pensamentos negativos indesejados. Quanto mais tempo passarmos em estado de fluxo, mais tempo nosso cérebro emocional permanecerá sob controle. As pessoas que incorporam o fluxo em sua vida diária se dizem mais felizes e menos estressadas. O fluxo não surge do relaxamento e do descanso – ele só pode ser experimentado durante uma atividade. Se você encarar seu trabalho como uma *oportunidade de fluxo*, e não uma oportunidade de estresse, terá boas chances de se sentir mais feliz.[8]

- ⚡ Tente ingressar num estado de fluxo logo após uma experiência estressante.
- ⚡ Crie oportunidades para o estado de fluxo sempre que possível.
- ⚡ Ao esboçar um projeto, busque otimizá-lo para alcançar um estado de fluxo; escolhendo uma maneira desafiadora de realizá-lo, mesmo que haja uma opção fácil (e entediante).

Ajustes de longo prazo

Tendo em vista que o controle de atenção, o autocontrole, a autorregulação e a reavaliação cognitiva contribuem todos para regular nossas emoções, trabalhar cada um desses aspectos através da prática e possivelmente também pelo efeito de transferência (fenômeno em que o

Se você encarar seu trabalho como uma oportunidade de fluxo, e não uma oportunidade de estresse, terá boas chances de se sentir mais feliz.

aprimoramento de uma dessas habilidades também gera melhorias em outra) pode nos ajudar a refrear as emoções negativas no longo prazo.

Treinamento de atenção

Cada vez que nos desvencilhamos conscientemente de um pensamento e voltamos nossa atenção para um alvo definido, utilizamos os núcleos do cérebro racional responsáveis por controlar o foco da nossa atenção. Existem alguns indícios de que esses núcleos podem se tornar "mais fortes" e mais eficientes através do uso. Se usarmos com frequência os núcleos que controlam a atenção, talvez possamos *treiná-los* para que se tornem ainda mais fortes.

Meditação de atenção focada

Uma forma de praticar repetidas vezes o controle da atenção é pela *meditação de atenção focada*. Esse tipo de meditação ocorre quando direcionamos toda a nossa atenção a um alvo definido. Pode ser um objeto à nossa frente ou uma imagem em nossa mente. Devemos bloquear pensamentos distrativos e, quando nos distrairmos, devemos redirecionar nosso foco de volta a esse objeto.

> **Pratique no trabalho!**
>
> Embora ela possa funcionar melhor quando visualizamos mentalmente uma imagem enquanto mantemos os olhos fechados, é possível treinar a meditação de atenção focada em pleno escritório com os olhos abertos. Escolha um objeto no qual focar. Por exemplo, pegue uma caneca com um desenho e coloque-a na mesa à sua frente. Programe o cronômetro de seu celular para tocar após dois minutos e concentre toda a sua atenção no desenho. Sempre que sua atenção se desviar, desloque-a outra vez para o desenho. Foque. Dê tudo de si. Se dois minutos são muito difíceis, comece com um minuto. Se dois minutos são muito fáceis, experimente cinco minutos.

A maioria dos praticantes da meditação de atenção focada passam por um *loop* incessante de quatro etapas:

1. Eles focam o alvo.
2. A mente se distrai – sem que eles percebam.
3. De repente, eles percebem.
4. Eles deixam de lado os pensamentos distrativos e redirecionam seu foco para o alvo.

Se utilizarmos um escâner cerebral para estudar o cérebro das pessoas enquanto elas meditam dessa forma, perceberemos que o córtex pré-frontal dorsolateral, assim como outras regiões do córtex, é ativado durante os estágios 1 e 4, tanto no instante em que as pessoas *redirecionam* sua atenção como nos momentos em que permanecem concentradas no alvo. A prática regular desse exercício pode reforçar os circuitos envolvidos no foco de atenção.[9] As consequências dessa descoberta são significativas. É possível "reprogramar" nosso cérebro com nossos próprios pensamentos para criar um circuito novo e mais forte, capaz de manter a reatividade emocional sob controle. Os meditadores conseguem controlar seus pensamentos e suas emoções com mais facilidade do que as pessoas que não meditam.

Jogar *video games* que exigem foco também pode fortalecer nosso controle de atenção. O jogo Tetris é um exemplo.[10]

- Pratique a meditação de atenção focada todos os dias. Use uma caneca no trabalho.
- Jogue jogos que requerem concentração, como o xadrez e jogos de memória.

Redirecione a atenção para o positivo

Se cultivarmos o hábito de detectar qualquer pensamento negativo para então nos desligarmos dele e voltarmos nossa atenção para algo positivo ou neutro, nosso mundo mudará. Pense em quantas vezes você se entrega despreocupadamente a pensamentos negativos durante um dia corriqueiro.

Você sai da cama, abre as cortinas e descobre que está chovendo. Sem pensar duas vezes, você usa a chuva como pretexto para mergulhar na negatividade, mesmo que não haja qualquer justificativa para tanto. Afinal, "todo mundo reclama da chuva", e isso basta. Você vai até o chuveiro e encontra a toalha que sua filha deixou no chão; ela não liga para nada. Por um momento, você reflete sobre a falta de cuidado dela e sente um incômodo. Você se senta à mesa para tomar um cafezinho e percebe que o café acabou; você terá que se contentar com o chá. Você logo pensa em como seu parceiro ou parceira se esquece de comprar o que está na lista e fica frustrado. Se um jornalista irrompesse em sua casa neste instante e perguntasse como você está se sentindo, sua resposta seria: "Péssimo!".

Cada vez que optou por um desses pensamentos negativos, você estava numa encruzilhada na qual poderia ter feito escolhas *diferentes*.

Quando abraçamos um pensamento negativo, ele tem boas chances de atrair outros pensamentos negativos. Por isso, corremos o risco de ficar presos num redemoinho de negatividade. O controle cognitivo é algo que exige esforço. É mais difícil sair de um furacão emocional que evitar o primeiro pensamento negativo que nos vem à mente. Depois que as emoções negativas tomam conta da nossa mente, fica difícil escapar delas. É mais fácil para o nosso cérebro racional *evitar* que esses pensamentos entrem na nossa mente do que *despejá-los* depois que já se encontram lá.

No entanto, você também pode fazer escolhas diferentes e focar no lado positivo. Quando abriu as cortinas e reparou no clima, você poderia ter *escolhido* direcionar seu foco para pensar em como seu gramado ressecado ficará exuberante após receber um pouco de água ou como a chuva trará um alívio muito bem-vindo para as temperaturas elevadas dos últimos dias. Quando viu a toalha no chão do banheiro, poderia ter *escolhido* desviar sua atenção rapidamente para os prazeres de um banho quente. Quando se sentou para tomar o chá, poderia ter *escolhido* prestar atenção no sabor do chá e ponderar se, afinal, você não prefere o chá ao café. Se o mesmo jornalista irrompesse em sua casa e perguntasse como você estava se sentindo, a resposta provavelmente teria sido: "Ótimo!".

A habilidade de desviar propositalmente o foco de algo que atrai nossa atenção para outra coisa é muito difícil no início, mas com a prática se torna cada vez mais fácil.

Nosso cérebro grava um registro contínuo da nossa vida. Ele se baseia em memórias, pensamentos e experiências de percepção para criar uma representação da vida que vivemos. Os pensamentos que deixamos entrar na nossa mente moldam essa representação e o modo como enxergamos a vida. Se a nossa mente estiver sempre repleta de pensamentos felizes, teremos uma vida mais feliz.

A alma é tingida pelas cores dos pensamentos que nela habitam.
Marco Aurélio

Se você acaba de sair de uma reunião com dez clientes e quatro deles não estavam sorrindo, há duas opções: criar uma lembrança positiva do evento focando nos seis que estavam sorrindo ou interpretar que a reunião foi um desastre devido aos quatro que não sorriram. Se você participa de cinco reuniões dessas na mesma semana, o modo de encará-las pode ser a diferença entre se sentir um grande sucesso ou um fracasso incorrigível ao final da semana.

- Treine a si mesmo de forma consciente para focar nos aspectos positivos do mundo sempre que for tentado a focar em coisas negativas.
- Busque identificar se você tem tendência a preferir pensamentos negativos em detrimento de pensamentos neutros.

Prolongar o foco de atenção
A tecnologia tornou a vida tão fácil que o que no passado exigia atenção e concentração prolongada hoje pode ser feito depressa e sem muito esforço. Isso é terrível para aqueles que desejam treinar sua capacidade de atenção. A capacidade de executar mais de uma tarefa ao mesmo tempo nos impede de manter o foco numa única linha de pensamento por um longo período. Aos poucos, corremos o risco de entregar nossas decisões para nossos instintos emocionais e mecanismos de recompensa. Reserve um tempo para si e longe de qualquer tecnologia moderna sempre que possível.

⚡ Reserve uma hora todas as noites para fazer de sua casa um "recanto do cérebro racional". Desligue o celular, saia do computador, ponha uma música clássica relaxante para tocar e leia um bom livro. Faça isso por ao menos uma hora, mesmo que a sua mente insista em se perder em devaneios.

Treinar o autocontrole
Existe uma teoria segundo a qual o autocontrole é como um músculo. Se você usá-lo de forma intensa ou por muito tempo, ele ficará fatigado. Mas ele também pode ser treinado para trabalhar por longos períodos sem perder o fôlego. Segundo essa teoria, "exercitar" todos os dias seu autocontrole de alguma maneira pode fazer com que você seja mais bem-sucedido em tarefas que exigem autocontrole. Em um estudo, um grupo de estudantes universitários passou duas semanas exercitando o auto-controle pela correção postural, pelos *hábitos alimentares e* pela forma como se sentiam. Após duas semanas, o autocontrole deles apresentou melhoras numa tarefa de ordem completamente distinta (um teste de força de preensão manual).[11] Forçar-se a recusar um pedaço de chocolate todos os dias pode aumentar as chances de parar de fumar![12]

Se essa teoria estiver correta, cada decisão que tomamos é também uma oportunidade para treinarmos nosso autocontrole. Se analisarmos com atenção, veremos que um dia normal está repleto de encruzilhadas. Muitas delas envolvem comida. Outras podem envolver indulgências. Algumas parecerão muito tentadoras para o sujeito preguiçoso que habita em nós.

⚡ Resista à tentação exercendo autocontrole em todas as oportunidades.

Imagine que você está tomando alguns drinques com seus amigos do trabalho numa noite de sexta-feira. Você está no terceiro drinque e olha para o relógio: já está ficando tarde. Seu plano era chegar em casa cedo para ir *à* academia às seis horas da manhã no dia seguinte, mas seus amigos estão pedindo para você ficar para uma quarta rodada. Você precisa resistir à tentação de ficar. Se você está erguendo pesos na academia e havia planejado fazer vinte repetições, resista à tentação de parar após a décima-oitava, por maior que seja: faça mais duas. Isso não só fará bem ao seu bíceps, como também ao seu "músculo" do autocontrole.

Cinco decisões desse tipo por dia já significarão cinco sessões diárias de musculação para o seu autocontrole. Em 1 ano, serão quase 2 mil sessões.

A adaptabilidade do seu coração a uma nova situação, sua variabilidade de frequência cardíaca (VFC), pode refletir de forma ampla o controle que o córtex pré-frontal exerce sobre outras regiões do cérebro. Índices mais elevados podem estar associados à regulação emocional e ao autocontrole.[13][14] Além disso, alguns indicadores de VFC parecem melhorar quando resistimos às tentações. Em um estudo, um grupo de estudantes universitários escolheu entre um prato de cenouras e um prato de biscoitos de dar água na boca. Enquanto os estudantes exercitavam seu autocontrole e lutavam contra o desejo de comer os biscoitos, alguns de seus indicadores de VFC aumentaram muito![15]

Treinar a autorregulação
Somos guiados por um objetivo o tempo inteiro. Pode ser algo pequeno (chegar ao fim desta frase) ou grande (cumprir suas tarefas até as 17h, quando seu expediente acaba). Esse objetivo se preserva na nossa mente e funciona como um pedaço de cenoura preso às costas de um coelho. O processo de *autorregulação* nos mantém na linha até pegarmos a cenoura.[16] É a autorregulação que nos faz cumprir uma tarefa, seja ela qual for. O processo de autorregulação envolve autocontrole, avaliação racional e tomada de decisões. É importante mencionar que a autorregulação exige uma boa dose de regulação emocional. Se você for bom em se autorregular, será bom em conter sua reatividade emocional.

Assim como no caso do autocontrole, existe uma teoria que afirma ser possível aprimorar a autorregulação através da prática. O córtex pré-frontal dorsolateral é considerado uma das principais áreas do cérebro racional envolvidas na autorregulação. Os músicos dependem muito da autorregulação. Um estudo constatou a relação entre a prática musical e o tamanho do córtex pré-frontal dorsolateral.[17]

Existem dois tipos de recompensa. As recompensas imediatas requerem pouco esforço, nenhuma paciência, nenhum planejamento e nenhuma privação. São recompensas "preguiçosas". Você aperta um botão e recebe um doce ou coloca uma ficha numa mesa de feltro verde e ganha mil reais. Já as recompensas tardias requerem autorregulação. Portanto, optar por uma gratificação tardia em detrimento de uma gratificação imediata é uma forma de treinar nossas habilidades autorregulatórias.

Assumir um desafio que exige paciência, disciplina e regulação emocional é uma excelente forma de treinar sua autorregulação. Aprender a tocar um instrumento musical, a desenvolver uma nova habilidade, a falar uma nova língua ou a praticar um novo esporte são bons exemplos disso. Talvez seja possível incrementar a autorregulação ao treinarmos outras habilidades ligadas ao cérebro racional. Um único estudo concluiu que aprimorar a memória de trabalho pela prática pode ser uma forma de incrementar a autorregulação relacionada à comida.[18] Também é possível melhorar nosso desempenho ao praticarmos exercícios de autorregulação no nosso celular.[19]

- Opte sempre por recompensas tardias em detrimento de gratificações instantâneas.
- Comece projetos que exigem persistência – e conclua-os.
- Trabalhe sempre em algum projeto de longo prazo.

Existe um fenômeno bastante documentado conhecido como "ansiedade matemática". As pessoas que sofrem de ansiedade matemática são incapazes de regular suas emoções negativas de forma eficiente enquanto resolvem problemas matemáticos; consequentemente, elas vão mal em provas de matemática. Tomografias revelaram que o cérebro emocional de indivíduos com ansiedade matemática é excessivamente ativado quando se deparam com problemas matemáticos.[20][21][22] Ajudá-las a retomar o controle sobre sua regulação emocional pode ser uma forma de ajudar a mitigar essa ansiedade.[23]

> **Dois marshmallows são melhores que um**
>
> Um estudo paradigmático conhecido como Experimento Marshmallow de Stanford foi realizado em 1960 e contou com uma série de experiências. Nele, os alunos de uma turma de escola primária podiam escolher entre pegar um marshmallow naquele exato instante ou esperar um pouco mais para pegar dois. Essas crianças foram acompanhadas ao longo dos anos e, aparentemente, aquelas que haviam escolhido esperar obtiveram notas melhores em seus exames finais, apresentando uma performance estudantil superior e foram mais bem-sucedidas do que as que preferiram a recompensa instantânea.[24]

Treinar a cognição
Colocar-nos constantemente em situações que exigem diversas habilidades cognitivas pode desenvolver nossa prática de regular as emoções. É possível que aperfeiçoar habilidades numa área (como a memória de trabalho) possa aprimorar habilidades em outra área (como o controle de atenção). Um estudo demonstrou, por exemplo, que pessoas pessimistas precisam de mais força de vontade para se desvencilhar de pensamentos negativos para se concentrar nos positivos, e que uma boa memória de trabalho pode servir como fonte para essa força de vontade.[25] Também é possível utilizarmos sem perceber o nosso foco de atenção, o nosso autocontrole e a nossa autorregulação em situações que exigem várias habilidades cognitivas que talvez possam ser aperfeiçoadas com a prática.

Jogos que desafiam nossa memória de trabalho proporcionaram bons resultados sobre a regulação emocional.[26] Em um estudo, exigiu-se que voluntários aprendessem uma sequência de letras, memorizassem uma série de animais e recordassem diversos lugares por vinte dias seguidos. Ao final desse período, tanto sua memória de trabalho quanto sua capacidade de regular as emoções apresentaram avanços.[27]

Em 1985, os designers japoneses Shigeru Miyamoto e Takashi Tezuka criaram o *video game* Super Mario Bros., conhecido no Japão como "Supa Mario Burazazu". Vinte e três voluntários com idade média de 24 anos jogaram o jogo 3-D Super Mario 64 durante meia hora por dia durante dois meses. Ao término do período, o volume do córtex pré-frontal dorsolateral direito desses jogadores havia aumentado.[28] Não se sabe ao certo se isso se traduz numa melhor regulação emocional, mas acredita-se que o córtex pré-frontal dorsolateral direito esteja envolvido na regulação de emoções negativas através da reavaliação cognitiva e do controle de atenção.[29]

> ⚡ Jogue *video games* de diversos tipos:
> Um que teste sua memória de trabalho.
> Um que exija que você pense.
> Um que teste suas habilidades espaciais e de navegação, como Tetris.
> Um que teste sua capacidade de observação.
> Um que exija diversas habilidades ao mesmo tempo.
> Faça isso todos os dias durante quinze minutos pelo menos.

Neurofeedback

Vem surgindo uma nova leva de *video games* que usa a técnica do *neurofeedback*. Esses jogos são jogados com sensores acoplados ao corpo. A atividade elétrica do cérebro, o pulso, a pressão sanguínea e a umidade da pele podem ser monitorados para medir a reatividade emocional e de estresse dos jogadores a qualquer momento. Esses jogos envolvem aventuras selvagens e desafios difíceis.

Mas há uma questão: enquanto o jogador enfrenta o desafio, suas habilidades se tornam mais fracas sempre que os seus indicadores de estresse entrarem indevidamente em ação. Por exemplo: se o jogador ficar ansioso enquanto pilota um carro de corrida, ele terá mais dificuldade para conduzi-lo – o carro fugirá de seu controle. A única forma de retomar o controle do veículo é retomar o controle sobre *si próprio*. É preciso controlar a resposta de estresse e se acalmar. Aí reside a genialidade desses jogos: a maioria das pessoas não tem autoconsciência suficiente para saber como se acalmar. Não sabemos como ativar *de forma consciente* os circuitos cerebrais responsáveis pela regulação emocional.

Então, aprendemos. Pelo feedback. No início, agimos de forma destrambelhada e tentamos de tudo para reduzir nossa resposta de estresse e retomar a calma. Não sabemos descrever em palavras o que estamos fazendo exatamente porque embora tenhamos a impressão de estar fazendo *alguma coisa*, essa *coisa* ocorre na fronteira entre o pensamento consciente e a implementação subconsciente. A maioria dessas estratégias cegas não funciona. Sabemos disso porque, no jogo, o carro continua patinando. Talvez seja preciso experimentar técnicas como o controle da respiração, a concentração ou novas formas de encarar os desafios. De repente, podemos esbarrar em algum pensamento ou ação que nos devolve o controle do carro. Com a prática, e após muitas tentativas, nos tornaremos capazes de fazer isso de maneira consciente e sempre que desejarmos.

Jogar esses jogos nos oferece um retorno positivo (mostra o que funciona quando retomamos o controle do carro) e um retorno negativo (revela o que não funciona sempre que batemos o carro) quando o objetivo é reduzir os batimentos cardíacos e a respiração pela regulação consciente da nossa reatividade emocional.

Aprendemos a controlar nossa mente, mesmo que não tenhamos certeza de como estamos fazendo isso. Nosso cérebro experimenta diversos caminhos até acabar encontrando o certo. Depois que fizermos a coisa certa, a repetição reforçará nossos circuitos cerebrais. No fim, *saberemos* o que fazer para regular nossas emoções e controlar nossa resposta de estresse e assim poderemos nos acalmar sempre que nos depararmos com situações de estresse no mundo externo.

Outro aspecto importante dos jogos de *neurofeedback* é o timing. É muito mais difícil dominar uma resposta de estresse *depois de ela já se encontrar a pleno vapor*. É mais fácil apagar o fogo quando ele ainda for uma pequena chama, e não um incêndio infernal. Nos jogos de *neurofeedback*, aprendemos a identificar nossas próprias respostas de estresse ao primeiro sinal. Aprender o que fazer para nos acalmarmos e *o momento exato* de intervir tornará qualquer estratégia contra o estresse mais eficiente.

Isso é semelhante ao que ocorre quando praticamos a ioga.

Ioga

A prática da ioga exige concentração, autorregulação. Uma análise cuidadosa do que ocorre durante esse exercício demonstra um forte paralelo com o treinamento de *neurofeedback*. Há cada vez mais provas de que a ioga ajuda a corrigir o desequilíbrio entre as atividades simpáticas e parassimpáticas. Alguns estudos sugerem que a ioga pode ter um efeito positivo no combate à depressão, à ansiedade e ao transtorno de estresse pós-traumático (TEPT). Talvez isso ocorra porque, além de ser um exercício físico, a ioga trabalha muito com o autocontrole.

Temos sensores minúsculos espalhados ao redor do pescoço, do peito e do coração que detectam as variações da nossa pressão sanguínea. Esses sensores são ativados sempre que inclinamos o pescoço em diversas posições e mantemos a cabeça acima ou abaixo da altura do coração. Esses movimentos podem emitir sinais para que o cérebro altere o tom simpático ou parassimpático. Por exemplo, se houver um aumento de pressão mecânica na região do seu pescoço, os sensores de pressão locais podem "achar" que a pressão sanguínea está alta, o que leva à elevação do tom parassimpático para tentar reduzir a pressão sanguínea. As técnicas de exercícios isométricos da ioga têm boas chances de elevar o tom simpático. Também temos alguns receptores no ouvido interno que ampliam a atividade simpática. Eles podem ser ativados quando mudamos a posição da cabeça.[30]

Quando um praticante executa uma sequência de posturas da ioga, acaba inclinando o corpo para a frente e para trás, "enganando" e acionando sensores que podem ampliar ou reduzir o tom simpático e parassimpático, um após o outro.[31] Em meio a tudo isso, precisará se manter imóvel e focado. A hataioga tradicional exige que você sustente uma postura com o corpo totalmente imóvel por determinados intervalos de tempo. Muitas vezes, é preciso se equilibrar numa perna só. Enquanto o sistema nervoso autônomo pensa que está numa festa, o córtex se vê obrigado a manter o controle. Isso induz o praticante a uma forma de meditação de atenção focada e ao autocontrole.

Só conseguimos sustentar uma postura se tivermos controle sobre o nosso corpo. Se perdermos o controle e ficarmos ansiosos ou estressados, cairemos no chão. Isso nos fornece uma forma de *neurofeedback*. Assim como no contexto dos *video games* de *neurofeedback*, no começo não

A ioga trabalha muito com o autocontrole.

teremos a habilidade para controlar nossas reações emocionais e moldar nossa resposta de estresse. Com a repetição dos esforços, descobriremos o que funciona. Nossa estratégia pode incorporar elementos como o desvio do foco, o controle da respiração e tentativas de ver as coisas de forma mais racional. Assim como nos *video games* de *neurofeedback*, a prática faz com que os circuitos que nos permitem dar ordens ao corpo e à mente se tornem mais fortes, uma habilidade que poderá ser utilizada no nosso cotidiano.

A VFC está relacionada à autorregulação e parece aumentar após a prática da hataioga. A liberação propiciada pelo alongamento e pela contração dos músculos (que trabalham em todas as posturas) provoca um aumento do tom parassimpático, reforçando a regulação da mente sobre nossa resposta ao estresse. Isso nos ajuda a nos sentir mais relaxados após a execução de cada postura. Muitas vezes, os estudos que demonstram os efeitos benéficos da prática da ioga sobre a variação de frequência cardíaca se referem à forma tradicional da hataioga, que envolve a sustentação de posturas em vez das posturas dinâmicas ou posturas "vinyasa" ou novas modalidades da ioga.[32]

Para treinar o controle pré-frontal ainda mais, você pode escolher posturas desconfortáveis que exijam mais esforço de concentração. A "hot ioga" é muito boa em propiciar isso. Embora não tenhamos informações empíricas sobre a "hot ioga" e a regulação emocional, o equilíbrio em meio à ação torna a concentração ainda mais desafiadora, e é bem provável que seu cérebro precise trabalhar ainda mais para manter a calma.

> ⚡ Incorpore uma prática tradicional de hataioga sem firulas em sua rotina diária. Se o tempo for uma limitação, escolha apenas algumas posturas que exijam equilíbrio e concentração e pratique-as todos os dias.

Avaliação cognitiva
Existe um ditado que diz: "Se você mudar a forma como vê as coisas, as coisas que você vê mudam". Quando passamos por uma situação de

estresse, o cérebro emocional entra em cena, enquanto o cérebro racional abdica temporariamente do controle dos processos cognitivos. Usamos o cérebro emocional para enfrentar uma situação. A função dele é "prever" o perigo e nos dar tempo suficiente para reagir. Para tanto, ele analisa a cena com uma predisposição à negatividade. Sua avaliação superficial escolhe sinais com grande carga emocional e deixa de lado a análise de sinais mais complexos, o que resulta num retrato distorcido da realidade. Se você confiar apenas nessa avaliação, seu cérebro emocional permanecerá ativo e fará leituras equivocadas sem necessidade. Nosso desejo de confirmação tornará nossa resposta de estresse mais intensa. O cérebro emocional tem um ponto fraco: em vez de formular teorias *após* analisar todos os fatos, ele persiste em teorias construídas a partir de uma visão negativa do mundo e distorce os "fatos" para que se adéquem a essa teoria. Ou seja: ele joga lenha na fogueira.

A reavaliação cognitiva ocorre quando você dá uma segunda olhada na situação depois de desativar o cérebro emocional. Você reexamina as pistas de forma racional e presta atenção a aspectos sutis que possam ter passado batido. Ao fazermos isso, reunimos indícios suficientes para interpretar o cenário de forma a causar o menor nível possível de estresse. Com a prática, podemos aprender a "ler" a situação de maneira distinta e a reduzir seu potencial traumático.

Encontrar a joaninha

Em seu trabalho *Propos sur le Bonheur*, o filósofo francês Émile-Auguste Chartier, conhecido apenas como "Alain", escreve que o mais importante numa situação difícil é "encontrar a joaninha".[33] Quando um bebê chora, a babá pode achar que ele está chorando por chorar, e não porque a joaninha da fralda soltou e o está machucando. A frustração da babá crescerá até que ela encontre a joaninha. Encontrar a joaninha (pela reavaliação cognitiva) pode mudar para melhor a forma como avaliamos uma situação. Você não ficará supermagoado com o comportamento rude de alguém se souber que a pessoa acabou de perder o emprego e está apenas extravasando sua raiva. Ao colocarmos a joaninha no epicentro de um episódio estressante, nosso "eu" deixa de ser a vítima.

Use uma perspectiva em terceira pessoa
Existem evidências de que mudar nossa perspectiva da primeira para a terceira pessoa quando rememoramos uma lembrança ruim pode reduzir seu impacto negativo.[34] Pensar num acontecimento como se estivéssemos *observando-o*, e não o *vivenciando*, pode nos ajudar a enxergar tudo de forma clara, sem que as emoções tomem conta. Livres dos impulsos da raiva, podemos sentir mais empatia pelas pessoas que despertaram essa raiva e ver uma nova perspectiva que "justifique" suas ações. Quem sabe até não encontremos a "joaninha".

Perguntar "como" e "por quê"?
Outra estratégia para uma boa reavaliação cognitiva é saber quando perguntar "como" ou "por quê". A pergunta "por quê?" é filosófica e reflexiva, enquanto a pergunta "como?" é empírica e estimula pensamentos com base em fatos.

Se você for bem-sucedido, é uma boa ideia perguntar "por quê?". Se você fracassar, é melhor perguntar "como?".

Se for bem-sucedido, pergunte-se "por quê?"
A pergunta "por quê?" tem uma inclinação para o existencialismo. Você pensa como um filósofo, pondera, rumina, imagina e supõe. Embora ruminações negativas alimentem a negatividade, ruminações positivas podem prolongar o sentimento de prazer. Você conserva pensamentos felizes e isso ajuda a manter o bom humor.[35]

Se fracassar, pergunte-se "como?"
Perguntar-se "como" ocupa nosso cérebro racional, pois somos forçados a fazer uma análise com base em fatos para explicar o que aconteceu. Os fatos importam e nossa "opinião", não; portanto, sempre que seu cérebro emocional tentar sair pela tangente, reative sua racionalidade para examinar os fatos.

Eis um exemplo: imagine que você acabou de perder uma corrida de bicicleta porque estava gripado e ainda não havia se recuperado completamente. Veja o que acontece quando você se pergunta *por que* fracassou e compare ao que acontece quando você se pergunta *como* fracassou.

P: Por quê?
R: Sou um péssimo ciclista. / Sou um fracasso. / Sou fraco. / Sou azarado. / Nunca venço corridas.

P: Como?
R: A competição pareceu mais difícil que os treinos. Fiquei sem fôlego antes da subida, o que não costuma acontecer. Dali em diante, não alcancei mais os líderes. Notei uma piora na minha resistência após a gripe na semana passada. Provavelmente, preciso trabalhar mais minha resistência antes de voltar ao normal.

Perguntar-se "como?" minimiza o impacto negativo de um fracasso e impede que você afunde na negatividade autodepreciativa. Isso também o incita a encontrar uma forma de abandonar isso. O **enfrentamento ativo** (agir em resposta a um problema, em vez de se entregar a ele de forma passiva) é uma estratégia-chave para a resistência ao estresse.

Se você passar por uma experiência estressante sem racionalizá-la de alguma forma, correrá o risco de surgirem pensamentos aleatórios sobre o episódio em sua mente e desencadearem emoções negativas nos momentos mais inesperados e, muitas vezes, mais incômodos. Isso ocorre porque seu cérebro tentará "enfrentar o problema". Em um estudo, dois grupos de estudantes universitários foram deliberadamente colocados num ambiente hostil ao serem obrigados a fazer provas difíceis. Eles foram convidados a escrever o que estavam pensando. Um grupo foi incentivado a abordar a questão com a pergunta "por que isso aconteceu?"; o segundo grupo foi instruído a responder à pergunta "como isso aconteceu?". O "como" desencadeou abordagens racionais. Após doze horas, os autores das respostas "por quê" estavam se sentindo pior e experimentaram mais pensamentos indesejados sobre o episódio do que os outros participantes.[36] [37]

Escreva
Colocar no papel é uma forma de terapia de reavaliação cognitiva. Se sua mente estiver sobrecarregada de emoções negativas relacionadas a um acontecimento passado, anotar um relato factual do que ocorreu forçará

Perguntar-se "como?" minimiza o impacto negativo de um fracasso.

você a ativar o cérebro racional e a desativar as emoções negativas. Esse processo de escrita se mostrou eficaz para o alívio da ansiedade social.[38]

- ⚡ Repasse as histórias mentalmente a partir de um viés positivo – dê o benefício da dúvida para aquela explicação que for menos estressante.
- ⚡ Encontre a joaninha.
- ⚡ Use técnicas de visualização para reavaliar a situação como um observador externo.
- ⚡ Saiba quando perguntar "como?" e quando perguntar "por quê?".
- ⚡ Escreva um relato factual dos acontecimentos.

Batidas binaurais
As **batidas binaurais** vêm sendo anunciadas como um novo método revolucionário de "hackear" o cérebro. Cada vez mais pessoas utilizam as batidas binaurais para se acalmar. Além disso, músicas que induzem ao sono ou a um estado de transe meditativo são cada vez mais fáceis de encontrar. As pesquisas a respeito das batidas binaurais ainda engatinham; contudo, as informações que já temos merecem um olhar cuidadoso.

Quando a informação viaja através das redes neurais e dos astrócitos, ela é transportada por "ondas" de pulso elétrico que oscilam sincronizadas. Quando o córtex pré-frontal exerce controle sobre as redes em nosso cérebro, acredita-se que o faz como uma espécie de "maestro", responsável por organizar uma orquestra de ritmos variáveis.[39] Alguns processos cognitivos, como a alocação de atenção e a tomada de decisões, podem oscilar de forma ritmada, e o mesmo ocorre com as redes nervosas subjacentes das quais eles se originam.[40]

Os pulsos elétricos que passam pelos neurônios e pelos astrócitos podem oscilar de forma sincronizada por diversas frequências. Algumas delas são:

Alfa: 8–13 Hz
Beta: 15–30 Hz
Gama: 31–100 Hz

Delta: 0,1–3,5 Hz
Teta: 4–7 Hz

Alguns padrões oscilatórios interessantes foram detectados na estrutura da regulação emocional:[41][42][43]

1. Quando o cérebro racional regula a reatividade emocional após um evento estressante, ele pode gerar ondas teta (4 Hz) através de suas redes. Quanto maior for o poder dessa onda, melhor será a regulação emocional.[44]
2. A atividade nas frequências teta pode ter ligação com a atenção e a meditação profunda.
3. Desviar o foco de atenção pode implicar uma atividade elétrica oscilante nas frequências teta e gama na região das redes neurais racionais.

Não é comum que o cérebro inteiro gere o mesmo padrão de ondas – podemos constatar um determinado padrão de onda emergindo num ponto e outro, diferente, atuando em outro ponto. Cada um deles se propaga através de regiões relevantes do cérebro.

Talvez seja possível fazer com que uma determinada região do cérebro oscile numa dada frequência pela instalação no escalpo de eletrodos para gerar uma corrente elétrica ou um campo magnético (prática conhecida como estimulação transcraniana por corrente contínua, estimulação transcraniana por corrente alternada ou estimulação magnética transcraniana, ETCC/ ETCA/ EMT).[45] Esses eletrodos podem afetar o comportamento. Por exemplo, ao induzirmos ondas cerebrais alfa, podemos tornar o paciente mais resistente a distrações durante uma tarefa.[46] Talvez seja possível também gerar oscilações elétricas dentro do cérebro (um processo conhecido como *entrainment*) ao escutarmos as batidas binaurais.

A batida binaural é percebida quando escutamos simultaneamente, uma em cada ouvido, duas ondas senoidais em frequências distintas, mas não muito distantes entre si. A frequência deve ser inferior a 1000 Hz. É mais fácil alcançar o *entrainment* com frequências-base entre 300 e 600 Hz, e é possível que o efeito seja maximizado entre 450 Hz e 500 Hz. Um ouvido não pode escutar o que passa pelo outro. Temos a sensação de que uma batida binaural vem de algum ponto dentro de nossa cabeça, e "detectamos" um tom situado na frequência média entre os dois tons. Se escutarmos um tom a 450 Hz num ouvido e um de 454 Hz no outro, perceberemos um tom na frequência teta de 4 Hz.

O propósito das batidas binaurais é induzir oscilações elétricas de mesma frequência. Queremos que o nosso cérebro "dance" ao ritmo da batida binaural. Infelizmente, isso nem sempre acontece. Embora escutar batidas binaurais possa mudar de fase as oscilações de rede pré-existentes, nem sempre podemos prever como e em que ponto do cérebro isso ocorrerá. Um estudo demonstrou que quando pessoas com experiência em meditação escutavam batidas binaurais na frequência teta, a batida não gerou oscilações teta, mas delta (inferiores a 3,5 Hz) no interior do cérebro. Quando iniciantes na prática da meditação escutaram as mesmas batidas binaurais teta, houve um aumento dos níveis de ondas gama.[47] Embora alguns exames de eletroencefalogramas tenham apresentado resultados variados, experimentos acerca dos resultados comportamentais se mostraram mais promissores.[48]

> ⚡ Escutar batidas binaurais na frequência delta meia hora por dia durante sessenta dias provocou um aumento estatisticamente significativo em pacientes com distúrbios moderados de ansiedade, conforme medição realizada pelo índice State-Trait Anxiety Inventory (STAI).[49] Em outro estudo sobre a ansiedade pré-operatória, os resultados de STAI caíram 26,3% após uma sessão de batidas binaurais em ondas delta.[50]
> ⚡ As batidas binaurais de ondas teta podem acelerar o retorno ao estado de relaxamento após exercícios intensos, incrementar o tom parassimpático e reduzir o tom simpático.[51]

O mundo das batidas binaurais ainda está em desenvolvimento e por enquanto não somos capazes de entender completamente como ele funciona. No entanto, tudo indica que elas são tão inofensivas quanto qualquer outra forma de música e talvez você até acabe curtindo escutá-las.

> ⚡ Escutar batidas binaurais de frequência delta pode ajudar a regulação emocional, embora os estudos ainda sejam

inconclusivos. Talvez seja interessante experimentar outras frequências de batidas binaurais para descobrir qual funciona melhor para você.

Matcha

Talvez exista ainda outra maneira de ajudar o seu cérebro racional a regular as emoções. Pense com carinho na ideia de preparar um chá.

Matcha é um tipo específico de chá verde em pó produzido apenas no Japão. Ele é diferente das outras folhas de chá verde porque cresce de uma forma que maximiza o nível de aminoácidos L-teanina. Quando bebemos matcha, ingerimos o produto de folhas rasteiras que contêm uma boa dose de L-teanina. Como toda folha de chá, o matcha também contém cafeína.

Já foi demonstrado que a teanina melhora a regulação emocional e reduz o estresse psicossocial em ratos.[52] Também é possível que ela tenha um efeito positivo contra a depressão em humanos.[53][54] Beber uma infusão de matcha parece ativar especificamente o córtex pré-frontal dorsolateral.[55]

- Beba matcha.
- Substitua o café por matcha.

Para ganhar nota extra

O matcha pode aumentar a nossa concentração; portanto, se você beber uma dose antes de praticar meditação de atenção focada, é possível que a experiência seja ainda mais eficaz. Monges japoneses bebem matcha antes de meditar.

O matcha e a diplomacia

O matcha assume um papel singular na arte da democracia, conforme o dr. Genshitsu Sen, 15º Grande Mestre da Tradição Urasenke de Chá, demonstrou ao criar o slogan "Pacifismo através da chaleira".[56] O dr. Sen vem trabalhando de forma incansável para promover a paz mundial desde o fim da Segunda Guerra Mundial, e sua grande arma secreta é uma cerimônia de chá.

Se você começar todas as suas reuniões e discussões oferecendo uma boa chaleira de matcha em uma cerimônia coletiva de chá, muitas coisas ocorrerão. Em primeiro lugar, compartilhar uma dose de chá é como participar da iniciação numa tribo. Beber ao lado dos outros é como reconhecer que todos pertencemos ao mesmo grupo. Isso reduz o estresse, deixando todos mais à vontade. Em segundo lugar, esperar a água ferver e escutá-la chiar no fogão é uma forma de meditação de atenção concentrada. Você ativa seu cérebro racional e toda a ansiedade, o medo ou a raiva que porventura você esteja sentindo serão apaziguados. Em terceiro lugar, oferecer chá a outra pessoa é um ato de generosidade, que transmite uma mensagem positiva (como você verá depois) e o convence de que a pessoa a seu lado é um amigo, uma visita bem-vinda; por consequência, você se sentirá menos ameaçado. Em quarto lugar, a cumbuca circular na qual os japoneses bebem chá simboliza a Terra, e o matcha dentro dela representa a natureza. O dr. Sen diz: "Espero que vocês se sintam gratos por todo o verde que há em nosso planeta e que isso traga paz e admiração pela natureza". A gratidão acalma. Em quinto lugar, já foi provado que beber um pouco de matcha estimula a atividade no córtex pré-frontal dorsolateral, possivelmente incrementando nossa capacidade de regulação emocional.

Quando a cerimônia terminar, qualquer grupo de diplomatas hostis e ansiosos terá atingido um estado mais calmo e pacífico. Isso garantirá uma discussão racional, ponderada e respeitosa. Não por acaso, o dr. Sen foi designado Embaixador da Boa Vontade da Unesco em 2012. Sua lógica é aplicável em outros âmbitos além da diplomacia: relacionamentos, amizades e ambiente de trabalho. Se você tem uma reunião difícil pela frente e deseja apaziguar seus clientes, oferecer uma dose de chá num ritual como esse pode tornar o encontro mais pacífico e construtivo.

3
COMO CONTROLAR O CORTISOL FUJÃO

Quando passamos por uma experiência de estresse psicossocial, nosso cérebro muda de chave e ativa as engrenagens de uma cadeia de reações. Esse processo mobiliza nossas redes cerebrais e prepara nosso corpo para o confronto. O sistema nervoso autônomo é ativado e o nível de descargas simpáticas no corpo aumenta. Dentro do cérebro, uma região conhecida como **locus coeruleus**, ou cerúeo, muda seu padrão de disparo e libera a noradrenalina que seguirá para diversas partes do órgão, incluindo o córtex pré-frontal e a amígdala, e influenciará nossas funções cognitivas e a reatividade emocional. Nosso hipotálamo despacha um mensageiro conhecido como hormônio liberador de adrenocorticotrofina (ACTH), o que leva a hipófise a liberar hormônios adrenocorticotróficos, que estimulam nossa **glândula adrenal** a liberar **cortisol**. Esse trio de órgãos é conhecido como **eixo hipotálamo-pituitária-adrenal (HPA)**. Todos esses processos se retroalimentam em diversos níveis.

Diferentes tipos de estresse podem afetar as respostas autônomas e do eixo HPA de formas um pouco distintas. Um estudo clínico randomizado controlado comparou os efeitos relativos do estresse exclusivamente psicossocial, do estresse causado por exercício físico, do estresse de exposição ao frio e do estresse mental causado por quebra-cabeças num grupo de vinte homens jovens e saudáveis. O estresse psicossocial foi aquele que despertou maior reação do eixo HPA (conforme medição dos níveis de cortisol), enquanto o do exercício físico desencadeou a maior resposta autônoma.[1]

Todos os neurotransmissores e neurônios liberados durante um evento de resposta aguda ao estresse agem de maneira coordenada e sinérgica para que possamos reagir à situação da melhor e mais rápida forma possível. O efeito de cada hormônio é bastante influenciado pela presença dos outros. Juntos, eles atuam como um coquetel. Todos os ingredientes são igualmente estratégicos e vitais para a performance do nosso cérebro quando ele se encontra sob ameaça.

O coquetel funciona como um chocolate: é incrivelmente bom em pequenas quantidades, mas seu excesso pode provocar enjoo. Imagine que você está diante de uma máquina automática de venda que libera chocolates. Cada vez que você se sente estressado, a máquina solta uma barra e você dá uma mordiscada. Você sorri e volta a se sentir bem. Agora, imagine que algo está estressando você a cada poucos minutos. A máquina continua liberando as barras de chocolate. Então, você precisa começar a comer o próximo chocolate antes mesmo de terminar a barra anterior. Você acaba engolindo sem mastigar e começa a ficar enjoado. Quando os disparadores de estresse se tornam mais frequentes, a máquina de chocolates opera a pleno vapor. Ela libera rapidamente um chocolate após o outro. Por fim, até parar de funcionar.

O excesso de estresse pode levá-lo a uma overdose de chocolate. Cada ingrediente desse coquetel contribui para essa overdose. Se você pensar no estresse como uma máquina de vendas, perceberá que passa a ser um problema quando:

1. Ele se torna muito frequente.
2. Você leva tempo demais para interromper a produção de hormônios do estresse após o fim de um episódio estressante.
3. Você não se *adapta* (ou reage de forma exagerada) a situações que não justificam uma resposta de estresse.

   Na primeira vez que seu chefe chama você para a sala dele haverá certa dose de nervosismo. Na segunda, sua resposta de estresse já não será tão intensa. Essa capacidade de se acostumar a uma nova forma de estresse é fundamental, pois reduz nossa carga cotidiana de estresse. Se você sentir *exatamente o mesmo* medo toda vez que entrar na sala dele e isso acontecer todas as semanas, sua carga de estresse será insuportável.

O excesso de atividade no eixo HPA ajuda a criar um coquetel prejudicial. Os níveis de cortisol no sangue e na saliva refletem a atividade do eixo HPA; portanto, é possível medir o cortisol e usá-lo para estimar uma resposta ao estresse psicossocial. Se o cortisol representa a ativação do eixo HPA numa resposta de estresse, então:

- Seu objetivo será parar de secretar cortisol após o fim do evento estressante.
- Seu objetivo será produzir a quantidade certa de cortisol quando estiver estressado. Nem excessivamente nem escassamente.
- Seu objetivo será se adaptar ao estresse.

Como desligar a máquina de vendas

Não remoa pensamentos
Caminhamos por aí com um rolo de filme infinito dentro da nossa mente. Esse rolo é a nossa memória. Se reprisarmos um acontecimento estressante na nossa cabeça poucos segundos depois de ele terminar, e a nossa regulação emocional apresentar problemas, a rememoração do acontecimento poderá ativar nosso cérebro emocional de forma tão intensa que acabará perpetuando nossa resposta de estresse. O corpo continuará liberando hormônios do estresse, muito embora estejamos apenas *pensando* sobre o que ocorreu, e não vivenciando o fato.

Imagine que você se depara com um trânsito inesperado no caminho para o trabalho. Depois que seu carro passa um tempo parado, o medo psicológico de chegar atrasado no trabalho desencadeia uma resposta de estresse. O efeito dessa resposta de estresse no corpo é *semelhante* à de subir correndo alguns lances de escada. Ainda assim, subir um lance de escadas é supostamente bom para o corpo – o que, como sabemos, não é o caso da reação do corpo ao congestionamento. A diferença entre correr escada acima e ficar sentado no carro não decorre do que acontece *durante* o evento, mas do que ocorre *logo depois*. A diferença é a hiperativação do cérebro emocional.

Quando subimos correndo alguns lances de escada, o cérebro emocional não se interessa muito pelo que está acontecendo e, portanto, não perpetua a resposta de estresse. No momento em que chegamos ao topo, não há razão para repassarmos diversas vezes essa corrida na nossa mente. Quando estamos sentados no carro, o cérebro emocional preenche a nossa mente com pensamentos negativos, medos e lembranças. Se a nossa regulação emocional for frágil, ela transformará esses elementos numa narrativa fantasiosa e deixará nosso cérebro emocional agitado, em estado de histeria. Nesse estado, nossa mente continuará remoendo como aquele suplício *poderia* ter sido, mesmo depois de nos livrarmos do congestionamento. Perceba que agora a nossa mente já não se atém a fatos reconhecíveis: ela adentrou o âmbito da *imaginação*. No entanto, se a atividade no nosso cérebro emocional for dinâmica o bastante, ele poderá manter nosso "botão de estresse" ligado.

Mesmo que tenhamos uma reação de estresse muito intensa a um determinado episódio, se não a rememorarmos logo em seguida, os efeitos serão brandos. Por outro lado, se a nossa reação de estresse for ínfima, mas a nossa regulação emocional estiver debilitada e rememorarmos os acontecimentos por um longo período, nosso eixo HPA poderá permanecer ativo. Isso tem um impacto imenso, como já foi comprovado em quadros de depressão.[2] A experiência total de estresse gerada por um determinado acontecimento é a *soma total* do que ocorre *durante* e *depois* do episódio. Repare como *remoer* um evento, por menos importante que seja, pode torná-lo estressante. Esse processo de "remoer" também é chamado de "ruminação".[3]

A ruminação não é prejudicial por si só, mas se você tiver pouco controle sobre sua reatividade emocional, então ela pode gerar uma ativação emocional excessiva. Se você tem uma vida estressante e seu cérebro racional for incapaz de reger tão bem quanto deveria sua orquestra de redes cerebrais, evitar a ruminação pode ser benéfico. A tendência para a ruminação pode ser um indício de uma futura crise de depressão.[4] Aprender a não ruminar pode *prevenir* a depressão, e essa prática vem sendo estudada como uma possível estratégia para as terapias contra a depressão.[5]

Quando você está sentado em seu carro e sai de um congestionamento depois que o trânsito melhorou, você precisa reunir toda a força de vontade possível para *desviar* sua atenção do que acaba de acontecer para um novo alvo. Se conseguir refrear seus pensamentos, você evitará que sua mente mergulhe na negatividade, e a probabilidade de que sua resposta de estresse permaneça ativa cairá. Por isso, a *pior* coisa que você pode fazer após uma situação estressante é relaxar. Faça qualquer coisa para se manter ocupado e focado no presente, só não relaxe!

Em um estudo que comparou diferentes tipos de estresse, dois grupos receberam uma prova de aritmética para ser resolvida de cabeça. Para garantir que ninguém estivesse tranquilo o bastante para realizar a prova sem derramar algumas gotas de suor, os participantes foram perturbados enquanto faziam o teste. Os dois grupos acharam a experiência muito estressante do ponto de vista emocional. *Após* a experiência, um dos grupos foi colocado num ambiente confortável e silencioso

A *pior* coisa que você pode fazer após uma situação estressante é relaxar.

para relaxar, enquanto o outro precisou realizar tarefas complexas que exigiam total atenção.

A pressão sanguínea dos participantes que não puderam relaxar voltou ao normal muito mais rápido. Por outro lado, o primeiro grupo, que não tinha nada em que focar a sua atenção, ficou rememorando o que acabara de acontecer e reviveu a situação diversas vezes na sua cabeça. Como resultado, sua resposta de estresse permaneceu ativa por mais tempo.[6] Outros estudos demonstraram resultados semelhantes.[7] [8] Eventos insignificantes podem ser potencializados até se tornarem episódios estressantes que não conseguimos superar – basta repeti-los na nossa cabeça quando estivermos com baixo controle emocional. Após um acontecimento estressante, fazer algo que distraia e cative nossa atenção é muito melhor para a saúde emocional do que se reclinar numa poltrona para descansar. O dito "cabeça vazia, oficina do diabo" é mais verdadeiro do que supúnhamos!

Rememorar algo, ou "ruminar", também é muito ruim porque impede que nos acostumemos a um fator de estresse frequente. Quando você for novo num trabalho, talvez sinta palpitações toda vez que o chefe entrar na sala. Após um tempo, você se acostumará ao chefe e as palpitações cessarão. Contudo, se você ruminar e criar uma história repleta de exageros associando o chefe ao medo, correrá o risco de nunca se acostumar.[9]

Desative seu cérebro emocional
Você pode usar as estratégias que descrevi no capítulo 2, "Como manter a regulação emocional", para desativar seu cérebro emocional imediatamente após uma experiência estressante e direcionar toda a sua atenção para outra coisa. Para tanto, você precisará ativar seu cérebro racional a pleno vapor. Um jeito de fazer isso é forçá-lo a usar a memória recente, suas habilidades analíticas ou outras funções semelhantes.

Jogar jogos no seu celular é uma opção viável no ambiente de trabalho. O jogo não deve ser muito fácil, tampouco difícil a ponto de fazê-lo perder a motivação. Sua mente não deve ter nenhuma oportunidade de se desviar enquanto você estiver jogando. Em um pequeno estudo randomizado, onze voluntários saudáveis conseguiram suprimir as emoções negativas desencadeadas por memórias tristes ou por canções melancólicas, fosse jogando Tetris fosse um jogo de memória.[10] Provou-se até mesmo que o Tetris pode mitigar o desejo de comer certos alimentos em pessoas que estão fazendo dieta![11]

Exercite-se
Outra forma de acelerar o retorno aos níveis basais após uma experiência estressante é praticar exercícios leves.

O "VO2 max" é o volume máximo de oxigênio que você é capaz de usar em mililitros por minuto, considerando seu peso corporal. Sua unidade é ml/kg/min. Os exercícios físicos podem ser medidos pela porcentagem do VO2 máximo que exigem. Em um estudo, um grupo de homens saudáveis se exercitou durante meia hora em treinos de bicicleta a 40%, 60% e 80% de seu VO2 máximo.

- Exercitar-se a 40% do VO2 máximo *reduziu* os níveis de cortisol.
- Exercitar-se a 60% ou 80% do VO2 máximo *aumentou* os níveis de cortisol.[12]

Embora os índices individuais possam variar muito, os resultados do estudo sugerem que exercícios leves a 40% do VO2 máximo (ou menos) podem reduzir os níveis de cortisol. Se você estiver no trabalho, uma ideia boa e simples é dar uma caminhada leve ao redor da quadra. Caminhar ou correr ao ritmo de uma música causa uma sensação boa.

Exercícios regulares podem influenciar os efeitos da ruminação após uma experiência estressante, talvez através da ampliação do controle pré-frontal sobre as reações do eixo HPA. Em um estudo, dois grupos de mulheres de meia-idade passaram por uma experiência estressante enquanto pesquisadores mediam seus níveis de cortisol. Um grupo era sedentário e o outro, ativo. As mulheres sedentárias mais propensas à ruminação atingiram seu pico de cortisol mais rápido e demoraram mais para se recuperar do estresse do que as mulheres ativas com tendência semelhante de ruminação. As mulheres ativas pareceram capazes de desligar sua resposta ao estresse mais depressa, *apesar* da ruminação.[13]

Use o poder da respiração
Você pode usar o ritmo e a intensidade da sua respiração para controlar uma resposta de estresse ou para se recuperar mais rápido dela. A atividade simpática e os padrões de respiração estão interligados. O ajuste de uma pode levar ao ajuste da outra.

Um estudo realizado entre pessoas com hipertensão moderada revelou que reduzir o ritmo de respiração de 16 ± 3 repetições por minuto para 5,5 ± 1,8 repetições por minuto durante 15 minutos reduziu a atividade simpática nervosa.[14] Em outro estudo (feito com pacientes com problemas cardíacos crônicos e tom simpático elevado), a redução do ritmo respiratório de 16,4 ± 3,9 respirações por minuto para 6,7 ± 2,8 respirações por minutos e a inspiração do dobro da quantidade habitual de ar reduziu a atividade simpática em ⅓.[15]

> ✻ Se você tem boa saúde, reduzir o ritmo respiratório durante quinze minutos tendo como alvo algo entre seis e sete respirações por minuto pode ajudar a reduzir o tom simpático.

Ative os sentidos
Talvez você consiga ajudar sua mente a retornar a um estado de relaxamento logo após uma experiência estressante através da ativação dos sentidos.

Escute batidas binaurais de ondas delta ou teta durante trinta minutos
Em um teste randomizado com um grupo de pacientes que se preparavam para uma anestesia geral previamente a cirurgias ambulatoriais, constatou-se que escutar batidas binaurais em frequências de ondas delta durante trinta minutos reduziu de maneira significativa seus níveis de ansiedade pré-operatória.[16] Escutar batidas binaurais em frequência teta pode acelerar o retorno a um estado de relaxamento após episódios de estresse agudo, pois essa prática eleva o tom parassimpático e reduz o tom simpático.[17] Pode ser interessante para você explorar tanto as batidas binaurais de frequência delta quanto as de frequência teta para verificar se ouvir alguma delas por meia hora ajuda você a voltar a um nível de relaxamento.

Escute batidas de tambor xamânico ou música meditativa durante quinze minutos
Em um estudo com 29 voluntários, escutar tambores xamânicos ou música meditativa por quinze minutos reduziu o nível de cortisol no sangue.[18] Os voluntários escutaram *ativamente* (isto é, prestando total atenção aos sons) enquanto estavam deitados com os olhos fechados.

Escute a natureza
Escutar gravações de ondas do mar durante meros sete minutos reduziu o pulso e a percepção de estresse de um grupo de estudantes universitários que permaneceu quinze minutos numa sala de espera. O pequeno estudo comparou o efeito das ondas com o de música clássica agradável e o da espera em silêncio.[19] Caminhar até o parque mais próximo e passar algum tempo cercado de verde ao menos uma vez por dia é um antídoto potente, gratuito e de efeito instantâneo contra o estresse.[20] Há muitas gravações de sons da natureza disponíveis on-line que podem tornar seu escritório mais leve ao transformá-lo numa exótica selva da Indonésia sempre que você precisar se arrastar de volta até sua mesa depois do almoço.

Olhe para a natureza
Um estudo randomizado do tipo cruzado demonstrou que as pessoas se recuperaram mais depressa de experiências de estresse agudo quando estavam olhando para a natureza antes do evento. Olhar para a natureza eleva nosso tom parassimpático, mesmo quando olhamos para uma simples imagem.[21][22]

Cheire limões
Um estudo demonstrou que sentir o aroma de um limão durante quinze minutos pode reduzir nosso ritmo de batimentos cardíacos e a pressão sanguínea, fazendo com que nos sintamos mais calmos.[23] Os voluntários do estudo cheiraram odor de limão de forma ativa durante trinta segundos, seguido de uma folga para o nariz deles. Eles realizaram esse ciclo de "trinta segundos *cheirando*, trinta segundos *descansando*" durante quinze minutos.

Cinco estratégias para adotar imediatamente após uma experiência estressante

1. Não rumine pensamentos.
   - Faça algo intenso, cansativo e distrativo logo após um evento estressante.

2. Desative seu cérebro emocional.
   - Faça algo que envolva sua racionalidade, como jogar um jogo de memória, raciocínio espacial ou análise. Sua atividade deve ser interessante e ser exigente o bastante para que você fique absorto. Sua mente não deve vagar livremente.

3. Exercite-se.
   - Exercite-se a 40% ou menos de seu VO2 máximo.
   - Faça caminhadas leves em volta do quarteirão.
   - Escute música enquanto caminha ou corre no mesmo ritmo.

4. Respire de forma estratégica.
   - Reduza seu ritmo respiratório durante quinze minutos, tendo como objetivo seis ou sete respirações por minuto.

5. Use o que você escuta, vê e cheira.
   - Escute batidas binaurais em frequência delta ou teta por quinze minutos.
   - Feche os olhos e escute ativamente um tambor xamânico por quinze minutos, concentrando-se em cada batida.
   - Escute as ondas do mar ou outros sons da natureza por ao menos quinze minutos sempre que puder.
   - Vá a um parque.
   - Olhe para imagens da natureza.
   - Cheire limões frescos em ciclos de trinta segundos durante quinze minutos.

> **As duas faces do cortisol**
>
> Ao contrário do que era de se esperar, um pico do hormônio do estresse cortisol pode aumentar nossa capacidade de concentração em determinados contextos. A questão-chave é encontrar a hora certa. Um grupo de voluntários saudáveis foi submetido a um teste que desafiava sua atenção. Antes de realizá-lo, alguns dos voluntários receberam uma cápsula contendo 10 mg de hidrocortisona (um análogo do cortisol). A cápsula foi dada a eles logo antes do teste ou com quatro horas e meia de antecedência. Aqueles que receberam a cápsula quatro horas e meia antes do teste se saíram significativamente melhor do que aqueles que a receberam pouco antes.[24]

Fazer a máquina de chocolate liberar sempre a quantidade certa

Boa forma

Existe uma teoria segundo a qual a exposição frequente a uma fonte de pequenas doses de estresse reduz nossa resposta de estresse em relação a ela ou até mesmo a outras fontes. Ela é conhecida como *hipótese cross-stressing*.

> *O que não mata fortalece.*
> Friedrich Nieztsche

O exercício é um fator de estresse. Quando desencadeamos com frequência uma *pequena* resposta de estresse ao exercício físico, ela tende a diminuir. A prática regular de exercícios garante uma melhor recuperação.[25][26][27][28] Não se trata de um aprimoramento permanente: se pararmos com os exercícios, qualquer aprimoramento dessa natureza será revertido.[29]

De acordo com a hipótese *cross-stressing*, nossa resposta de estresse a eventos de natureza completamente distintas também pode diminuir em razão da prática regular de exercícios. Alguns estudos que examinaram a relação entre exercício, boa forma física e estresse psicológico parecem corroborar essa ideia.[30] Por exemplo, se você praticar exercícios aeróbicos durante trinta minutos, isso pode reduzir sua resposta de estresse a um episódio ocorrido noventa minutos depois. O nível de redução de sua resposta de estresse pode ser inversamente proporcional ao seu nível de estresse durante o exercício. Estar em boa forma melhora o estado geral da sua mente, o que pode influenciar sua reação ao estresse.[31] Como você deve lembrar, manter a boa forma pode servir de proteção contra os efeitos ruminantes que tornam o estresse permanente.

A hipótese *cross-stressing* é apenas uma suposição, e há estudos que não constataram que o estresse de exercício tivesse qualquer benefício para a forma como reagimos a outros tipos de estresse. Está claro, no entanto, que cuidar da saúde e manter a boa forma traz benefícios gerais para o nosso bem-estar. E é provável que isso influencie a forma como você reage ao estresse. Um estudo com um grupo de estudantes universitários demonstrou que a prática regular de exercícios pode reduzir a sensação de estresse e o risco de *burnout*.[32] Melhorar nosso estado geral de saúde com exercícios físicos regulares pode nos tornar mais resistentes a *qualquer* situação estressante.

Se você pratica exercícios de intensidade, dê intervalos longos entre uma sessão e outra. Quanto mais intensa for uma sessão de exercícios, mais tempo você levará para se recuperar.[33] [34] Exercitar-se antes que o seu nível de cortisol volte ao normal após exercícios intensos elevará ainda mais esse indicador.[35]

- ⚡ Se você está fora de forma, concentre-se em melhorar sua condição física.
- ⚡ Se você está em forma, concentre-se em conservar sua condição física.

Atitude favorável

Algo tão simples quanto uma mudança de atitude pode apaziguar nossa resposta hormonal a fatores estressantes. Imagine que você está participando do programa *O Aprendiz*. Você foi designado para ser o líder

Melhorar nosso estado geral de saúde com exercícios físicos regulares pode nos tornar mais resistentes a *qualquer* situação estressante.

da equipe durante uma atividade de uma área que você considera mais difícil. Sua habilidade como vendedor será posta à prova. E você é um péssimo vendedor. Você vai inaugurar a tarefa (como todos os outros) concentrado em superar os concorrentes; afinal, você quer vencer. É aí que você precisa fazer um ajuste.

Em vez de começar com uma atitude cujo foco é se destacar em relação aos outros, mude de atitude e busque *auxiliar* os outros. Somos capazes de criar o estresse "social" num laboratório a partir de um conjunto de ações conhecido como Trier Social Stress Test ou TSST. Quando foi solicitado a um grupo de pessoas saudáveis com idades entre 18 e 45 anos que passasse apenas alguns minutos antes do teste pensando em seus valores no que diz respeito a ajudar os outros e ao modo como gostariam de implementar esses valores pelo trabalho, eles responderam ao teste com uma liberação mais amena de hormônios do estresse. A ativação do eixo HPA também foi reduzida e eles produziram uma quantidade significativamente menor de cortisol se comparados aos outros que não fizeram essa preparação mental.[36]

É possível que essa estratégia tenha funcionado porque adotamos uma postura *defensiva* quando queremos provar nossas capacidades. Somos nós *contra* eles. A necessidade de se defender estimula um estado de vigilância e estresse. Encarar os outros como parte da nossa equipe faz com que nos sintamos parte de uma tribo em que todos defendem uns aos outros. Nesse caso, somos nós *ao lado* deles. Não estamos mais na defensiva. Não há razões para se estressar.

Uma forma de implementar essa ferramenta incrível é encarar cada dia de trabalho focando na jornada da equipe ou da empresa como um todo. Você pode treinar sua mente para enxergar seus colegas como membros da sua equipe, e não como concorrentes, ao ajudá-los ou ao cuidar deles, quase como se estivesse participando de um ritual. Mesmo que seu ambiente de trabalho seja muito competitivo, essa abordagem deverá trazer certos benefícios, auxiliando-o a manter a calma e o foco no longo prazo.

⚡ Treine para ver os outros como jogadores da sua equipe, e não como rivais.

⚡ Lembre-se constantemente dos objetivos que você compartilha com os outros e se concentre nisso.
⚡ Crie um ritual para ajudar os outros pelo simples prazer de fazer isso.

Nutrição
Certos aspectos de sua nutrição podem afetar sua resposta ao estresse.

Tome iogurte probiótico natural
Um teste cego duplo randômico e controlado com placebo registrou que a ingestão diária de 100g de iogurte probiótico natural durante seis semanas levou a uma redução da percepção geral de ansiedade e estresse.[37]

Beba água
Manter-se bem hidratado pode reduzir a resposta de seu eixo HPA ao estresse.[38] A desidratação pode ter um efeito negativo em seu humor.[39]

Evite alimentos com carboidratos refinados ou com adição de açúcar
Um teste randomizado descobriu que comer uma refeição com alto índice glicêmico no café da manhã pode elevar seus níveis de cortisol se comparada a uma refeição de baixo índice glicêmico.[40]

Ingira sal suficiente
Quando um grupo de homens e mulheres saudáveis com idades entre 18 e 38 anos seguiu uma dieta com restrição de sódio durante cinco dias, sua atividade simpática basal aumentou, enquanto a parassimpática diminuiu. Seu tom simpático em repouso ficou tão elevado que, quando os participantes eram submetidos a situações de estresse, o índice já não tinha como aumentar muito. Quando eles retomaram uma dieta com "quantidade normal de sódio", seu tom simpático basal voltou ao normal e aumentou de forma saudável nos episódios de estresse.[41] A não ser que você tenha instruções médicas no sentido contrário, garanta que você esteja ingerindo o suficiente de sal.

Oxitocina
A oxitocina é chamada às vezes de "hormônio do amor", pois seus níveis aumentam durante a interação social. Temos uma necessidade humana de pertencimento, o que faz com que nos sintamos seguros.[42]

Quando mostramos uma bola de pelos para ratos de laboratório, eles ficam apavorados e podem apresentar duas reações distintas. Aqueles com níveis mais elevados de oxitocina se agrupam e se posicionam juntos para se defenderem. Aqueles com níveis mais baixos de oxitocina têm maior probabilidade de encarar a situação sozinhos.[43] Se pegarmos um grupo de seres humanos saudáveis e o submetermos a uma experiência estressante, aqueles que estiverem ao lado de um de seus melhores amigos durante a experiência terão um aumento menor de cortisol do que aqueles que estiverem sozinhos. Dar oxitocina aos voluntários reduz ainda mais esse pico. A oxitocina *somada* a um melhor amigo é melhor do que a oxitocina ou a presença de um melhor amigo por si só. Tanto o apoio social como a oxitocina ajudam a suprimir a reatividade ao estresse.[44]

Os níveis de oxitocina podem subir quando nos sentimos amados, temos um companheiro ou uma companheira que nos dá apoio em casa, temos um orgasmo sexual (tanto em homens quanto em mulheres), sentimos um toque humano, *contanto que esse toque ocorra dentro de um contexto seguro e apropriado*, ou passamos por uma sessão de massoterapia sueca (o efeito pode durar por muitos dias).[45,46,47,48,49,50]

Antigamente, quando nos sentíamos um pouco abatidos, o mais fácil a se fazer era bater na porta da casa ao lado para visitar nossa tia favorita. Ela nos recebia com um abraço caloroso e uma xícara de chá, o que seria o suficiente para elevar nossos níveis de oxitocina. Quando uma criança se cortava ou se machucava, um abraço da avó que morava pertinho tinha um efeito analgésico superior ao de qualquer comprimido. Hoje, tias e avós não vivem mais nas casas vizinhas. Em alguns casos, não moram sequer no mesmo continente. Não são raros os casos em que não temos ninguém para nos oferecer um abraço ao chegarmos em casa. Nosso mundo mudou tanto que hoje existe a profissão de "abraçador".[51] Um abraçador profissional pode ganhar até 60 dólares por hora. Existem até mesmo rumores de um curso nacional de abraçadores certificados, a ser lançado em breve nos Estados Unidos.

Como você pode ver, há muitas opções para elevar seus níveis de oxitocina. Talvez a vovó seja a melhor opção, mas se você tiver 60 dólares sobrando, também pode contratar um abraçador!

- Priorize relações afetuosas.
- Abrace as pessoas próximas sempre que possível.
- Faça sessões de massoterapia.
- Invista numa boa rede de amigos e em alguma "tribo" – grupos religiosos, clubes esportivos e clubes sociais são boas opções.

Cabe apontar que é provável que fazer parte de grupos "virtuais" na internet talvez não seja tão eficaz quanto interagir em grupos "reais", em que os membros se reúnem em carne e osso.

Sorria!
Sorria... não só com a boca, mas também com os olhos.

Em um experimento, setenta participantes saudáveis foram divididos em três grupos. Um dos grupos segurou um palito entre os dentes. O outro segurou o palito enquanto cerrava os dentes e ativava o músculo zigomático maior, que se contrai quando sorrimos. O terceiro grupo recebeu instruções para fazer o mesmo que o segundo enquanto contraía os músculos ao redor dos olhos (orbicular do olho), ativados durante sorrisos "genuínos". O segundo grupo se recuperou mais rápido de respostas de estresse que o primeiro. O terceiro grupo se recuperou ainda mais rápido. Tanto o segundo quanto o terceiro grupos apresentaram uma resposta reduzida ao estresse. *Sorrir reduziu sua resposta ao estresse.*[52]

Alguns estudos sobre a relação entre a ativação dos músculos e o humor não foram capazes de replicar esses resultados. De qualquer forma, não há muitos motivos para não sorrirmos.

Aumente sua percepção de controle
Se *pensamos* estar no controle de uma situação, podemos nos estressar menos e, provavelmente, produzir menos cortisol.[53]

Se você espera se deparar com um cenário estressante em breve, estude todos os aspectos desse cenário que você pode controlar e assuma o controle de cada um deles. Antes de uma reunião, você pode estabelecer controle sobre o local de encontro, o mapa de assentos, a temperatura e a iluminação. Planejar a sua deixa lhe dará controle sobre o tempo de apresentação. Outra forma de sentir que você tem o controle da situação é criar planos de ação para possíveis desfechos. Por exemplo, você pode interromper cada resposta negativa com afirmações positivas.

Mantenha-se relaxado
Podemos ajustar certos aspectos do nosso estilo de vida para manter um equilíbrio saudável entre as atividades simpáticas e parassimpáticas e um nível normal de cortisol no dia a dia.

Exercite-se pela manhã
Exercitar-se pela manhã, e não ao final da tarde, pode ajudar a elevar sua atividade parassimpática à noite, enquanto você dorme, e melhorar a qualidade do seu sono.[54]

Visite uma sauna
A terapia waon é um protocolo terapêutico executado dentro de saunas. Nele, as pessoas se sentam numa sauna seca de raios infravermelhos à temperatura de 60°C por quinze minutos, e então saem da sauna para descansar durante trinta minutos enroladas num cobertor. Um estudo demonstrou que fazer isso **uma vez por dia, cinco dias por semana durante 4 anos** reduziu o nível basal do tom simpático e elevou o parassimpático dos participantes.[55] Em outro estudo, realizado com dez pessoas que sofriam de síndrome da fadiga crônica (SFC), o protocolo melhorou a ansiedade, a depressão e a fadiga após quatro semanas.[56] Frequentar uma sauna comum por **vinte minutos, três vezes por semana durante dois meses** reduziu significativamente enxaquecas causadas pela tensão em um grupo de voluntários, conforme demonstrou um estudo randômico.[57]

Evite pessoas negativas e estressadas
Quando olhamos nos olhos de alguém, somos capazes de sincronizar nossas pupilas com as da outra pessoa. O tamanho da pupila reflete o nível de estresse. Se você interagir com pessoas calmas, terá maior probabilidade de se tornar mais calmo. Da mesma forma, ao se cercar de pessoas genuinamente felizes e positivas, você "contrairá" sua alegria. O humor é contagiante. Portanto, evite pessoas negativas!

Um estudo que acompanhou mais de 4 mil pessoas de um mesmo grupo social durante 20 anos descobriu que a felicidade pode se espalhar por até três graus de separação – ou seja, contaminar o amigo de um amigo de um amigo. Se você se cercar de pessoas felizes, terá maior probabilidade de ser feliz no futuro. Esse efeito se propaga para além do nosso entorno. Se um amigo que vive a menos de 1,5 quilômetro estiver feliz, suas chances de ficar feliz também aumentam 24%.[58]

Esse efeito é amplificado pelo mundo das redes sociais. Se você conferir suas redes sociais e ler postagens negativas, a probabilidade de que você tenha pensamentos negativos aumentará muito. Tendo isso em mente, procure fazer uma curadoria das suas postagens.

Três maneiras de relaxar:

- Exercite-se pela manhã.
- Visite uma sauna com frequência.
- Evite pessoas, histórias e situações negativas.

Uma nova terapia envolvendo movimentos oculares e lembranças ruins

Algo curioso acontece quando nossos olhos acompanham um objeto em movimento. Os pensamentos ruins que ocupam nossa mente naquele instante podem ficar ofuscados. Em seu primeiro romance, *Uma vida*, publicado em 1883, Guy de Maupassant narra o caso de uma jovem mulher que, ao voltar para o seu quarto em estado de angústia mental, avista uma abelha voando da esquerda para a direita e da direita para a esquerda em movimentos rápidos, mas fluidos. De repente, ela "se

**O humor
é contagiante.**

desliga" de seu estado melancólico enquanto observa a abelha. O neuropsicólogo francês Olivier A. Coubard aponta que, como esse fenômeno peculiar não era conhecido à época, o escritor deve tê-lo vivenciado em primeira mão; só assim poderia escrever a respeito disso.[59]

Nos anos 1980, a dra. Francine Shapiro, psicóloga, caminhava sozinha pela praia quando percebeu que seus olhos se moviam involuntariamente de um lado para o outro sempre que um pensamento negativo vinha à sua mente. Então, o pensamento desaparecia. A dra. Shapiro se perguntou se seria possível influenciar um pensamento negativo com movimentos voluntários dos olhos. Ao fazer isso, "os pensamentos mudavam", e quando ela retornava àquele pensamento, "ele já não era tão perturbador".[60] A dra. Shapiro decidiu investigar mais o assunto e sua pesquisa deu origem a uma terapia revolucionária conhecida como Dessensibilização e Reprocessamento por meio dos Movimentos Oculares (EMDR, na sigla em inglês). No início, a prática foi descartada como um efeito placebo ou uma variante da terapia de exposição. Contudo, as evidências coletadas desde então sugerem a possibilidade de que nenhuma das duas coisas seja verdade. A EMDR se baseia na intrigante capacidade dos movimentos oculares de reduzir a carga emocional dos pensamentos negativos.

Um terapeuta movimenta o dedo ou a mão depressa, em geral da esquerda para a direita e então da direita para a esquerda, a uma velocidade aproximada de 1,12 Hz por cerca de 24 segundos. O paciente acompanha o movimento cuidadosamente com os olhos sem mexer a cabeça enquanto rememora uma lembrança desagradável. A carga emocional e a nitidez dessa memória diminuem durante a sessão de EMDR. Conforme a memória se despe de parte da sua carga negativa, torna-se mais fácil associá-la a outros aspectos, de caráter positivo.

Um experimento randômico e controlado executado com um grupo de refugiados sírios de idade adulta no campo de refugiado Kilis, na fronteira entre a Síria e a Turquia, demonstrou que a EMDR reduziu de forma substancial os sintomas de depressão e Síndrome Pós-traumática.[61] Outro teste controlado e randômico demonstrou sua eficácia no combate à dor pós-operatória entre pacientes adolescentes.[62] Quando um grupo de membros ativos do Exército norte-americano acometidos de estresse pós-traumático foi submetido à terapia EMDR, sua recuperação exigiu menos sessões de psicoterapia que o normal.[63]

Ainda não entendemos como a EMDR funciona. Um dos caminhos possíveis seria pela memória de trabalho, cuja capacidade é limitada. A atenção visual consome grande parte da nossa reserva de memória de trabalho. Se fizermos isso ao mesmo tempo que nos concentramos numa lembrança dolorosa, não conseguiremos mergulhar a fundo nessa experiência.

Durante episódios estressantes, nossa memória costuma registrar *o que sentimos* em vez do que *aconteceu de fato*. Experiências especialmente traumáticas são gravadas por nosso cérebro em cores nítidas, e por isso acabam se destacando. Quando algo (uma imagem, um cheiro ou um som) desencadeia a lembrança de uma experiência desse tipo, essa lembrança surge na nossa mente com efeitos especiais, cores exageradas e som ensurdecedor. Disparadores ínfimos acabam desencadeando uma rede inteira de pensamentos, imagens e emoções que atropelam seja lá o que for que estiver na nossa mente naquele momento. Se os recursos da nossa mente forem limitados enquanto revisitamos essa lembrança, é possível que sejamos forçados a rememorá-la *sem* os efeitos especiais. Encarar uma memória com menor nitidez e carga emocional pode alterar o arquivo original, forçando nosso cérebro a armazená-la nessa versão mais suave.

Há muitos vídeos no YouTube com um objeto-alvo que se move de um lado para o outro na frequência de 1,2 Hz, simulando a técnica EMDR, mas os psicólogos recomendam fortemente que essa terapia só seja executada por profissionais treinados, visto que, em alguns casos, o resgate de lembranças e emoções traumáticas pode causar grandes perturbações. (*Por favor, tenha em mente que os vídeos de EMDR não devem substituir sessões de terapia, nem serem usados no contexto de um diagnóstico formal de síndrome do estresse pós-traumático ou de outras condições se não houver a aprovação prévia de seu médico.*)

4
COMO ESTIMULAR O CRESCIMENTO DO CÉREBRO RACIONAL

Enquanto você lê esta frase, sua memória compara o que você está lendo com o que acabou de ler um instante atrás. Ela grava cada momento passageiro num registro temporário, conecta os pontos e cria uma narrativa coesa para fazer com que o tempo pareça contínuo.

Seu cérebro racional analisa dados da sua memória de trabalho e da sua memória de longo prazo para criar hipóteses, fazer previsões e *aprimorar* as estratégias que já conhece, permitindo que você se adapte ainda mais ao seu mundo. Enquanto ele faz isso, oscilações elétricas lógicas percorrem redes de neurônios e astrócitos. Conglomerados de neurônios dançam juntos no mesmo ritmo, enquanto neurônio avulsos podem dançar em ritmos diferentes. Essa cena vibrante é marcada por uma vigorosa plasticidade, em que as sinapses das redes enfraquecem ou se fortalecem a todo instante. As células do seu cérebro produzem compostos químicos que estimulam o crescimento. Um desses compostos é o fator neurotrófico derivado do cérebro (BDNF, na sigla em inglês). Esses "incentivadores de crescimento" fomentam a arborização dendrítica, estimulam a criação de novas sinapses e ajudam os neurônios a sobreviver. Esse cenário sináptico evolui continuamente conforme novas sinapses se formam e desaparecem. Seu córtex pré-frontal e o hipocampo se encontram em estado de *crescimento constante*.

Quando você não está estressado, seu cérebro racional coreografa de forma meticulosa seu comportamento para ajudá-lo a atingir objetivos. Sob estresse agudo, você abdica desse comportamento focado e passa a agir conforme o seu instinto, respondendo sem pensar aos estímulos do ambiente. Esse estado torna parte das funções desempenhadas pelo cérebro racional desnecessária e obsoleta.

Conforme o cérebro racional se adapta a um paradigma de estresse *crônico*, seu padrão normal de plasticidade e de crescimento sináptico é remodelado para maior eficiência.[1] O estresse ocupacional de longo prazo está associado à redução de certas áreas do córtex pré-frontal, incluindo o córtex pré-frontal dorsolateral.[2] Estudos com animais cronicamente estressados revelaram que as sinapses em algumas partes do hipocampo e do córtex pré-frontal "murcham" e se reorganizam.[3] A metade dorsal do hipocampo, que empreende funções de memória e

Seu córtex pré-frontal e o hipocampo se encontram em estado de *crescimento constante.*

de aprendizado e que integra o que chamamos aqui de "cérebro racional", passa por um processo de encolhimento.[4]

Ao contrário do que ocorre no cérebro racional, em algumas situações de estresse crônico certas partes do cérebro responsáveis por processar nossas emoções podem apresentar um crescimento *intensificado*. Uma parte da amígdala, a amígdala basolateral, influencia a ansiedade. O estresse crônico pode aumentar os níveis de BDNF na amígdala basolateral, e os dendritos dos nossos neurônios podem se tornar mais longos e criar mais ramificações.[5] Esse crescimento está relacionado à ansiedade. Curiosamente, enquanto o hipocampo dorsal encolhe por causa do estresse crônico, o hipocampo ventral – que faz parte do cérebro emocional – aumenta.

À luz dessas descobertas, existe hoje uma teoria segundo a qual a depressão clínica poderia ser causada pela obstrução do crescimento no cérebro racional.[6] Abordagens em voga para o tratamento da depressão incluem a descoberta de novas formas de estimular seu aumento. Esse padrão de mudanças cerebrais também é observado em razão do envelhecimento, o que faz com que os pesquisadores se perguntem se o estímulo ao crescimento do cérebro racional não poderia desacelerar o processo de envelhecimento.

Dado que o estresse crônico perturba o padrão de crescimento de nosso cérebro racional, podemos inferir que tudo o que pudermos fazer para *encorajar ativamente* o desenvolvimento dessa porção do cérebro poderá ajudar a apaziguar os efeitos do estresse crônico.

As seguintes medidas podem ajudar a estimular o crescimento do cérebro racional:

1. Exercício
2. Quente ou frio[7]
3. Enriquecimento do ambiente[8]
4. Restrição calórica
5. Açafrão

Exercício

Exercícios de baixa intensidade levam a mais nascimento de novos neurônios e astrócitos no hipocampo de ratos de laboratório, e os níveis de BDNF aumentam nos minutos e nas horas seguintes ao início do exercício.[9] [10] [11] Nem todos os tipos de exercício têm o mesmo efeito.

Tipos de exercício

Em um estudo, um grupo de ratos foi submetido a três rotinas de exercício ao longo de sete semanas.[12] (Um grupo de controle não fez nenhum exercício.)

A. O grupo tinha uma roda de corrida por perto e podia correr sempre que tivesse vontade.
B. O grupo foi submetido a treinos de peso (precisava escalar uma parede com pequenos pesos presos ao rabo.
C. O grupo foi submetido a treinos intercalados de alta intensidade (HIIT, na sigla em inglês) de quinze minutos. Os ratos eram forçados a correr muito depressa numa esteira por três minutos e descansar por dois, uma sequência repetida três vezes.

O treino de peso (grupo B) não teve nenhum efeito sobre a neurogênese se comparado ao grupo de controle. O treinamento de alta intensidade (grupo C) teve um pequeno efeito. O efeito mais pronunciado veio das corridas leves, voluntárias e prazerosas (grupo A). O número de novos neurônios gerados no hipocampo desses ratos mostrou correlação com a distância total percorrida ao longo do período de sete semanas. Essa descoberta corrobora os resultados de estudos anteriores, que também demonstraram que exercícios moderados são melhores para o crescimento do cérebro racional do que exercícios intensos.[13] Isso também vale para os humanos.[14] A prática de exercícios de média intensidade três vezes por semana reverteu em 1 ou 2 anos a redução do hipocampo relacionada ao envelhecimento em adultos de idade avançada, segundo estudo.[15]

Além dos efeitos benéficos para o cérebro, o exercício também aprimora a memória, o aprendizado e as habilidades cognitivas em geral.[16]

A privação de sono reduz os níveis de BDNF. Meras quatro semanas de exercícios na esteira *preveniram* a perda de memória e a queda dos níveis de BDNF causadas pela privação de sono, conforme demonstrado em um estudo com animais.[17] [18]

Algo bom em excesso: o aspecto negativo do excesso de exercício
O excesso de exercício age como o estresse *crônico*, e exercícios intensos ou exagerados podem fazer com que o hipocampo diminua de volume *mesmo que ele melhore a capacidade cardiorrespiratória*. Em um estudo, dezessete homens jovens e saudáveis foram submetidos a um programa de condicionamento físico de alta intensidade que envolvia três sessões de exercício por semana com duração de sessenta minutos num período de seis semanas.[19] A intensidade dos exercícios foi monitorada e personalizada cuidadosamente para que todos se exercitassem na mesma intensidade em relação ao seu nível de condicionamento. Passadas seis semanas, os jovens haviam melhorado muito seus indicadores de boa forma, apresentando um crescimento de 5% de seu VO2 máximo. Conforme seu VO2 máximo aumentava, contudo, seus hipocampos encolheram em média 2%. É difícil saber o que causou a perda de volume, mas, seja qual for a causa, o encolhimento foi associado à queda dos níveis de BDNF, sugerindo fortemente uma correlação com a queda do crescimento. Os índices do TNF-α, um agente inflamatório, mostraram-se elevados de maneira considerável ao final do programa de treinamento. O exercício intenso pode causar inflamação (como veremos no capítulo 6), e índices elevados de agentes inflamatórios podem danificar as sinapses e comprometer o aprendizado e a memória. Esses fatores em cadeia podem ter contribuído para os resultados do estudo, ao menos em parte.[20] [21]

> Como a inflamação reduz o crescimento, os medicamentos anti-inflamatórios mais comuns, como a aspirina e o Tylenol, vêm sendo estudados como possíveis estimulantes para o crescimento do hipocampo.[22]

Quando o exercício passa a ser demais? O *limiar de lactato* é uma medida utilizada pelos cientistas para medir a intensidade de um exercício. Um estudo com ratos de laboratório mostrou que seis semanas de exercício *abaixo* do limiar de lactato estimularam a neurogênese, enquanto em período similar *acima* do limiar de lactato não teve o mesmo efeito.[23] O limiar de lactato dos seres humanos é diferente do dos ratos de laboratório, e talvez o mesmo não valha para nós, mas podemos tentar estimar qual seria o limiar equivalente para nossa espécie.

O ideal é buscar um profissional de educação física para medir o seu limiar de lactato, mas existe uma regra para obtermos números aproximados: o limiar de lactato se encontra no ponto em que atingimos de 85% a 90% da nossa máxima frequência cardíaca. O máximo de batimentos cardíacos, por sua vez, pode ser calculado pela fórmula 220 menos a idade. Assim, se você tem 40 anos, seu limiar de lactato deve estar em torno de 160 batidas por minuto. Se extrapolarmos a partir do exemplo dos ratos, concluiríamos que um ritmo de batimentos abaixo desse número pode ajudar a evitar inflamações excessivas. Em treinamentos de alta intensidade, a frequência cardíaca pode ultrapassar esse limiar, o que explica por que, em alguns estudos com ratos, os treinamentos de alta intensidade não levaram a uma maior neurogênese conforme esperado.

Temperatura de treino
Estudos com animais sugerem que talvez seja possível estimular o crescimento do cérebro racional com exercícios envolvendo o frio e o calor do ambiente. Ratos que se exercitaram no calor (37,5°C) ou no frio (4,5°C) apresentaram um maior índice de novos neurônios do que os ratos que praticaram exercícios em temperatura ambiente durante cinco dias.[24] A exposição de longo prazo ao calor ameno estimula a neurogênese em ratos. Ratos que sofrem de traumatismos cerebrais severos se recuperam mais rápido quando mantidos sob temperatura de 34°C durante quatro semanas antes de sofrerem lesão.[25]

Um ambiente de aprendizado
Queremos induzir um estado elevado de crescimento e atividade do seu cérebro racional, mas a verdade é que nosso cérebro inteligente não fará esforços para começar atividades sem um bom motivo. Como todas as criaturas inteligentes, ele é preguiçoso e não quer desperdiçar energia com esforços inúteis. Por isso, precisamos seduzir nosso cérebro com um propósito que o leve a se tornar ativo; é como um coelho que corre atrás da cenoura pendurada na ponta da vareta presa às suas costas.

Essa cenoura pode assumir duas formas: desafio e novidade. Para superar um desafio, analisamos informações e formulamos uma estratégia para utilizarmos velhas ideias de uma nova maneira. Quando adentramos um novo ambiente, precisamos aprender a prosperar nele, associando causas a consequências e identificando novas regras. Esses comportamentos dependem de redes e de conexões que requerem uma grande atividade sináptica no nosso córtex pré-frontal e no hipocampo. Um ambiente que apresente ao mesmo tempo novidades e desafios propicia o que chamaremos de *enriquecimento do ambiente* (EA) e seduz nosso cérebro racional a se tornar mais ativo.

Um número cada vez maior de estudos em animais sugere que o EA é capaz de aliviar os efeitos do estresse crônico. Hoje, os dados referentes aos efeitos do EA sobre o estresse crônico em humanos ainda são insuficientes, mas estudos iniciais sugerem que também podemos nos beneficiar do EA.

Um experimento submeteu ratos de laboratório a seis horas diárias de estresse crônico todos os dias durante três semanas. A experiência prejudicou sua plasticidade sináptica e seu hipocampo, aumentou os níveis de ansiedade e afetou a memória de trabalho. Em seguida, eles foram expostos ao EA por seis horas diárias ao longo de dez dias. Essa experiência enriquecida reverteu totalmente sua ansiedade, melhorou sua memória de trabalho e aumentou a plasticidade sináptica.[26] Outro estudo demonstrou que níveis crescentes de BDNF podem contribuir parcialmente para o aumento da plasticidade sináptica.[27][28] Se por um lado o EA aumenta a plasticidade sináptica do cérebro racional, estudos em ratos revelaram que ele tem o efeito *oposto* sobre o cérebro emocional. O estresse crônico pode estimular o crescimento dendrítico na amígdala basolateral, e esse nível de crescimento está ligado à piora dos níveis de ansiedade. Existem algumas evidências de que o EA reverte esse crescimento e pode levar os níveis de ansiedade de volta ao normal.[29] Se colocarmos ratos deprimidos num ambiente enriquecido e, ao mesmo tempo, tratarmos os animais com medicamentos antidepressivos, os remédios terão maior eficácia.

Os *video games* são uma possibilidade de EA. Em um estudo, um grupo de jogadores jogou um *video game* tridimensional (Super Mario 3-D World) ou bidimensional (Angry Birds) durante trinta minutos diários ao longo de dez dias. Ao final do período, os jogadores de Mario haviam aprimorado sua memória e suas habilidades cognitivas se comparados aos jogadores de Angry Birds e ao grupo de controle. Nem suas habilidades espaciais nem memória espacial melhoraram.[30] É difícil estudar a plasticidade sináptica no cérebro humano, mas é provável que a melhora das habilidades cognitivas e da memória resulte da maior atividade e plasticidade sináptica em regiões do cérebro que desempenham essas funções, como o córtex pré-frontal e o hipocampo.

De forma semelhante, a educação musical propicia uma forma de EA, uma vez que a prática de um instrumento integra informações auditivas e dados visuais de acordo com regras complexas. Em um estudo realizado com pessoas entre 60 e 84 anos, quatro meses de educação musical levaram a melhoras de humor, habilidade cognitiva, atenção e funções operacionais.[31]

Se você acha seu trabalho chato e pouco estimulante, incorpore uma atividade instigante e desafiadora à sua rotina diária. Recentemente, um estudo de caso realizado com operários de meia-idade que executavam a mesma tarefa havia 17 anos revelou que aqueles que haviam experimentado coisas novas no trabalho com maior frequência durante o período possuíam mais capacidades cognitivas.[32] O trabalho de Mihály Csíkszentmihályi sobre o *fluxo* demonstrou que o estado de *fluxo* só pode ser alcançado quando nos sentimos desafiados, e pessoas que incorporam o *fluxo* ao seu cotidiano tendem a sofrer menos com o estresse. Se o seu trabalho é pouco inspirador, cogite executar suas tarefas de forma um pouquinho diferente, ou dê a si mesmo tarefas que tornem o trabalho mais desafiador. Na época em que eu estudava cirurgia oftalmológica,

Abrace novas experiências em toda e qualquer oportunidade.

tendo percebido que eu era capaz de conduzir uma cirurgia de extração de catarata de forma segura, fui estimulada por meu orientador a praticar esse procedimento microcirúrgico invertendo as mãos. Ao longo de sua própria carreira, ele havia imposto a si mesmo desafios sucessivos para se tornar cada vez mais criativo num cenário constante. Essa característica excepcional permitiu que ele se tornasse um pioneiro da cirurgia de extração de catarata sem o uso de anestesia local, visto que ele havia treinado para operar com os olhos em movimento. Até hoje, ele está entre os profissionais de medicina responsáveis pelos maiores feitos que já conheci.

Nunca se entregue ao tédio. Estimule seu cérebro de diferentes maneiras. Abrace novas experiências em toda e qualquer oportunidade. Se optar por *video games*, escolha jogos que integrem diversos tipos de habilidade.

- Nunca se entedie.
- Estimule seu cérebro das formas mais variadas possíveis todos os dias.

Restrição calórica

Diversos estudos em animais demonstraram que ingerir menos calorias do que o corpo precisa aumenta a neurogênese no hipocampo.[33] Os humanos também podem se beneficiar da restrição calórica. Quando cinquenta voluntários saudáveis de idade avançada (com idade média de 60,5 anos) restringiram seu consumo diário de calorias em 30% durante três meses, sua memória apresentou melhora de desempenho.[34][35]

- Você não precisa restringir suas calorias, apenas limitá-las às suas necessidades. Tente fazer disso um hábito para a vida toda.

Obs.: Por favor, lembre-se de que a restrição calórica é diferente da condição de anorexia nervosa, que provoca déficits nutricionais nas pessoas acometidas por ela. É fundamental que a restrição calórica seja feita sob orientação de um médico para garantir que a sua saúde não seja comprometida.

Açafrão

O açafrão aumenta a neurogênese em ratos, dependendo da dose ministrada.[36] Se pegarmos um grupo de ratos e o submetermos ao estresse crônico, os níveis de BDNF em certas partes do cérebro deles cairá e eles ficarão deprimidos. A performance mental deles sofrerá. Em um experimento, cientistas conseguiram reverter essas mudanças ao dar açafrão aos roedores.[37] Ao menos dois testes cegos, randomizados e controlados confirmaram o efeito antidepressivo do açafrão em humanos.[38][39] Como veremos adiante, ingerir açafrão em sua forma natural pode ser mais benéfico do que ingeri-lo em suplementos processados.[40]

O que evitar

Identificamos alguns fatores que podem afetar negativamente a atividade do cérebro racional.

1. Inflamação crônica. A inflamação crônica no restante do corpo pode afetar a neurogênese no cérebro de ratos.[41][42] Estudaremos a inflamação detalhadamente no capítulo 6.
2. Fumar. Alguns pobres ratos foram obrigados a inalar fumaça de tabaco em prol da ciência. A fumaça inibiu a neurogênese em seu hipocampo.[43]
3. Pressão sanguínea elevada. Já foi demonstrado que a hipertensão impede a arborização dendrítica no hipocampo de ratos.[44]

Como criar um ambiente de maior crescimento no cérebro racional

⚡ Adquira o hábito de praticar exercícios aeróbicos regularmente, como andar na esteira ou realizar treinos de resistência.
⚡ Não deixe de se exercitar se estiver vivendo episódios de estresse ou de privação de sono.
⚡ Não se exercite demais.
⚡ Independentemente do que você faça durante o dia, explore talentos opostos ao chegar em casa.
⚡ Busque novas experiências para permanecer estimulado.
⚡ Desafie a si mesmo.
⚡ Mantenha-se cercado de coisas que "provocam" diferentes sentidos.
⚡ Enriqueça seu ambiente para que ele ofereça sempre novos desafios.
⚡ Coma dentro do seu limite calórico. Tente fazer disso um hábito para a vida toda.
⚡ Cogite usar açafrão sempre que for cozinhar (ver capítulo 7).
⚡ Não fume!

5
COMO AJUSTAR SEU RELÓGIO BIOLÓGICO

Será que me trocaram por outra durante a noite? Vamos ver. Eu era a mesma quando acordei hoje de manhã? Agora estou quase lembrando de me sentir um pouco diferente.
Lewis Carroll

Alice tem razão. Ela foi mesmo trocada durante a noite. Todos os dias, acordamos com um cérebro um pouco diferente daquele que tínhamos na noite anterior. Nosso cérebro racional coreografa nosso comportamento com exímia precisão e constância quando estamos acordados. Essa coreografia meticulosa gera uma imensa atividade enquanto redes neurais se formam e sinapses evoluem. Quanto mais tempo passamos acordados, mais dura esse estado de atividade e crescimento intensos. Ao fim do dia, nosso *cérebro está exausto*, precisando de descanso. O sono é uma trégua necessária – é como, após uma longa viagem, levar o carro à oficina para limpeza, revisão e substituição das partes gastas.

No momento em que dormimos, o cérebro faz um balanço do seu inventário. As redes e as sinapses são refinadas e consolidadas, enquanto as prolixidades perdem força. Algumas memórias podem ficar mais fortes, já outras enfraquecem. Quando acordamos, nossa paisagem cerebral é diferente daquela de quando adormecemos.

O sono também garante um serviço de "limpeza". O cérebro é circundado por um sistema de irrigação chamado sistema glinfático. Ele redistribui produtos úteis e limpa "resíduos". Estudos em animais demonstraram que esse sistema se torna mais ativo durante o sono do que nos momentos de vigília. Os astrócitos são grandes células em formato de estrela que alimentam os neurônios e as sinapses. Eles estão ligados ao sistema glinfático e parecem se redistribuir ao longo das sinapses quando o cérebro fica acordado por longos períodos.[1] Isso pode causar um pequeno inchaço do cérebro, mas o fenômeno é revertido após uma boa noite de sono.[2]

Durante o sono, nosso cérebro passa por diversas etapas. Numa delas, nossos olhos se movem rapidamente de um lado para o outro, num estágio do sono conhecido como REM (é o chamado "movimentos rápidos dos olhos"). Outro representa o estágio mais profundo do sono: é a fase de ondas lentas (SWS, na sigla em inglês). Alternamos entre esses dois estágios e muitos outros. Aparentemente, quanto mais tempo passamos acordados, mais desesperado o cérebro fica para chegar à etapa SWS. Quando vamos para a cama depois de 24 horas de vigília, a fase SWS é prolongada. Pessoas com depressão parecem ter fases SWS mais curtas que o normal, e acredita-se que esse é o motivo pelo qual a privação de sono numa noite amplia o estágio SWS na noite seguinte, o que pode agravar temporariamente os sintomas da depressão.[3]

Sono e síndrome de estresse *pós-traumático*
O sono reduz o impacto de uma experiência estressante. Pessoas com um bom sono antes, durante e depois de passarem por um trauma ou por um episódio de estresse severo tendem a ser menos afetadas por doenças mentais após o evento; já aquelas que apresentam distúrbios de sono logo depois da experiência têm mais chance de desenvolver síndrome de estresse pós-traumático, depressão, tendências suicidas e vício em substâncias químicas.[4] Assim como é possível aprender a associar um determinado fator à sensação de medo (por exemplo, a sirene de uma ambulância pode causar medo em alguém que acaba de testemunhar um acidente terrível), também é possível *desaprender* essa associação. Acredita-se que as pessoas que se recuperam de uma experiência traumática, inclusive as que superam o estresse *pós-traumático,* fazem isso *desaprendendo* a associar aspectos externos a lembranças do trauma. O sono, especialmente o estágio REM, é importante para esse processo de "desaprendizado".[5]

Dormir e acordar
Dado que o sono é como uma oficina de reparos, quanto maior e mais desafiadora for a sua viagem, mais ansioso o cérebro estará por uma revisão de rotina. Quanto mais tempo passamos acordados ou quanto maior for o acúmulo de atividade mental, maior será nossa necessidade de sono. Começamos a acumular uma *dívida de sono* desde o instante em que acordamos pela manhã. A dívida fica cada vez maior, até que, à noite, estamos desesperados para quitá-la. Mas há uma pegadinha: nosso corpo

O sono reduz o impacto de uma experiência estressante.

trabalha como um relógio 24 horas. Por isso, mesmo que a nossa dívida de sono seja imensa, não conseguiremos adormecer se o horário do nosso relógio não estiver bem ajustado. Esse relógio é como um porteiro que confere a nossa pontualidade sempre que tentamos passar pelo portão e chegar ao outro lado, seja esse lado o mundo desperto ou a dimensão onírica. Às vezes, você pode sentir que a sua dívida já está enorme ao final da tarde e, mesmo assim, o seu relógio só permitirá seu ingresso na terra dos sonhos quando a hora certa chegar. Da mesma forma, você pode até ter sanado toda a sua dívida de sono às quatro da manhã, mas ainda não terá autorização para voltar ao mundo desperto. Por isso, o seu relógio biológico manterá você dormindo por mais algumas horas.

Mesmo que você tenha uma grande dívida de sono, não conseguirá dormir caso o seu relógio esteja desajustado. Se o seu relógio estiver perfeitamente ajustado e se você não tiver nenhuma dívida de sono (porque cochilou depois do almoço), tampouco conseguirá dormir. Para garantir uma boa noite de sono, você deve antes cuidar do seu relógio biológico.

O relógio biológico

Não temos um relógio biológico. Temos *milhares*! Células do coração têm seus próprios relógios, assim como as células hepáticas e intestinais. Existem até mesmo relógios espalhados por diversas partes do cérebro. Cada um tem seu próprio ritmo. Há um relógio central, situado numa região chamada núcleo supraquiasmático. Ele atua como o maestro de uma orquestra, mantendo todos os outros relógios (denominados relógios periféricos) sincronizados para que todos indiquem o mesmo horário.

O estresse crônico pode atrapalhar o relógio de 24 horas do seu corpo e atrapalhar o seu ritmo circadiano.[6][7][8][9] No sentido oposto, se o seu ritmo circadiano for interrompido, você poderá ficar mais vulnerável ao estresse crônico.

Nosso relógio central mantém os relógios periféricos sincronizados através do envio de sinais hormonais e neurais. O cortisol pode ser um desses sinais.[10] Se o estresse crônico gerar uma perturbação nos níveis de cortisol, o alinhamento dos relógios é capaz de ser afetado. Um corpo saudável produz cortisol conforme um ritmo natural que segue um padrão circadiano. Há uma pequena explosão pela manhã e uma queda durante a noite. Se o nosso ritmo circadiano for muito alterado, a flutuação normal dos níveis de cortisol (e das funções do eixo HPA) será interrompida, o que poderá afetar a forma como reagimos ao estresse.

Existe uma teoria segundo a qual um estilo de vida estressante desregula o relógio biológico, e essa desregulação causaria depressão e outros distúrbios de humor.[11][12] Qualquer atividade (como exercícios intensos), sensação (como empolgação ou raiva) ou alimento (como o café) que altere nosso ritmo normal de cortisol e eleve os níveis dessa substância em nosso corpo em momentos inoportunos pode perturbar nosso ritmo circadiano.

Melatonina

A melatonina é muitas vezes chamada de hormônio da "penumbra". Ela é secretada por uma glândula chamada pineal. Na ausência de luz brilhante ou azul, nosso relógio central, o núcleo supraquiasmático, emite instruções para que a glândula pineal libere mais melatonina no sangue. De certa forma, esse relógio central conversa com o restante do corpo por meio da melatonina, que navega pelo corpo e informa todos os relógios periféricos para que avancem juntos.[13] Novas pesquisas sugerem que a melatonina também tem efeitos anti-inflamatórios e antioxidantes.

À noite, a melatonina pode reduzir a resposta de estresse. Hoje em dia, ela vem sendo investigada como opção para tratar pacientes que sofrem de pressão alta noturna, fenômeno que pode ser causado por um tom simpático excessivamente elevado.[14][15] A melatonina pode reduzir a resposta simpática ao estresse mental.[16]

Resultados recentes obtidos por estudos em animais sugerem que talvez a melatonina proteja o cérebro contra os efeitos do estresse crônico.[17] Um estudo demonstrou que a agomelatina, que replica os efeitos da melatonina, reverteu muitos dos efeitos do estresse crônico moderado e imprevisível em ratos do sexo masculino, incluindo alterações comportamentais e mudanças no hipocampo.[18]

Não é simplesmente a presença da melatonina que é importante. Uma teoria incipiente alega que, embora o aumento do nível de melatonina à noite possa ajudar a combater a depressão, deixar de limitar a produção

À noite, a melatonina pode reduzir a resposta de estresse.

de melatonina pela manhã pode *causar* depressão.[19] Tudo indica que, para ser eficiente, a melatonina deve trabalhar *com*, e não *contra*, o relógio biológico. Vejamos como garantir que isso aconteça.

Como ajustar o relógio biológico
Visto que o estresse crônico pode provocar desarranjos no nosso relógio biológico e que perturbações do sono e do biorritmo agravam o estresse crônico, qualquer coisa que ajude a manter o nosso relógio funcionando ajuda a combater o estresse crônico.

Você pode usar as informações que reunimos até aqui para ajustar o seu relógio biológico a partir de quatro fatores em sua rotina: luz, comida, exercício e calor. Qualquer coisa que o deixe agitado ou em estado de alerta também afetará o seu relógio biológico. De modo geral, luz, comida, exercício e calor são coisas com as quais lidamos quando estamos *acordados*.

Luz
A luz pode ser manipulada para desencadear e aumentar a produção noturna de melatonina e para reduzi-la durante o dia. Lembre-se de que reduzir essa produção quando estamos acordados pode ser tão importante quanto ampliá-la durante a noite. Os receptores nos nossos olhos que transmitem informações sobre a luz do dia para os relógios do nosso corpo são especialmente sensíveis à luz azul, mas também reagem à luz branca. A luz azul é abundante durante as horas de sol e tem um efeito estimulante. Isso traz alguns benefícios intrigantes. Um pequeno estudo controlado randômico demonstrou que óculos que bloqueiam a luz azul podem reduzir de maneira significativa os sintomas de mania em pacientes com transtorno bipolar.[20]

Como ativar a produção noturna de melatonina
Reduza a luz ambiente para que não seja superior a 323–538 velas e bloqueie a luz azul algumas horas antes de ir para a cama. Assim você estimulará seu corpo a produzir mais melatonina durante a noite.[21] Óculos bloqueadores de luz azul são cada vez mais acessíveis e podem ajudar

a manter um bom nível de produção de melatonina durante viagens e jornadas de trabalho.

Produza melatonina à noite
A exposição à luz solar durante o dia aumenta nossos níveis de melatonina ao anoitecer.

À noite, luzes claras ou azuis podem interromper a produção de melatonina, mas é possível reduzir esse efeito expondo-se à luz solar durante o dia. Quanto menor for nossa exposição diurna à luz solar, mais suscetíveis seremos à interferência da luz clara ou azul em nossa produção de melatonina à noite.[22][23]

Desative a produção de melatonina pela manhã
A exposição matinal à luz restringe a produção de melatonina pela manhã. A luz do sol nascente é especialmente boa para nossa mente. Expor nossos olhos à luz do amanhecer assim que acordamos (ou mesmo expô-los a algo que simule essa luz) pode melhorar nossa performance cognitiva, se comparada à exposição à luz azul.[24]

Use a luz para superar o jet lag ou para se adaptar a rotinas noturnas de trabalho
Podemos usar a luz para reajustar o nosso relógio quando viajamos.[25] A luz pode alterar o horário do nosso relógio biológico, mas o que determina se ela irá avançar ou recuar é o momento em que o nosso corpo atinge a temperatura mais baixa. Nossa temperatura corporal oscila conforme um ritmo circadiano. Resfriamos durante a noite e alcançamos a temperatura mais baixa nas primeiras horas da manhã. Em um estudo, a exposição à luz entre seis e oito horas antes desse momento fez com que o relógio regredisse, enquanto a exposição entre duas e quatro horas após esse ponto colaborou para avançar os ponteiros.[26] Esses efeitos podem variar de forma significativa, a depender da intensidade e da duração da luz e de circunstâncias pessoais. Quando utilizamos a luz para mudar o horário do nosso relógio, é possível que a sua duração seja mais importante que a intensidade.[27] A luz branca espectral também funciona, embora o efeito da luz azul seja mais potente.[28]

- Exponha-se à luz solar sempre que possível.
- Busque ao menos três momentos diários de exposição: pela manhã, na hora do almoço e à tarde.
- Reduza a intensidade das luzes após o pôr do sol. Não há luz melhor que a luz de velas!
- Use óculos bloqueadores de luz azul todas as noites e aplicativos para filtrar a luz em dispositivos eletrônicos.
- Durma no escuro; se o seu quarto não for totalmente escuro e à prova de som, use máscara e tampões de ouvido.

Comida

O que comer para estimular a melatonina

Nosso corpo utiliza o aminoácido triptofano e a vitamina B6 para produzir melatonina; por isso, devemos evitar o déficit dessas substâncias. Ovos e bananas são exemplos de alimentos com triptofano e vitamina B6. Um estudo japonês mostrou que a seguinte combinação tem um efeito poderoso sobre a secreção de melatonina à noite.[29]

1. Lâmpadas muito tênues e de baixa temperatura no fim da tarde e nas noites anteriores.
2. Café da manhã rico no aminoácido triptofano e em vitamina B6.
3. Exposição a mais de meia hora de sol após o café da manhã.

Em outro estudo, um café da manhã rico em triptofanos *não acompanhado* de exposição à luz clara durante o dia *não* teve um efeito tão grande sobre a produção de melatonina quanto a combinação de café da manhã rico em triptofanos e exposição à luz solar brilhante.[30]

Algumas comidas contêm melatonina "pré-pronta", e pode ser uma boa ideia incluí-las em suas refeições. No entanto, a quantidade pode variar. Esses alimentos são:

- Brotos de legumes[31]
- Cereja[32]

- Leite de vaca (com bons ritmos circadianos) extraído durante a noite[33]

Em resumo:

- Garanta uma ingestão suficiente de triptofanos e vitamina B6 (a partir de ovos e de bananas, por exemplo).
- Após o café da manhã, busque ao menos trinta minutos de exposição à luz.
- Inclua em suas refeições vespertinas brotos de legumes, cerejas ou leite.

Quando comer

O ideal para o nosso corpo é que comamos no decorrer das horas do dia. O ritmo de esvaziamento do nosso estômago e a movimentação dos conteúdos do nosso intestino atinge o seu pico durante a manhã. Nossa vesícula biliar secreta bílis no intestino para ajudar na digestão de gordura, e estudos em ratos sugerem que esse processo ocorre melhor durante o dia. Nossa flora intestinal também opera seguindo um ritmo circadiano e prefere não digerir comida no meio da noite.[34][35][36][37] Um estudo realizado com trabalhadores noturnos da Estação Antártica de Pesquisa Britânica em Halley Bay mostrou que os níveis de glicose e insulina que circulam no sangue após uma refeição ingerida à noite são mais altos do que aqueles verificados quando a mesma refeição é consumida ao longo do dia. Isso indica que algum tipo de resistência à insulina se desenvolve durante a noite.[38] A melatonina impede a insulina de regular o açúcar em nosso sangue.[39] Portanto, jantar tarde da noite num ambiente pouco iluminado pode não ser uma boa ideia. Pare de comer depois que reduzir as luzes.

Os relógios no nosso corpo respondem aos nossos "horários alimentares".[40] Eles funcionam melhor em ciclos de jejum-alimentação, quando nos alimentamos durante o dia e jejuamos à noite. Estudos com ratos revelam que a quantidade de alimentos que ingerimos deve ser proporcional ao jejum que a antecede. A primeira refeição do dia após um longo jejum noturno ajusta o relógio para a manhã.[41] Comer uma refeição pesada ao final da tarde reduz o intervalo famélico da noite e perturba esse ritmo.[42] Talvez seja possível mudar o horário dos nossos relógios periféricos se mudarmos o padrão de alimentação durante uma única semana.[43] Nossos sistemas simpático e parassimpático operam em ritmos circadianos, e começar o dia com um café da manhã cinco horas mais cedo que de costume pode alterar o ritmo do nosso tom parassimpático.[44] Comer mais tarde pode interromper o ritmo natural de cortisol.[45]

Ao que tudo indica, o que ocorre com os alimentos depois que são inseridos no nosso organismo depende de quando os ingerimos. Se você costuma comer *junk food*, talvez consiga escapar dos malefícios evitando fazer isso de tardezinha ou à noite. Se você está planejando uma refeição pouco saudável, é bem melhor fazer isso na hora do almoço do que numa noite em que fica acordado até a uma da manhã para cumprir um prazo de trabalho.

> Um experimento realizado com ratos noturnos (que dormem durante o dia e passam a noite despertos) gerou uma descoberta extraordinária. Os ratos receberam uma dieta não saudável contendo uma determinada quantidade de calorias. Eles foram divididos em dois grupos. Um dos grupos recebeu essa comida dentro de uma janela fixa de oito horas, equivalente às horas em que um rato normalmente estaria acordado. O segundo grupo podia comer quando bem entendesse ao longo das 24 horas do dia, tanto nos horários em que em geral estariam dormindo quanto nos momentos em que estaria acordados. De maneira estranha, o grupo com restrição temporal demonstrou certa imunidade à obesidade – condição que foi verificada entre os animais que podiam comer quando bem entendessem. Ao final do estudo, os ratos com liberdade de horários pesavam 23% a mais e tinham um depósito de gordura 70% maior que aqueles com restrição temporal, muito embora as dietas fossem idênticas – inclusive no número de calorias.[46]

- ⚡ Faça a primeira refeição substancial do dia no turno da manhã.
- ⚡ Jejue bastante antes dela.
- ⚡ Faça a última refeição do dia o mais cedo possível, ao final da tarde.
- ⚡ Pare de comer depois que reduzir a intensidade das luzes de sua casa.
- ⚡ Distribua suas refeições de modo a comer mais na primeira metade do dia e o menos possível após o anoitecer.[47]

> **Como usar o ciclo de alimentação e o jejum para resistir ao *jet lag***
>
> Talvez seja possível usar o ciclo de alimentação e o jejum para combater o *jet lag*. Alguns dias antes da sua partida, passe a fazer sua maior refeição no horário do café da manhã em seu destino. Preceda essa refeição com duração entre oito e dez horas de jejum.

Exercício

O exercício pode elevar nossos níveis de cortisol e aumentar nossa dívida de sono. A manipulação desses dois elementos pode ajudar a regular nosso relógio biológico.

O *momento* em que nos exercitamos faz diferença. Algumas horas antes do horário em que costumamos dormir, nosso corpo começa a pedir para adormecer devido à grande "dívida de sono" que acumulamos durante o dia. Nosso relógio biológico vence a vontade de pegar no sono, e assim permanecemos acordados por mais algumas horas. Se nos exercitamos *durante* esse período, podemos recuar os ponteiros do seu relógio. Exercitar-se pela manhã, exercitar-se à noite ou não fazer nenhum exercício são práticas com efeitos muito diferentes sobre a produção da melatonina, sobre o padrão de sono, sobre a temperatura corporal e sobre os sinais parassimpáticos.[48]

- Se você não pratica exercícios, sua produção de melatonina à noite pode cair.
- Sua temperatura corporal diminui de madrugada enquanto você dorme. Esse resfriamento é interrompido quando você se exercita à noite.
- Seu tom parassimpático aumenta durante a noite se você se exercita de manhã.
- Seu tom simpático aumenta durante a noite se você se exercita à noite.

- A fase REM do sono é importante para a criação de novas memórias. Essa fase pode ser *reduzida em até 10%* se você se exercitar no final da tarde.

Em resumo:

- Pratique exercícios pela manhã.
- Se você precisar se exercitar no final da tarde, evite se exercitar por ao menos três horas antes de ir pra cama.
- Se precisar ficar acordado ou regredir seu relógio biológico, exercite-se à noite, de preferência menos de três horas antes do horário em que você costuma ir pra cama.

Calor

Nosso corpo atinge seu ponto mais frio à noite e seu ponto mais quente quando acordamos e começamos a nos movimentar. Temos maior chance de pegar no sono quando a temperatura do nosso corpo cai... mas tem uma questão! Todos ocupamos dois corpos. Um é a "casca" externa de braços, pernas e pele. A outra é o "núcleo" interno, a cavidade dentro de nós que abriga nossos órgãos. É esse "núcleo" que fica mais frio quando vamos dormir. Talvez por isso que a queda de temperatura após um banho quente pode nos deixar sonolentos antes de ir para a cama. Todo o calor precisa ir para algum lugar, então ele é "trocado" com a "casca" externa, que esquenta. Essa "casca" dissipa o calor no ar ao nosso redor e cria uma boa oportunidade de ajuste: ao aquecermos temporariamente nossa "casca", nosso cérebro se confunde e podemos pegar no sono mais rápido. Esse processo de aquecimento não deve interferir no processo de resfriamento do "núcleo" do corpo. Seu "núcleo" precisa ficar mais frio para que possamos dormir. Por isso, um edredom dobrado de forma a cobrir apenas a parte inferior das pernas e os pés pode ajudar você a "desligar" mais cedo. Já foi demonstrado que aquecer os pés atrai o sono.[49]

- Mantenha seu quarto fresco.
- Tome um banho quente antes de ir para a cama.

- Cubra a parte inferior das pernas e os pés com um edredom.
- Ou, em vez disso, use meias quentinhas!

Estado de alerta

A melatonina se opõe aos sinais de estresse. Por isso, tudo o que deixa você agitado ou em estado de alerta (seja alguém, a televisão ou barulhos altos) pode agir contra ela. Use tampões de ouvido durante a noite se o seu quarto não tiver isolamento acústico.

Consumir cafeína à noite manterá você acordado por mais tempo do que a cafeína consumida ao longo do dia. Em um experimento, constatou-se que beber o equivalente a um café expresso duplo três horas antes de ir para a cama alterou o ritmo de melatonina em 40 minutos.[50] A cafeína em excesso pode causar danos, então é melhor ingeri-la de forma segura, limitando-se a uma ou duas xícaras de café ou chá, e jamais em tabletes. Não tome muito. De acordo com a Mayo Clinic, acredita-se que o consumo máximo seguro para um adulto é de 400 mg diários, o que equivale a cerca de quatro xícaras de café coado.[51] *Cafeína em excesso é perigoso para a saúde.*

- Evite fontes de barulho e agitação a partir do anoitecer.
- Pare de tomar bebidas que contenham cafeína a partir de três horas antes de ir para a cama.
- Se necessário, use tampões de ouvido para dormir.

Adiando seu relógio para ficar acordado até tarde

- Exponha seus olhos à luz brilhante nas horas noturnas.
- Exercite-se. Para ficar acordado por mais tempo, é bom se exercitar algumas horas antes do momento em que você normalmente adormece.
- Mantenha-se aquecido. Mas garanta que todo o seu corpo fique quente, e não apenas os pés!
- Beba uma xícara de café à noite.

Trabalhar à noite
- Para trocar o dia pela noite, use óculos que bloqueiam a luz azul pela manhã e tente usá-los no decorrer do dia, tirando-os à noite.
- Coma sua maior refeição do dia no horário em que você deseja que seja sua "manhã" após um jejum de oito a dez horas.

Antecipando seu relógio para pegar no sono mais cedo

- Reduza as luzes horas antes de quando você deseja dormir e bloqueie a luz azul.
- Use óculos bloqueadores de luz azul se estiver assistindo a filmes em um avião ou trabalhando a noite inteira no computador.
- Acorde uma ou duas horas mais cedo que de costume e se exponha à luz do sol ou, se estiver escuro, a uma luz brilhante.
- Tome o café da manhã mais cedo.
- Exercite-se bastante para cansar e acumular uma "dívida de sono", mas evite fazê-lo a partir de três horas antes do horário em que você deseja pegar no sono.
- Enquanto tenta pegar no sono, comece a refrescar o próprio corpo com um ar-condicionado, mas aqueça pequenas partes de sua casca com meias quentes ou um edredom dobrado cobrindo a parte inferior das pernas. Tome um banho quente.
- Evite cafeína.

Como evitar o cansaço depois do almoço

É comum sentir preguiça *depois* do almoço. Isso pode afetar nossa performance mental e a flexibilidade cognitiva. Diversos estudos investigaram maneiras de evitar o cansaço pós-almoço, algo que acomete até mesmo pessoas que tiveram uma boa noite de sono e estão se sentindo descansadas de modo geral. Estudos identificaram que há formas de evitar isso:

Luz azul ou luz solar

Meia hora de exposição à luz do sol após o almoço pode ajudar a reduzir o fenômeno.[52] Em um experimento, pessoas expostas a luz artificial "enriquecida" com luz azul no "período pós-almoço" estavam mais alertas e sua performance mental melhorou.[53]

Breve cochilo depois do almoço

Se possível, pense em tirar um cochilo logo após a refeição.[54] Um cochilo de 45 minutos pode alterar seu tom parassimpático para um nível mais elevado que um cochilo de 15 minutos, e esses mesmos 15 minutos, em testes cognitivos, podem melhorar um pouco seu desempenho.[55] Embora um cochilo ajude-o a trabalhar melhor na sequência, pode ser que você demore um pouco para retomar um nível elevado de concentração caso a atividade que você deseja desempenhar exija habilidades analíticas.[56] Cochilos também melhoram o humor.[57]

Refeições menores

O simples ato de almoçar aumenta o cansaço.[58] Um almoço farto causa mais cansaço pós-almoço que uma refeição menor.[59]

- ⚡ Exponha-se à luz do sol meia hora por dia.
- ⚡ Evite comer muito no almoço.
- ⚡ Se puder, tire um pequeno cochilo.

A rotina diária ideal

Manhã:
- ⚡ Ao acordar, exponha seus olhos à luz matinal.
- ⚡ Faça um café da manhã substancial todos os dias no mesmo horário.
- ⚡ Após o café da manhã, exponha-se à luz solar por ao menos trinta minutos.

Durante o dia:
- ⚡ Tente se expor à luz solar por ao menos meia hora em três momentos distintos do dia: após o café da manhã, na hora do almoço e no fim da tarde.
- ⚡ Exercite-se pela manhã. Se não for possível, exercite-se no fim da tarde.

Noite:
- ⚡ Faça sua refeição noturna o mais cedo possível. E não coma muito.
- ⚡ Use óculos bloqueadores de luz azul.
- ⚡ Use programas como o f.lux para reduzir as emissões de luz azul em dispositivos eletrônicos.
- ⚡ Diminua a intensidade de suas lâmpadas.
- ⚡ Quando começar a reduzir as luzes, pare de comer.
- ⚡ Evite exercícios intensos.
- ⚡ Evite assistir TV com o volume alto.
- ⚡ Evite ficar agitado.
- ⚡ Evite checar as redes sociais ou assistir a coisas que façam você ficar com raiva ou reagir negativamente.
- ⚡ Evite bebidas com cafeína ou álcool.

Ao ir para a cama:
- ⚡ Desligue seus aparelhos eletrônicos.
- ⚡ Leia um livro físico.
- ⚡ Tome um banho quente.
- ⚡ Mantenha seu quarto fresco e os pés aquecidos.

6
COMO ACABAR COM AS INFLAMAÇÕES

Nosso corpo tem uma tropa de soldados que marcham por todo o seu perímetro em busca de ameaças. Esses soldados constituem o nosso sistema imunológico. Se um inimigo entra no nosso corpo, os soldados montam uma fogueira para detê-lo. Essa fogueira produz calor e um brilho vermelho, além de causar dores e inchaços. No século I d.C., Aulo Cornélio Celsus, um enciclopedista da Roma Antiga, escreveu que o fogo dentro do corpo tinha quatro sinais cardeais: *calor*, *dolor* (dor), *tumor* (inchaço) e *rubor* (vermelhidão). Esse fogo, que pode ser delicado como a chama de uma vela ou intenso como um incêndio infernal, atua sempre para nos defender de agentes inimigos. Ele é o que chamamos de *inflamação*.

Como soldados de vigia para detectar invasores, o sistema imunológico vasculha nosso corpo o tempo todo à procura de convidados indesejados. Suas fogueiras podem ser grandes ou pequenas, difusas ou concentradas num único ponto. Se o nosso sistema imunológico concluir que um inimigo é muito forte, nosso corpo arde em chamas. Isso se manifesta sob a forma de febre. Se o inimigo for detido, a inflamação permanecerá concentrada num único ponto. Um corte no dedo pode ficar vermelho, inchar e doer, mas, fora isso, continuaremos nos sentindo bem. Às vezes, uma forma mais súbita de inflamação sistêmica pode agir de maneira mais insidiosa. Podemos até não ter febre, mas não nos sentiremos muito bem.

Certos hábitos de vida podem estimular as inflamações, e muitos de nós podemos sofrer de um estado crônico de inflamações leves sem nem sabermos disso.

O estresse está intimamente relacionado às inflamações. Se separarmos uma resposta de estresse entre a resposta autônoma e a resposta do eixo HPA, perceberemos uma interação curiosa. As atividades simpáticas parecem estimular a inflamação, enquanto as parassimpáticas têm um efeito calmante – e muito embora na vida real essa interação seja bem mais complexa.[1,2] Ao mesmo tempo que a atividade simpática pode ser inflamatória, o cortisol (hormônio do estresse) pode reduzir as inflamações.

Essas interações convergem numa tendência de aumento das inflamações em contextos de estresse crônico e de redução das inflamações após o alívio do estresse. Um estudo envolvendo mais de seiscentos indivíduos de meia-idade que haviam enfrentado problemas financeiros

127

Muitos de nós podemos sofrer de um estado crônico de inflamações leves.

no ano anterior constatou uma correlação entre seus percalços e indicadores de inflamação.[3] Enfermeiros oncológicos têm níveis significativamente mais elevados do indicador de inflamação Proteína C Reativa (PCR) se comparados a pessoas não expostas ao mesmo nível de estresse.[4] Um pequeno estudo que acompanhou dezesseis jovens mulheres estudantes de medicina encontrou uma relação inversa entre medidas de frequência cardíaca e indicadores de inflamação como o fator de necrose tumoral alfa (TNF-α).[5]

As inflamações e o cérebro

Inflamações, estresse e depressão se retroalimentam num ciclo vicioso. A inflamação pode desencadear o estresse num efeito cascata.[6][7] O estresse também pode aumentar as inflamações.[8][9][10][11][12][13][14] A presença de inflamações ou a propensão do corpo a elas pode determinar se um evento estressante causará ou não depressão. Sabemos, por exemplo, que a tendência do corpo a produzir os agentes inflamatórios IL-1β e IL-6 está correlacionado à severidade da depressão causada pelo estresse interpessoal.[15]

Provocar inflamações em pessoas saudáveis deixa-as deprimidas.[16][17] Alguns casos de depressão são mais bem tratados com *anti-inflamatórios* do que com antidepressivos.[18] As inflamações estão relacionadas ao declínio da performance mental, e alguns agentes inflamatórios parecem atacar especificamente o cérebro racional, interferindo em circuitos cerebrais envolvidos na cognição e na memória.[19][20][21][22][23][24][25] Pessoas que sofrem de doenças inflamatórias podem sentir um estado de "obnubilação mental" ou "neblina cerebral", que passa após a melhora da situação inflamatória.[26][27][28][29][30]

Estresse e inflamação

O ciclo vicioso da inflamação e do estresse perde força assim que reduzimos a carga de inflamações ou de estresse. Não podemos controlar o estresse, mas se fizermos tudo o que pudermos para acalmar a inflamação e evitar o desencadeamento desse fenômeno, teremos em mãos uma boa arma de defesa quando o estresse quiser provocar inflamações.

A inflamação pode desencadear o estresse num efeito cascata.

Já identificamos diversas vias pelas quais a inflamação ataca. Bloquear essas vias nos ajudará a apaziguar os efeitos inflamatórios do estresse crônico.

Essas vias estão relacionadas a:

- Integridade das paredes intestinais.
- Microbiota.
- Nutrição geral.
- Estilo de vida.

Integridade das paredes intestinais
Nosso intestino fornece a barreira final entre nós e o mundo externo. Essa barreira é composta por duas partes: a parede estrutural dos intestinos e a camada de muco que a envolve. As paredes intestinais são como uma parede de tijolos composta de diversas células cimentadas umas às outras por estruturas conhecidas como **junções de oclusão**.[31] Uma camada espessa de muco reveste as paredes do nosso intestino como um papel de parede, fornecendo uma barreira adicional entre o seu conteúdo e o restante do corpo.

A barreira intestinal é um posto crítico do nosso sistema imunológico, e por isso muitos dos soldados se reúnem ali para garantir que bactérias, vírus e fungos causadores de doenças não fujam para dentro do corpo. Qualquer coisa que consiga criar uma fissura na camada de muco ou na parede intestinal (ou em ambas) permitirá que rejeitos indesejados "escorram" para o corpo e causem inflamações. É como se houvesse um vazamento na parede.

A endotoxina de lipopolissacarídeos (LPS), às vezes chamada apenas de endotoxina, faz parte da estrutura externa das bactérias "más". Ela é tida como um "inimigo" pelo nosso sistema imunológico e desencadeia uma inflamação sistêmica sempre que penetra no sangue por meio de fissuras nas paredes intestinais. O grau de inflamação causado por elas depende do quanto que entra no sangue. O gotejar constante de pequenas doses de endotoxina pode não causar uma inflamação visível ou considerável e, ainda assim, provocar sintomas de depressão e oscilação de humor, além de aumentar o nível de ansiedade.[32] [33] A síndrome da fadiga crônica está associada ao estresse, e as pessoas que sofrem dela podem ter níveis mais elevados de endotoxinas circulando no sangue do que aqueles que não sofrem da síndrome.[34]

Fatores que podem danificar a barreira intestinal
Os seguintes fatores podem causar ou estimular a permeabilidade intestinal:

- Estresse psicológico ou físico.
- Dieta desequilibrada.
- Medicações, incluindo anti-inflamatórios não esteroides e inibidores da bomba de prótons.

Estresse psicológico e físico
O estresse desregula nossa barreira intestinal. Algo tão inofensivo quanto falar em público pode provocar pequenos vazamentos no intestino.[35] Exercícios intensos tornam as paredes intestinais mais permeáveis; exercícios de resistência, como maratonas, são conhecidos por causar sintomas gastrointestinais indesejados. A exposição ao calor também aumenta a permeabilidade intestinal, e exercícios intensos no calor oferecem uma dupla oportunidade de ataque contra a barreira intestinal.

É bem provável que o estresse leve à permeabilidade intestinal por diversas vias, muitas delas ainda desconhecidas. Uma teoria interessante envolvendo o estresse e a permeabilidade intestinal diz respeito ao nervo vago, que é uma das principais vias condutoras de atividade parassimpática, ligando o cérebro ao restante do corpo. A atividade do nervo vago, ou "tom vago", pode ser medida para avaliar nosso nível de estresse.

Uma das consequências mais horripilantes de queimaduras graves é o aumento da permeabilidade intestinal. Se observarmos a parede intestinal através de um microscópio após uma queimadura, veremos grandes buracos entre as células que constituem a parede. Um experimento em ratos demonstrou que estimular o nervo vago até sessenta minutos após uma queimadura preserva a integridade das junções de oclusão e evita a ruptura da parede intestinal. Nesses casos, não há nenhuma fissura observável pelo microscópio. Se o estímulo do nervo vago ocorrer noventa minutos depois da queimadura, serão preservadas muitas junções de oclusão, mas não todas, e será possível detectar alguns espaços entre as células.[36] Ao que tudo indica, um aumento repentino do tom vago após uma experiência estressante evita a formação de buracos na parede intestinal.

A prática regular de exercícios pode ajudar a reduzir sua reatividade ao estresse em geral, mas, como vimos, *exercícios intensos* são estressantes. Isso não chega a ser um problema se você pratica exercícios em pequenas doses. Contudo, se você se exercitar de maneira intensa por longos períodos, seu tom vago permanecerá baixo por mais tempo. Recuperar-se após exercícios intensos também leva tempo. Isso já foi proposto como teoria para explicar por que exercícios *intensos* provocam a permeabilidade intestinal e geram inflamações crônicas, que muitas vezes são mais prejudiciais que benéficas.[37] Acredita-se que várias formas de estresse físico, incluindo o estresse causado por calor e por treinamento de combate, provocam vazamentos intestinais pelo mesmo mecanismo.[38] Alguns cientistas se perguntam se essa função do nervo vago poderia explicar por que exercícios muito intensos podem reduzir a expectativa de vida.[39]

Dieta desequilibrada
Observações gerais e experimentos em laboratório identificaram alguns aspectos da dieta que podem danificar a barreira intestinal.

- É melhor reduzir ou evitar o consumo de álcool num cenário de estresse. O álcool em excesso pode estimular inflamações cerebrais ou **neuroinflamações**.[40] O álcool amplia a permeabilidade intestinal, talvez pelo seu efeito sobre a flora intestinal. Essas bactérias têm um papel central no surgimento de doenças hepáticas relacionadas ao álcool.[41] Um fato intrigante: alimentar ratos com cerca de 10g de aveia e 8g de etanol por quilo de peso corporal duas vezes ao dia e de forma concomitante *preveniu o surgimento de vazamentos intestinais*.[42] Talvez a explicação seja o betaglucano, uma fibra solúvel encontrada na aveia.[43] As fibras solúveis reforçam a integridade da camada de muco que reveste as paredes do intestino. Vazamentos intestinais causados pelo álcool podem ser severamente agravados caso não haja produção suficiente de melatonina à noite. Beber muito e ficar acordado até muito tarde é uma terrível combinação para sua barreira intestinal e para as inflamações.[44]

- Ao receberem uma dieta composta em 25% de carne vermelha ou caseína, a principal proteína do queijo, ratos de laboratório ficaram com a camada de muco do cólon mais fina, se comparada à espessura de quando sua dieta incluía 15% de caseína. Isso sugere que níveis elevados de caseína podem prejudicar a barreira intestinal. Essa perda de espessura foi evitada quando o amido, que representava 48% dessa dieta, foi substituído por amido resistente.[45] Essa descoberta sugere que, caso sua dieta seja constituída em grande parte por proteínas, ampliar suas fontes de amido resistente pode ajudar a proteger sua barreira intestinal. O amido resistente é um tipo de amido que demora mais para ser digerido. Bananas verdes contêm mais amidos resistentes que bananas maduras e amarelas. Se você cozinhar arroz branco, resfriar durante 24 horas a 4°C e então requentar, a quantidade de amido resistente desse alimento mudará de 0,64 g por 100 g para 1,65 g por 100 g (se comparada ao arroz branco recém-cozido).[46]

- Estudos em animais sugerem que uma dieta rica em gorduras pode prejudicar a barreira intestinal, em parte pela secreção de ácido biliar. Em um experimento, uma dieta composta em 40% de gordura proveniente de toicinho e óleo de soja aumentou a permeabilidade intestinal, se comparada a uma dieta controlada com 7% de gordura proveniente do óleo de soja. O aumento de permeabilidade mostrou correlação com a secreção de ácido biliar.[47] A secreção de ácido biliar também afeta a flora intestinal. Talvez seja possível evitar esses efeitos ao menos em parte com a inclusão de fibras e amido nas nossas refeições. Esses nutrientes se relacionam aos ácidos biliares, impedindo-os de vagarem "livres" pelo intestino. Existe uma teoria que diz que os ácidos biliares com essas ligações têm menor potencial de danos que os ácidos biliares "livres".[48]

- Se você consome nata fresca, pode aprimorar sua permeabilidade intestinal ao substituir a nata comum por nata proveniente de vacas criadas livres. Não sabemos ao certo a razão, mas um experimento

em ratos demonstrou que esse tipo especial de nata mantém a barreira intestinal mais estável.[49]
- É melhor evitar adoçantes artificiais e emulsificantes, pois eles podem danificar sua barreira intestinal e aumentar a permeabilidade intestinal.[50][51][52][53][54] Refrigerantes dietéticos são um dos principais culpados e devem ser evitados a todo custo.
- Um grupo de alimentos conhecido como FODMAPs pode aumentar sua permeabilidade intestinal caso você tenha síndrome do intestino irritável (SII). Falaremos sobre eles adiante.

Medicamentos, incluindo anti-inflamatórios não esteroides e inibidores da bomba de prótons
Anti-inflamatórios não esteroides, como a aspirina e a indometacina, aumentam a permeabilidade intestinal. O efeito é muito pior nos casos em que o uso desses medicamentos é concomitante ao estresse psicológico. Se você está passando por uma fase estressante e precisa tomar analgésicos, preste especial atenção à sua saúde intestinal.[55] Parte desse efeito decorre das alterações na flora intestinal – descreveremos isso com mais detalhes a seguir. A pior combinação possível para a permeabilidade intestinal é um trabalho estressante, dormir tarde ou cumprir turnos noturnos, beber muito nos fins de semana e tomar aspirina para curar ressaca. Inibidores da bomba de prótons, muito utilizados por pessoas com sintomas como refluxo gastrointestinal, podem aumentar a permeabilidade intestinal.

Como prevenir a permeabilidade intestinal
Os seguintes fatores podem ajudar a manter o revestimento de seu intestino intacto:

- Fibras solúveis.
- Glutamina.
- Reduzir a duração da resposta de estresse.
- Substratos vegetais.
- Vitamina D.

Fibras solúveis
As fibras solúveis fortalecem a integridade da camada de muco que reveste as paredes do intestino. Talvez isso explique por que ratos parecem não sofrer de tanta permeabilidade intestinal ao ingerirem álcool, contanto que comam aveia duas vezes ao dia.[56][57] O betaglucano é a fibra solúvel encontrada na aveia. Outros exemplos de fibra incluem cascas de psyllium (as cascas da semente da planta *Plantago ovata*), muito consumida na Índia, a pectina, encontrada na maçã, e o alginato, encontrado nas algas marrons e muito utilizado no Japão.

Glutamina
As células que revestem nosso intestino se alimentam de um aminoácido chamado glutamina. A glutamina captura nutrientes do bolo alimentar que vem do estômago. Por isso, é importante que a comida que ingerimos contenha sempre essa substância.[58] A proteína do leite contém quase duas vezes a quantidade de glutamina presente na proteína da carne e pode ser uma boa fonte dela.[59]

Reduzir a duração da resposta de estresse
Antes descrevi uma teoria que se baseia na capacidade do nervo vago de estimular a integridade das junções de oclusão existentes entre as células da parede intestinal. Estimular o nervo vago sessenta minutos (em vez de noventa) após um ferimento de queimadura previne o surgimento de fissuras na parede intestinal de ratos. Embora essa teoria ainda não tenha sido provada, ela sugere que o retorno rápido a um estado de relaxamento depois de uma resposta de estresse provavelmente ajuda a preservar a coesão das paredes intestinais. Por favor, consulte o capítulo 5 para relembrar estratégias que podem ajudá-lo a atingir esse objetivo.

Substratos vegetais
- Você precisa de zinco para consertar fissuras na parede intestinal. Isso vale tanto para o intestino delgado quanto para o grosso.[60][61] Nozes, castanhas, vegetais e carnes contêm zinco.
- Aumentar sua ingestão de diversas plantas por meio de frutas, vegetais e grãos integrais proverá seu corpo de amidos resistentes,

além de fibras solúveis e insolúveis. Todos esses elementos podem estimular a integridade de seu forro intestinal.[62]
- O açafrão pode acalmar inflamações no intestino.[63] Hoje, muitos testes clínicos buscam tratamentos para a doença de Crohn e para a colite ulcerativa, ambas doenças inflamatórias do intestino, com a ingestão de açafrão.[64]

Vitamina D
O déficit de vitamina D está relacionado à permeabilidade intestinal. Suplementos de vitamina D melhoraram quadros de vazamento intestinal em pacientes com doença de Crohn.[65] [66] [67]

Seu microbiota
Mais de dez trilhões de bactérias, além de vírus (chamados de fagos) e fungos, vivem no nosso trato digestivo.[68] [69] No seu conjunto, esse oceano de criaturas é chamado de *microbiota* ou de flora intestinal. Em casos de estresse e de inflamação, a *microbiota* desempenha três papéis principais.

O primeiro é impedir que os micróbios que ingressam no nosso trato digestivo passem para outras partes do corpo e causem inflamações (e doenças). Isso é feito de duas maneiras:

- Ele cultiva e mantém as paredes intestinais e a camada de muco.
- Nossos germes "de casa" tentam derrotar os forasteiros que tentam entrar no nosso intestino.

O segundo papel diz respeito à regulação do equilíbrio das nossas células imunes. O seu objetivo é evitar inflamações desnecessárias.

O terceiro e último é que algumas evidências indicam que as bactérias em nosso intestino conseguem se comunicar com o cérebro e modificar nossa resposta de estresse.

Como construir um microbioma saudável
As pesquisas sobre a *microbiota* ainda são incipientes, e há muitas lacunas no nosso conhecimento. No entanto, sabemos que devemos buscar

a *diversidade*. Uma microbiota diversificada é mais resistente e capaz de se adaptar a mudanças. Um ecossistema rico fornece aos organismos diversos talentos e características que, somados, podem combater de forma mais eficaz as bactérias que entram no nosso intestino e ameaçam causar doenças.

Diversidade gera diversidade. Se quisermos cultivar uma vasta gama de micróbios, precisamos fornecer à nossa microbiota uma vasta gama de alimentos. Nossa flora intestinal se alimenta de **carboidratos acessíveis por microbiota**, ou MACs na sigla em inglês, que são os carboidratos de difícil digestão. As fibras são uma fonte de MACs, e comer uma vasta gama de fontes de fibra pode nos ajudar a cultivar uma microbiota saudável.

Não é uma boa criar uma dieta baseada apenas em MACs, porque bactérias diferentes se alimentam de substratos distintos. Assim, se você comer sempre as mesmas coisas, acabará cultivando uma população excessiva de um determinado tipo de bactéria e, ao mesmo tempo, negligenciará outras bactérias, o que poderá ter consequências negativas.

A microbiota responde muito depressa a mudanças na dieta, e as populações bacterianas podem mudar em meras 24 horas.[70] Vegetais não processados, integrais e ricos em fibras contêm uma grande variedade de MACs, enquanto alimentos processados eliminam a diversidade em prol da homogeneidade. O consumo de alimentos processados não é bom para a microbiota. Em cada refeição, você deve tentar fornecer às suas bactérias intestinais uma miscelânea de alimentos vegetais integrais e não processados.

Se você come apenas arroz branco processado, está desperdiçando uma oportunidade de fortalecer sua barreira intestinal. Alimentar animais com farelo de arroz aumenta seus níveis de *Lactobacillus rhamnosus GG* e aumenta a coesão de sua barreira intestinal. Isso previne a diarreia quando os mesmos animais são expostos ao rotavírus, conhecida causa desse sintoma, precavendo inflamações e doenças.[71] Em um experimento randomizado cruzado, humanos saudáveis que comeram cevada integral, arroz integral ou ambos durante quatro semanas apresentaram redução dos seus níveis do agente inflamatório IL-6.[72]

Existe um receptor conhecido como receptor de hidrocarboneto arílico, ou AHR, que desempenha um papel crucial na prevenção de inflamações ao proteger a barreira intestinal e moldar células imunológicas. Esse receptor é ativado pelos metabólitos produzidos pelas bactérias intestinais – mais um indício da importância de uma microbiota saudável. No entanto, sua produção também pode ser estimulada por diversos ingredientes de origem vegetal, incluindo vegetais crucíferos, flavonoides e polifenóis.[73] Vegetais e frutas são boas fontes de minerais como o magnésio e o zinco, ambos benéficos para a saúde intestinal. Ratos submetidos a uma dieta pobre em magnésio por seis semanas apresentaram alterações na microbiota e ficaram deprimidos.[74] Uma dieta rica em frutas e vegetais coloridos demonstrou correlação oposta com a inflamação.[75] Tanto a dieta mediterrânea quanto a paleolítica, que incluem grande variedade de plantas, foram associadas a menores níveis de inflamação.

- Alimente sua flora intestinal com *vasta gama de fibras vegetais* diariamente.
  Inclua porção pequena e representativa de diferentes grupos vegetais, como pequenas porções de sementes, castanhas, legumes, vegetais crucíferos, tubérculos, raízes, frutas, grãos e condimentos.
- Evite comida processada.

Os benefícios das frutas e dos vegetais vão muito além do seu efeito sobre a microbiota. As plantas são ricas em fitonutrientes, associados a uma melhor saúde cerebral. Uma boa estratégia é adotar um "prato arco-íris" com frutas, vegetais, ervas e condimentos de todas as cores, porque cada pigmentação das plantas pode trazer vantagens únicas ao seu prato.[76,77,78,79,80,81]

A necessidade de probióticos
A flora intestinal trava uma batalha constante contra os rebeldes que entram no nosso corpo por meio de bebidas e alimentos. O tamanho das tropas determina quem sairá vitorioso dessa batalha, de modo que um maior número de "boas" bactérias intestinais ajudará nosso exército a derrotar os invasores.

As diferentes espécies de bactéria no nosso intestino têm nomes próprios. É possível identificar de que tribo uma bactéria vem pelo nome. Tribos que produzem ácido lático são chamadas de lactobacilos.

Fatores do nosso estilo de vida podem reduzir as populações bacterianas. O uso de antibióticos é um exemplo disso. A mortandade de lactobacilos é uma consequência notória e nefasta do uso difundido de antibióticos derivados da penicilina, tanto é que está surgindo uma nova geração de antibióticos em cápsulas duplas que inclui *lactobacilos* em sua composição.[82]

O estresse é outro fator do estilo de vida que pode afetar as populações de bactérias intestinais. O estresse e os lactobacilos existem em proporção inversa. Quando um aumenta, o outro diminui. Se algumas populações de lactobacilos crescem em número, o estresse cai, mas se o estresse sobe, o número de bactérias entra em declínio.[83] [84]

- Alguns tipos de lactobacilo parecem reduzir os indicadores de estresse. Injeções de *Lactobacillus johnsonii La1* no intestino de ratos reduziu a pressão sanguínea e aumentou a atividade parassimpática deles.[85] Os *Lactobacillus helveticus* também têm esse efeito.
- Um estudo duplo randômico controlado por placebo que contou com 171 voluntários forneceu iogurte com *Lactobacillus plantarum* durante dois meses e os indicadores de estresse foram reduzidos.[86]
- A ingestão de bebidas de leite fermentado com *Lactobacillus casei* ao longo de dois meses por pessoas sofrendo de síndrome da fadiga crônica aumentou os níveis de lactobacilos e de bifidobactérias no cólon e reduziu significativamente os níveis de ansiedade num pequeno estudo cego randômico com placebo.[87]
- A ingestão de um probiótico contendo *Lactobacillus helveticus* e *Bifidobacterium* por um mês reduziu os sintomas de depressão, raiva e ansiedade, bem como os níveis de cortisol, em adultos saudáveis.[88]
- O estresse causado por provas reduz a população de lactobacilos em estudantes universitários.[89] O número de bifidobactérias também cai em cenários de estresse, e alguns tipos de bifidobactérias podem ajudar a combater a ansiedade.[90]
- Uma bebida de leite fermentado (contendo *Lactobacillus casei*) melhorou o humor de 132 adultos saudáveis após três semanas, sobretudo daqueles que se sentiam deprimidos no início.[91]
- Um grupo de mulheres saudáveis ingeriu um produto de leite fermentado produzido com culturas de iogurte contendo:

Bifidobacterium animalis da subespécie *lactis*, *Streptococcus thermophiles*, *Lactobacillus bulgaricus* e *Lactococcus lactis* da subespécie *lactis* diariamente durante quatro semanas. Ao final do período, o cérebro dessas mulheres reagiu de forma diferente a estímulos emocionais ou de dor, se comparados ao cérebro de mulheres de grupos de controle equivalentes.[92]

- Quando colonizamos o intestino de ratos com *Lactobacillus rhamnosus*, verifica-se uma melhoria nos casos de depressão e ansiedade causadas por estresse.[93]

Mais de um século atrás, o médico imunologista vencedor do prêmio Nobel Ilya Ilyich (Élie) Metchnikoff, um dos pais fundadores das pesquisas sobre inflamação, sugeriu que tomar iogurte todos os dias seria o segredo para uma vida longa após ter constatado que um número impressionante de centenários de origem humilde dos estados Bálcãs bebia iogurte regularmente. Embora mais estudos sejam necessários, os resultados de pesquisas recentes parecem endossar essa percepção.[94][95] Pessoas com intolerância à lactose muitas vezes conseguem ingerir iogurte sem grandes problemas, pois o açúcar da lactose é quebrado pelas culturas ativas. Se você é alérgico a leite, algumas alternativas são chucrute, natto (soja fermentada japonesa) e kimchi (repolho fermentado coreano).

- A não ser que você seja alérgico a laticínios, beba iogurte probiótico puro em temperatura ambiente todos os dias. Busque ingerir 300 g diários.[96] Substituir a sobremesa por um copo de iogurte ao final de cada refeição pode ser uma boa estratégia.

> Se você já percebeu que fica doente com mais facilidade nos períodos em que sofre de estresse crônico, suas bactérias intestinais podem ser uma das culpadas. Quando estamos estressados, a noradrenalina circula pelo intestino e fortalece diversas bactérias patogênicas. Por exemplo, ela permite que a bacteria *E. coli*, causadora da gastroenterite, se multiplique muito mais rápido.

Síndrome do intestino irritável (SII)

Nosso intestino reúne 100 milhões de nervos.[97] Assim como o cérebro na nossa cabeça pode reagir ao estresse crônico com depressão, o "cérebro das tripas" pode responder ao estresse crônico com a síndrome do intestino irritável.[98][99] Existe uma forte ligação entre a SII e a exposição ao estresse ou a empregos estressantes.[100][101] A incidência desse problema varia conforme o país e a cultura: já foram registrados índices de até 48% entre estudantes mulheres de medicina na África, e 41% entre estudantes de medicina coreanos do sexo masculino prestes a iniciar suas residências.[102][103] A SII pode estar relacionada a um desequilíbrio da microbiota causado pelo estresse. Um estudo demonstrou como o treinamento militar alterou a microbiota de soldados saudáveis do sexo masculino. A mudança tinha correlação com um aumento da permeabilidade intestinal e dos sintomas de SII.[104]

Até hoje, a SII é pouco compreendida e funciona como "diagnóstico de exclusão". É possível que diferentes doenças sejam rotuladas como SII, e essas doenças ainda precisariam ser identificadas. A SII pode se manifestar através de um caleidoscópio de sintomas, que vão desde inchaço, azia e refluxo até excesso de gases e constipação, diarreia ou as três coisas ao mesmo tempo. Os sintomas podem ser moderados ou severos, temporários ou perenes.

Não é uma boa ideia ignorar a SII por dois motivos. O primeiro é que, em alguns casos, a SII parece aumentar os indicadores de inflamação.[105] O segundo é que ter SII aumenta os riscos de depressão e ansiedade, de modo que tratá-la reduzirá esse risco.[106]

Há uma teoria segundo a qual um desequilíbrio da flora intestinal poderia provocar a fermentação excessiva de um tipo de carboidrato específico da nossa dieta (conhecido pelo acrônimo FODMAPs), e que os produtos dessa fermentação poderiam gerar um estresse indevido e ocasionar sintomas típicos da SII.[107] A SII pode ser controlada pela redução da ingestão de FODMAPs, como demonstrado em ao menos dois testes controlados randômicos.[108][109] Uma dieta com níveis reduzidos de FODMAPs também pode reduzir os indicadores de inflamação.[110] Já foram reportados casos de atletas de resistência que sofriam de sintomas gastrointestinais e se beneficiaram de dietas com restrição de FODMAPs, ou com a não ingestão de FODMAPs durante períodos de treinamento intensivo e estressante.[111] [112]

Inflamações intestinais e o desequilíbrio de células imunológicas também podem contribuir para a SII. Além das FODMAPs, da mesma forma o trigo contém proteínas como o glúten e inibidores de amilase-tripsina, que podem provocar inflamações e agravar a permeabilidade intestinal.[113] Muitas pessoas acometidas pela SII são intolerantes ao trigo e podem sofrer com sintomas de desconforto ao comerem outros tipos de grão, como centeio e cevada.[114] [115] [116] [117] A fibromialgia é uma doença musculoesquelética relacionada ao estresse. Ela pode coexistir com a SII. Em um estudo, o tratamento da fibromialgia em pacientes sob dieta de restrição de FODMAPs apresentaram redução da dor muscular.[118] [119]

Dietas pobres em carboidratos estão se tornando mais populares, e seus defensores muitas vezes relatam melhorias digestivas e do bem-estar geral. É possível que esses benefícios ocorram em parte pela eliminação colateral do trigo e dos FODMAPs como consequência de uma restrição geral da ingestão de carboidratos em cenário de SII pré-existente.[120]

Se você tem qualquer problema digestivo, seja ele trivial, agudo ou de longo prazo, sugiro consultar seu médico para excluir a possibilidade de doenças não diagnosticadas ou de SII. Se você for diagnosticado com SII, pode ser interessante adotar uma dieta com restrição de FODMAPs sob a orientação de um médico, sobretudo em períodos de estresse intenso.

Embora as fibras não solúveis nem sempre ajudem em casos de SII, as fibras solúveis podem aliviar seus sintomas. Cascas de psyllium, as cascas da semente *Plantago ovata*, contêm fibras solúveis. Em um estudo, a ingestão de 10 g de cascas de psyllium duas vezes ao dia aliviou de maneira significativa os sintomas de SII.[121] Como a SII pode resultar de um desarranjo da flora intestinal, abastecer sua microbiota com probióticos também pode ajudar.[122] Além de tomar iogurte probiótico puro a temperatura ambiente todos os dias, cogite beber algumas doses de probióticos após conversar sobre isso com seu médico. O VSL#3 é um suplemento probiótico que comprovadamente melhora os sintomas da SII em crianças, conforme demonstrado num teste randômico controlado.[123] Em resumo, há três intervenções que devem ser discutidas com atenção com seu médico caso você sofra de SII:

- Reduzir a ingestão de FODMAPs e evitar produtos com glúten e trigo.
- Ingerir cascas de psyllium.
- Probióticos.

Atenção: é essencial discutir em profundidade *todos* os aspectos dessa e de qualquer outra alteração de dieta com seu médico *antes* de estabelecer qualquer mudança. A SII é um diagnóstico clínico e não deve ser autodiagnosticada.

Fatores nutricionais

O simples ato de comer pode causar inflamações, talvez em parte através de efeitos sobre a flora e a permeabilidade do nosso intestino. Cientistas da Universidade da Carolina do Sul compararam rigorosamente os resultados de 6500 artigos publicados para criar um "Índice Inflamatório de Dietas", que lista a tendência de diferentes alimentos causadores de inflamações.[124] Com esse índice, é possível prever com precisão quão inflamados estamos com base em nossos hábitos alimentares.[125] A pontuação geral de efeito inflamatório de alguns parâmetros de gordura está listada abaixo (quanto maior o número, mais inflamatório o alimento):

- Gorduras saturadas = 0,373
- Gorduras trans = 0,229
- Gorduras totais = 0,298

Alguns alimentos citados têm efeito anti-inflamatório (quanto mais negativo o resultado, maior seu efeito anti-inflamatório):

- Açafrão = – 0,785
- Fibras = – 0,663
- Flavona (encontrada no aipo, no tomilho e na pimenta) = – 0,616
- Isoflavona (encontrada em grãos de soja não processados e em grãos como o feijão) = – 0,593
- Betacaroteno (encontrado na cenoura e na batata-doce) = – 0,584
- Chá verde ou preto = – 0,536

Gordura saturada e gordura trans
As gorduras saturadas existem em três tamanhos de cadeia: curta, média e longa. As gorduras saturadas de cadeia longa são diferentes de suas primas de cadeia curta e média.[126] Indícios sugerem que uma delas em particular pode causar inflamações.[127] [128] [129] O ácido palmítico, ou palmitato, é encontrado na gordura animal e no azeite de dendê. Ele constitui cerca de 43% do azeite de dendê. A gordura do leite contém cerca de 30% de ácido palmítico, e entre 25% e 28% do toicinho é formado de ácido palmítico. Essa substância integra a estrutura do nosso corpo e é produzida por ele. A diferença entre comer alimentos com alto índice de ácido palmítico e produzi-lo dentro do nosso organismo é que sua ingestão leva a um *aumento* temporário no nível de ácido palmítico que circula no sangue. Esse aumento pode causar inflamações.

Depois de comermos uma refeição rica em gorduras, as gorduras da nossa comida passam a ser "lipoproteínas pós-prandiais ricas em triglicerídeos", ou LRTs pós-prandiais, que circulam no nosso sangue. Uma grande refeição rica em ácido palmítico culminará em LRTs carregados de ácido palmítico.[130] Conforme o nosso sangue carrega os LRTs pelo corpo, diversas estruturas vulneráveis, como os vasos sanguíneos, acabam expostas ao palmitato.

Em um pequeno estudo, seis voluntários com idades entre 25 e 45 anos receberam nata, óleo de oliva ou óleo de oliva misturado com óleo de peixe com ômega-3 em três situações distintas. Algumas horas após a ingestão, o nível de LRTs chegou ao ápice e foram colhidas amostras de sangue. Após a ingestão de nata, o ácido palmítico representava 35% das gorduras dos LRTs, contra 12% dentre aqueles que comeram as opções com óleo de oliva. O ácido oleico, uma gordura monoinsaturada, constituía 23% da gordura nos LRTs após a ingestão de nata, contra 61% a 66% nas diferentes opções de óleo de oliva.

Em seguida, os cientistas que realizaram o estudo tentaram replicar o que deveria acontecer quando os LRTs circulando no corpo dos voluntários chegasse aos olhos. Eles pegaram células retinais, cultivaram-nas numa lâmina e a expuseram aos diferentes níveis de concentração de LRTs constatados no sangue dos voluntários.

Os LRTs relacionados à nata, mais ricos em ácido palmítico, provocaram muito mais estresse e inflamações oxidantes nas células retinais que os dois LRTs provenientes do óleo de oliva, sugerindo que refeições que despejem grandes quantidades de ácido palmítico no sangue possam danificar e causar inflamações nas células retinais.

Um estudo quase idêntico com catorze voluntários saudáveis, mas que utilizou manteiga em vez de nata, demonstrou que um fenômeno semelhante ocorre nas artérias que abastecem o coração.[131]

Uma refeição rica em gorduras saturadas de cadeia longa também pode desequilibrar a microbiota intestinal num período muito curto.[132]

O aquecimento repetitivo ou prolongado de óleos de cozinha pode produzir *gordura trans*, universalmente apontada como possível causadora de inflamações, doenças cardíacas e câncer.[133] Num estudo recente, o aquecimento de óleos refinados de soja, amendoim, oliva, canola, manteiga clarificada e óleo vegetal parcialmente hidrogenado a 180°C aumentou a quantidade de gordura trans dessas substâncias.[134]

Carne vermelha
Os componentes da nossa dieta podem ser relativamente inofensivos em determinados contextos e prejudiciais em outros. A carne vermelha pode ser um exemplo. Uma coletânea de estudos epidemiológicos indica uma relação entre a carne vermelha e as inflamações, que se torna mais forte quanto maior for o excesso de peso. Uma possível explicação é que o sobrepeso incita estados inflamatórios.[135] Em cenários propícios a inflamações, como um estilo de vida estressante, pode ampliar pequenos riscos.

- Um possível fator que contribui para os efeitos inflamatórios da carne é a molécula Neu5Gc. Ela é comum na carne vermelha e ausente em humanos.[136] O natural é que não tenhamos nenhum nível de Neu5Gc em nosso corpo. Por isso, a entrada de qualquer quantidade no nosso organismo é reconhecida como um agente inimigo. Quando ingerimos alimentos que contenham a molécula, ela entra em nosso corpo. Assim, pequenas quantidades podem ser incorporadas aos nossos órgãos, inclusive ao fígado. Como se

Um estilo de vida estressante pode ampliar pequenos riscos.

trata de uma molécula estranha, o sistema imunológico *humano* a ataca, provocando inflamações. Os ratos podem ser modelados geneticamente para não assimilarem a Neu5Gc. Quando esses ratos são alimentados com Neu5Gc, seus sistemas imunológicos são ativados e eles sofrem com inflamações difusas.[137] Um estudo recente demonstrou que pessoas que sofrem de doença autoimune da tireoide apresentam índices significativamente mais altos de anticorpos contra a Neu5Gc do que aquelas que não possuem tal condição. Existe uma teoria segundo a qual a esclerose múltipla pode ser desencadeada pela ingestão de carne vermelha por causa dessa molécula.[138] [139] [140] Há mais Neu5Gc na carne bovina que na suína, e há mais na carne suína que na carne de cordeiro. Embora ainda se trate apenas de uma teoria, estamos falando de uma teoria poderosa, visto que ela explicaria a razão pela qual os seres humanos apresentam um nível mais elevado de inflamações ao ingerirem carne vermelha do que outros carnívoros. Outros carnívoros possuem Neu5Gc em seus organismos e, portanto, seus sistemas imunológicos não ficam agitados quando ela entra em seu corpo.[141]

Se você come carne vermelha, *coma em pequenas porções*.[142] A Associação Americana Contra o Câncer recomenda a ingestão de porções menores de carne vermelha ou a sua substituição por peixe, aves ou grãos sempre que possível.[143]

Fatores do estilo de vida

Cozimento a temperaturas elevadas
Cozinhar alimentos a temperaturas elevadas – fritá-los, por exemplo – pode gerar mais agentes inflamatórios que o cozimento a temperaturas mais baixas.

- Cozinhar carne de músculo a temperaturas elevadas gera aminas heterocíclicas, ou HAs, que são compostos cancerígenos. Quanto mais cozido estiver um pedaço de bife, mais HAs ele conterá.[144] Preparar carne de hambúrguer com açafrão, alecrim, óleo de oliva, cebola em pó ou até mesmo extrato de hibisco pode reduzir a formação de HAs.[145][146][147] A gordura da carne é oxidada a temperaturas elevadas para formar "lipídios oxidados", que estimulam as inflamações. Cozinhar um bife a temperaturas baixas por um longo período produz menos lipídios oxidados do que fritá-lo numa frigideira.[148] Comer um bife frito e suculento causa mais inflamações que o mesmo prato preparado em "sous-vide", uma técnica que utiliza temperaturas mais baixas (60°C), durante um longo período. A quantidade de ferro da carne vermelha também pode contribuir para inflamações, mas, se você harmonizar a carne com vegetais verdes e ricos em clorofila, poderá reduzir seus efeitos negativos.[149][150]

- Cozinhar proteínas ou gordura na presença de glicose (que talvez já esteja presente na comida que está sendo preparada) induz reações químicas que fazem com que as moléculas do açúcar reajam e se acoplem às proteínas e à gordura. O produto resultante disso é conhecido como produto final da glicação avançada (AGEs, na sigla em inglês). As AGEs podem causar inflamações no nosso corpo ao serem consumidas.[151][152]

Grãos, legumes, pães, vegetais, frutas e leite podem apresentar índices mais baixos de AGEs que outros tipos de alimento, a não ser que sejam preparados com gorduras adicionadas. Cozinhar carne marinada em substâncias ácidas como o vinagre pode reduzir a produção de AGEs. Cozinhar em baixa temperatura pode ser melhor do que cozinhar em alta temperatura.[153][154]

O processamento em calor seco pode acelerar a formação de AGEs, e cozinhar com técnicas úmidas é mais seguro.

Exercício

A atividade física pode reduzir a inflamação.[155] Como veremos adiante, ser fisicamente ativo é uma forma de se proteger contra a resistência à insulina. Evite o sedentarismo.

Alimentação com restrição de horário
Há alguns indícios de que passar boa parte do dia *sem* comer pode ajudar a reduzir os indicadores de inflamação.[156] Essa prática é chamada de **alimentação com restrição de horário**. Em um estudo randomizado, aqueles que comiam estritamente numa janela de oito horas (às 13h, às 16h e às 20h) apresentaram uma queda de indicadores de inflamação passados dois meses se comparados àqueles que consumiram o mesmo número de calorias ao longo de uma janela temporal maior (às 8h, às 13h e às 20h).[157] A melatonina, hormônio que produzimos durante a noite, tem efeito anti-inflamatório, e desativamos sua produção quando comemos grandes refeições tarde da noite.[158] Comer numa janela de oito horas pode ajudar a reduzir a inflamação.

Restrição calórica
Um dos maiores favores que você pode fazer ao seu intestino é jamais comer muito, nem numa única refeição, nem ao longo de um dia inteiro, nem em termos de volume, nem em termos de calorias. Ingerir menos calorias do que o corpo consome num determinado dia tem efeito anti-inflamatório.[159] A restrição calórica pode agir em harmonia com o nosso relógio biológico. Por isso, se você cuidar do seu relógio biológico, pode colher benefícios ainda melhores.[160] Você não precisa restringir as calorias, basta cuidar para não comer mais do que precisa. Os japoneses têm o hábito de parar de comer quando se "sentem" 80% – *não 100%* – satisfeitos. Acredita-se que essa prática cultural, conhecida como *Hara Hachi Bu*, contribui para a incrível longevidade observada no Japão.

Gordura visceral
Gordura visceral é a gordura branca situada em torno do abdômen que se concentra em meio aos nossos órgãos abdominais, e não a gordura logo sob a pele. Às vezes, ela é popularmente chamada de "gordura abdominal" ou "obesidade".

Hoje em dia, a gordura branca é reconhecida como um órgão, pois produz hormônios e agentes causadores de inflamação.[161] Novas

Ingerir menos calorias do que o corpo consome num determinado dia tem efeito anti-inflamatório.

evidências sugerem que a gordura faz parte do sistema imunológico inato do nosso corpo e pode ser *ativada* quando o corpo se sente sob ameaça. Quando esse mecanismo é ativado, ela inflama e pode liberar agentes que propagam as chamas da inflamação.[162] Quando ativada, a gordura visceral pode se expandir e, ao fazê-lo, liberar ainda mais agentes nocivos, o que faz dela uma fonte de inflamações. Embora a gordura visceral esteja correlacionada à inflamação e libere agentes inflamatórios, ainda não sabemos ao certo se ela é causa ou consequência da inflamação. Provavelmente, ambos são verdade.[163]

Também existe uma correlação entre a permeabilidade intestinal e a gordura visceral, e alguns cientistas propuseram uma teoria segundo a qual a gordura visceral é ativada e pode se expandir em resposta aos agentes "inimigos" que vão para dentro do corpo por meio de vazamentos intestinais.[164] A gordura visceral ativada liberaria agentes inflamatórios para ajudar o corpo a superar esses invasores. Essa teoria coloca a flora intestinal no centro das dinâmicas envolvendo a gordura visceral.[165] [166] A indução de inflamações nos intestinos de ratos por meio de uma dieta rica em gorduras ou de uma colite amplia sua permeabilidade intestinal e ativa a gordura visceral.[167] Ministrar aos ratos o probiótico *Lactobacillus gasseri* SBT2055 protege sua parede intestinal contra a permeabilidade e previne o aumento da gordura visceral.[168]

É provável que você tenha gordura visceral se estiver acima do peso ou se for magro, mas tiver uma pequena barriguinha ou "pneu".[169] A gordura visceral pode ser medida em muitas academias com técnicas de medição da gordura corporal. Mesmo que elas não sejam muito precisas, uma estimativa já pode ser útil. Seja ela o ovo ou a galinha na saga da inflamação, convém carregar a menor quantidade possível de gordura visceral.

Se as teorias que a associam à permeabilidade intestinal estiverem corretas, talvez a melhor forma de minimizar o volume de gordura visceral seja cuidar da flora intestinal e garantir que suas paredes intestinais permaneçam saudáveis e intactas. A recuperação rápida após experiências estressantes e a capacidade de relaxar também ajudam.

Existem alguns indícios de que o açúcar na nossa dieta pode estimular a formação de gordura visceral (talvez por causa do seu efeito sobre o microbiota) caso os níveis de cortisol estejam elevados, como pode ocorrer em cenários de estresse.[170] O estudo que demonstrou essa relação não faz distinção entre as diferentes fontes de açúcar, mas a descoberta recomenda evitar todos os carboidratos refinados, principalmente em períodos de estresse.

Qualquer estratégia que leve à perda de gordura pode ajudar a reduzir a gordura visceral.[171] [172] A prática regular de exercícios aeróbicos e a restrição calórica são benéficos.[173] Se você faz musculação, um estudo apontou que a combinação entre treinos de alta intensidade (duas sessões semanais) e treinos de academia (duas sessões semanais) são mais eficazes que a musculação isolada.[174] A frequência com que você se alimenta também pode fazer diferença. Comer seis vezes ao dia pode depositar mais gordura em torno de seus órgãos abdominais do que comer três vezes ao dia.[175]

Preparo físico
O exercício combate as inflamações, contanto que você não exagere.[176] Quando seu condicionamento físico melhora, é provável que o mesmo ocorra com o seu nível geral de inflamação. Pessoas fisicamente ativas têm menos inflamações que pessoas sedentárias.[177] [178]

Calor
Este capítulo focou na redução de inflamações, que, numa determinada circunstância, podem elevar a temperatura corporal. Mas há um fato intrigante: aumentar a temperatura corporal *fora* do contexto de inflamações ou de doenças pode ter efeito positivo sobre o humor. Sessões regulares de sauna podem melhorar os sintomas de depressão.[179] Um estudo randômico e controlado demonstrou como a elevação de temperatura do núcleo corporal para 38°C (normalmente ela é de 37,3°C) em apenas *uma* ocasião melhorou depressa os sintomas de quinze pacientes que sofriam de depressão, se comparados a um grupo de controle. Os efeitos perduraram por ao menos seis semanas.[180] O hormônio da tireoide tiroxina pode circular livremente pelo corpo ou ser transportado por um "portador".

Quando seu condicionamento físico melhora, é provável que o mesmo ocorra com o seu nível geral de inflamação.

Uma elevação da temperatura corporal desacopla a tiroxina do portador, aumentando o nível de hormônios circulando de forma livre. Uma elevação artificial dos níveis de tiroxinas "livres" pode apaziguar os sintomas da depressão.[181] Se a temperatura do corpo aumentar em 2°C, de 37°C para 39°C, há um aumento de 23% na concentração de tiroxinas "livres", o que pode provocar euforia.

Sessões de sauna podem contribuir para a saúde geral do cérebro. Parte desse efeito pode estar ligado ao aumento das chamadas proteínas de choque térmico (pct), especialmente a pct70, por meio do estresse de calor. Acredita-se que as proteínas pct70 protegem as células do estresse oxidante.[182] Um estudo prospectivo populacional realizado na Finlândia, que acompanhou mais de 2 mil homens saudáveis ao longo de duas décadas, revelou que sessões de sauna podem reduzir imensamente o risco de demência. O grau de risco foi reduzido de 0,78 para 0,34 conforme a frequência de banhos de sauna aumentava de duas a três sessões semanais para quatro a sete sessões semanais.[183]

- Se você está abatido, visite uma sauna ou tome um banho quente.
- Tente frequentar uma sauna algumas vezes por semanas (após consultar seu médico).

Luz

Associamos a luz solar à radiação ultravioleta, porém mais da metade da luz do sol que recebemos chega até nós na forma de luz *infravermelha*. Um terço da luz solar que toca nossa pele chega na forma de *infravermelho próximo*, capaz de ultrapassar a superfície da pele e penetrar em tecidos mais profundos.[184] A luz de infravermelho próximo pode ter efeito anti-inflamatório.[185] Estudos em animais demonstraram que ela reduz os índices de diversos agentes inflamatórios em áreas inflamadas do corpo e pode "acalmar" a micróglia.[186] [187] [188] A aplicação de luz do espectro infravermelho próximo sobre a cabeça por meio da utilização de um aparato desenvolvido especialmente para isso pode ser benéfico, ajudando a reduzir a ansiedade e a ampliar a retenção de memória.[189] Em um estudo cego controlado com placebo envolvendo quarenta estudantes universitários saudáveis da Universidade do Texas submetidos à terapia de luz infravermelha na cabeça demonstrou tempos de reação menores e uma melhor lembrança do seu desempenho duas semanas mais tarde. O humor deles também melhorou.[190] Essa é uma área de pesquisa incipiente e ainda não há resultados conclusivos. Enquanto isso não acontece, uma forma relativamente segura de acessar a luz do espectro infravermelho próximo é extraí-la da natureza. Exposições breves e seguras à luz solar podem contribuir para melhorar seus índices de vitamina D e trazer os efeitos positivos de exposição à luz do infravermelho próximo.

Álcool
O álcool pode aumentar nossa permeabilidade intestinal ao promover inflamações. Um estudo elucidou como isso pode ocorrer. O álcool parece atacar a camada de muco que reveste nossas paredes intestinais, extraindo lipídios do interior da camada e reduzindo sua hidrofobia. O efeito disso sobre a permeabilidade parece variar conforme a dose ingerida.[191] Talvez você se lembre de que as fibras solúveis têm um efeito protetor sobre a camada de muco, e que relatei um experimento no qual as fibras solúveis preveniram em ratos os vazamentos intestinais provocados pelo álcool. Esse experimento não foi replicado em humanos e, dado seu potencial inflamatório, eu sugeriria *reduzir drasticamente* a ingestão de álcool se você deseja recuperar seu cérebro e seu intestino dos danos causados pelo estresse. Nos últimos tempos, constatou-se que o consumo de álcool causa pelo menos sete tipos de câncer, e nenhuma quantidade é considerada segura por completo. Sendo assim, evitá-lo sempre que possível pode ser um grande favor que você faz ao seu corpo.[192]

7 COMO AJUSTAR A RESISTÊNCIA À INSULINA

Se forçarmos um ratinho de laboratório a compartilhar sua casa com outro rato, com cuja presença ele não se sinta muito à vontade, ele ficará estressado. Se ele se sentir menos importante por causa do outro rato, acabará desenvolvendo o que chamamos de "estresse de subordinação". Se pudéssemos analisar seu fígado e seus músculos ao longo do processo, descobriríamos que, conforme o rato fica mais estressado, mais *resistente à insulina* ele se torna.

A resistência à insulina é um dos nossos agentes de estresse. Se estivermos prestes a ser atacados por um leão, precisaremos que o nosso cérebro coordene uma estratégia de fuga. A cabeça deve ser mais importante que o restante do corpo, por isso o corpo aperta um botão que impede que a glicose no sangue entre nas células hepáticas. Quando a concentração de glicose aumenta no sangue, o mesmo ocorre com a quantidade que chega ao cérebro.

A engenhosa transição que o nosso corpo se prepara para desencadear é a resistência à insulina. Um conjunto de portas separa nossas células hepáticas do sangue. Essas portas precisam ser destrancadas para que a glicose entre. A insulina guarda as chaves: ela passa o dia inteiro destrancando portas para extrair um pouco de glicose do sangue sempre que a concentração aumenta. Quando isso ocorre, a glicose é transferida do sangue para as células e o nível sanguíneo voltar ao normal. É assim que o nosso corpo mantém os níveis de glicose estáveis. Se a insulina perder as chaves, não conseguirá mais destrancar as portas e interromperá o fluxo de glicose entre o sangue e as células. Nesse cenário, a glicose se acumula no sangue e a sua concentração aumenta. Quando a insulina perde as chaves, chamamos de "resistência à insulina". No contexto de uma resposta de estresse breve e suave, isso pode salvar nossa vida. Por outro lado, se a resistência à insulina se tornar um estado constante, poderá abreviar nossa vida em vez de salvá-la.

Muitas vezes, a resistência à insulina é acompanhada por obesidade central (acúmulo de gordura ao redor da cintura) e pressão alta. Quando ocorrem ao mesmo tempo, esses sintomas são chamados de *síndrome metabólica*, em parte porque são um sinal de que há algo de errado no metabolismo.

Talvez você conheça pessoas que eram magras e estavam em boa forma no início da vida adulta mas, desde então, adotaram um estilo de vida estressante e perderam o vigor físico num ritmo desproporcional ao envelhecimento normal. Talvez essas pessoas estejam acima do peso, talvez estejam com excesso de gordura ao redor da cintura (em alguns casos, chamada sarcasticamente de "acúmulo de experiência") e podem estar aos cuidados de seus médicos devido aos níveis elevados de açúcar no sangue, ao aumento de pressão ou aos índices ruins de colesterol. Além dessas mudanças visíveis, é possível que elas enfrentem mudanças súbitas de clareza mental, humor e até mesmo de performance mental. Tudo isso pode ser indício de uma síndrome metabólica.

De uns tempos para cá, a ligação entre o estresse crônico e a resistência à insulina vem sendo investigada. Já foi demonstrado que o estresse crônico provoca um estado de resistência à insulina até mesmo em ratos que sofreram com poucas horas de exposição diárias ao estresse por apenas duas semanas.[1] Em virtude de limites éticos, é difícil conduzir experimentos rigorosos em laboratório para testar o estresse crônico e a resistência à insulina em humanos. Para suprir essa lacuna, podemos observar grupos de pessoas em suas vidas cotidianas, mapear seus níveis de estresse e constatar se ele apresenta alguma correlação com a resistência à insulina.

Ao acompanhar 234 policiais durante 5 anos, um estudo constatou que aqueles com níveis mais altos de estresse apresentavam maior risco de desenvolver síndrome metabólica.[2] Um estudo com 1.815 trabalhadores do sexo masculino no Japão revelou que aqueles que contavam com menor apoio de seus supervisores demonstravam um risco significativamente mais alto de resistência à insulina.[3] Um fator que contribui para o estresse no ambiente de trabalho e para o *burnout* é a sensação de que o seu trabalho intenso não está sendo recompensado. Esse sentimento pode ser quantificado pelo índice de desequilíbrio esforço-recompensa (ERI, na sigla em inglês). Quanto mais alto for o ERI, menor será a percepção de recompensa por esforços. Um estudo com 1.441 trabalhadores alemães descobriu uma associação positiva entre a pontuação de ERI e casos de síndrome metabólica. A associação era maior com empregados jovens e trabalhadores do sexo masculino.[4] Outro estudo, com 204 trabalhadores de sexo masculino da Jordânia, mostrou que aqueles com pontuação ERI mais elevada tinham uma probabilidade muito maior de desenvolver a síndrome metabólica quando expostos ao estresse.

Nos casos de trabalhadores que, além de índice ERI elevado, possuíam inflamações, o risco aumentava ainda mais.[5]

A hostilidade e a raiva não causam apenas danos à mente, mas também ao corpo. A pré-disposição à raiva e à hostilidade estão associadas à resistência à insulina, independentemente de fatores como obesidade. Essa correlação pode ser maior em alguns indivíduos que em outros.[6] Um estudo com homens de meia-idade mostrou que aqueles que sofriam de "paranoia hostil" e "exaustão vital" também apresentavam maior tendência à resistência à insulina e a níveis mais elevados de inflamação.[7] Ainda não compreendemos de todo como a raiva e a hostilidade em nossa mente podem influenciar diretamente a capacidade da insulina de abrir portas trancadas em nossos músculos. Alguns estudos sugerem que esses dois fenômenos independentes são interconectados pelos indicadores de insulina dentro do cérebro, que desempenham um papel importante na liberação do hormônio do estresse (cortisol) que, por sua vez, influencia a regulação de açúcar no sangue.[8]

Por que a resistência à insulina é tão prejudicial?

Há dois fatores em cena na resistência à insulina: a glicose e a insulina. Ambos são vitais para a nossa sobrevivência, mas sua magia só funciona dentro de um espectro limitado. Se seus níveis forem muito altos ou muito baixos, o cérebro e o corpo sofrem.

Glicose e o cérebro

A resistência à insulina pode elevar o nível de glicose no sangue. Perturbações no índice de glicose em qualquer direção podem danificar o cérebro por muitos meios.[9]

Níveis elevados de glicose podem aumentar o risco de intoxicação do glutamato.[10] [11] Já nos deparamos com as AGEs no contexto das inflamações. As AGEs se formam quando a glicose reage com gorduras ou proteínas e pode estar presente em certos tipos de alimento. As AGEs também podem se formar num cenário de aumento da glicose no sangue e causar danos ao cérebro.[12] [13]

161

A hostilidade e a raiva não causam apenas danos à mente, mas também ao corpo.

Se o cérebro não tiver glicose suficiente disponível, fica sem energia e não consegue operar de maneira otimizada. É por isso que, quando detecta uma queda nos índices de açúcar no sangue, ele desencadeia uma resposta de estresse. O estresse amplia temporariamente o nível de glicose na corrente sanguínea e fornece ao cérebro uma quantidade maior de energia quando estamos sob ataque.

A plasticidade sináptica é muito cara. Ela depende bastante do fornecimento de energia. Quando privamos os neurônios de energia, suprimimos sua liberdade de formar sinapses do jeito como quiserem.[14] Quando sofre com mal de Alzheimer, o que o cérebro faz é recorrer a um padrão de "bom custo-benefício" para formar conexões, e isso acaba por comprometer suas funções em razão do baixo uso de energia, assim como uma empresa que é reestruturada para reduzir custos. Há uma teoria segundo a qual isso ocorre porque o cérebro passa a ter dificuldade para obter glicose suficiente.[15]

Poderíamos até pensar que uma dieta rica em açúcar refinado seria recomendável se quisermos fornecer mais energia ao cérebro, mas talvez o efeito disso seja o *oposto*. Em um estudo japonês, doze jovens homens e mulheres perfeitamente saudáveis receberam bebidas açucaradas (contendo 75 mg de glicose) após um jejum de oito horas.[16] Então seus cérebros foram examinados em um escâner. Constatou-se algo alarmante: conforme o nível de glicose no sangue aumentava, fragmentos do cérebro pareciam *erguer a ponte levadiça* por onde a glicose passa. Ela já não conseguia adentrar as células para fornecer energia. As áreas afetadas incluíam partes do córtex pré-frontal. Esse fenômeno é conhecido como hipometabolismo de glicose e já foi associado à depressão.[17] Em um estudo com pacientes deprimidos de idade mais avançada, quanto mais açúcar havia em seu sangue, maior era a redução de absorção de açúcar no cérebro.[18] A resistência à insulina pode induzir o hipometabolismo da glicose cerebral.[19]

Insulina e o cérebro

As ações e a dinâmica da insulina ficam comprometidas em contextos de resistência à insulina. Essa é uma péssima notícia para quem tem um cérebro estressado, porque a insulina *estimula a plasticidade sináptica*.

A injeção de insulina no hipocampo de ratos saudáveis *aprimora* a memória e a capacidade de aprendizado.[20] Dar insulina a ratos por via nasal afia sua memória de curto e longo prazo.[21] Ministrar insulina a seres humanos por via nasal *também* melhora sua memória.[22]

Então, se o estresse crônico pode provocar resistência à insulina, há algo que possamos fazer? Embora o estresse crônico amplie o risco de resistência à insulina, esse risco aumenta ainda mais em razão de vários outros fatores que podem colaborar para o aumento de resistência à insulina de forma independente. Se você conseguir eliminar esses outros fatores, talvez consiga se proteger da resistência à insulina mesmo ao sofrer de estresse crônico.

Fatores de risco para a resistência à insulina

A inflamação está associada à resistência à insulina; por isso, verifique o capítulo 6 para mais informações sobre inflamações. Além de inflamações, também estão associados à resistência à insulina o comportamento sedentário, a dieta, a gordura visceral e padrões irregulares de sono.

Dieta

Comer mais no início do dia pode reduzir o risco de resistência à insulina. Em um estudo, pessoas com resistência à insulina melhoraram o controle de glicose e insulina de forma significativa ao ingerirem 700 calorias pela manhã e 200 calorias à noite, em vez de 200 calorias pela manhã e 700 calorias à noite (a quantidade de calorias ingeridas no almoço permaneceu a mesma).[23] Em outro estudo, o hábito de pular o café da manhã e jejuar até a hora do almoço prejudicou a dinâmica de insulina.[24]

Existe um fator conhecido como carga ácida total da dieta, que se refere à porção de sua dieta que altera o pH do sangue, tornando-o mais ácido e, portanto, exigindo mais de seus rins. Alimentos comuns como carne, queijo, ovos e cereais em grão podem apresentar carga ácida. Por outro lado, frutas e vegetais tornam o sangue mais alcalino.[25] Há alguns indícios de que carga ácida elevada total na dieta estaria relacionada à resistência à insulina.[26]

Gordura
- **Evite o excesso de ácido palmítico.**
Uma dieta rica em gorduras saturadas (65%) compostas em 40% por ácido palmítico leva rapidamente à resistência à insulina, se comparada a uma dieta pobre em gorduras na qual o ácido palmítico representa apenas 8% das calorias totais, mesmo se a dieta tiver como base doces, tortas e sorvetes.[27] Fontes de palmitato, uma gordura saturada de cadeia longa, incluem a manteiga, o toicinho, a banha e o queijo.
- **Não sature suas refeições com gordura.**
Novas evidências sugerem que comer grandes porções de gordura com regularidade pode afetar a produção de ácido biliar, o que, por sua vez, pode afetar seu ecossistema intestinal e a microbiota, possivelmente elevando o risco de resistência à insulina.[28] [29] Diferentes gorduras parecem ter diferentes efeitos. Por exemplo, um pequeno estudo demonstrou que gorduras saturadas de cadeia média têm menor efeito sobre a elevação dos níveis de ácido biliar no sangue se comparadas a outras gorduras.[30] Mas essa área de pesquisas ainda está se desenvolvendo, e por enquanto não podemos fazer mais do que esperar e acompanhar. Falaremos mais sobre a gordura nas dietas adiante.

Açúcar
- **Evite *qualquer* forma de açúcar processado.**
O consumo de fontes de carboidratos refinados, incluindo sucos engarrafados, refrigerantes e qualquer bebida com adição de açúcar está relacionado à resistência à insulina.[31] A frutose constitui metade de uma molécula de sacarose, e está presente em muitas comidas e bebidas processadas. Ela tem a capacidade de induzir a resistência à insulina no fígado, independentemente da insulina e da glicose, e pode contribuir para a correlação entre o consumo de alimentos processados e a resistência à insulina.[32]
A combinação de açúcares simples e da gordura saturada palmitato pode ser particularmente ruim para a resistência à insulina.[33] [34] [35]

- **Escolha seus carboidratos com cuidado.**

Um estudo estatístico japonês demonstrou que, se o seu IMC for igual ou mais a 25 kg/m², os carboidratos não deveriam contribuir com mais de 50% do seu consumo total de calorias.[36] Se você tem algum nível de resistência à insulina, reduzir a ingestão de carboidratos em cada refeição para não mais que 30% das calorias totais (e não ingerir mais calorias do que o seu corpo precisa no dia) pode melhorar sua dinâmica de insulina.[37] De modo geral, convém evitar carboidratos processados e refinados. No mínimo, não ingerir carboidratos refinados à noite pode protegê-lo do risco de desenvolver resistência à insulina, contanto que o conjunto de sua dieta se assemelhe à dieta mediterrânea.[38] Se você optar por comer trigo, pães não fermentados e de alta densidade – como o pão ázimo – são melhores para a dinâmica de insulina do que pães fofinhos e fermentados, e o pão de centeio pode ser preferível ao de trigo.[39,40]

Se você estiver estressado *e* tiver qualquer coisa que se assemelhe a sintomas gastrointestinais, por favor, consulte o capítulo 6 para mais informações ligadas à SII.

- **Opte por amidos de baixo índice glicêmico.**

Alimentos com amido são melhores que o açúcar refinado para a resistência à insulina, mas os amidos de digestão lenta são melhores que os de rápida digestão. Um exemplo de amido de digestão lenta são bananas verdes. Refrescar certos itens após cozinhá-los (batatas cozidas ou arroz branco), armazenando-os a uma temperatura de 4°C durante 24 horas, também pode aumentar seu índice de "amidos resistentes".[41] Um estudo demonstrou que comer arroz branco com adição de fibras solúveis pode *melhorar* a resistência à insulina em meras duas semanas, talvez porque as fibras solúveis reduzam sua taxa de absorção ao transformá-lo num amido de "digestão lenta" (mais sobre isso adiante).

Proteína

A Organização Mundial da Saúde e a Organização das Nações Unidas para a Alimentação e a Agricultura recomendam que um adulto não gestante e não atleta consuma 0,8g de proteína por quilo de massa corporal por dia.[42] Alguns estudos sobre proteínas sugerem que pode haver uma ligação entre o consumo excessivo de proteínas e a resistência à insulina, embora o contexto e a fonte dessas proteínas possam ser relevantes. Um estudo constatou uma correlação direta entre o volume de proteínas totais e de origem animal ingeridas (mas não a de origem vegetal) com a resistência à insulina, enquanto outro, realizado com homens e mulheres de idade mais avançada, encontrou uma relação direta entre o consumo de proteína animal e a resistência à insulina.[43][44] Ao receberem duas vitaminas com proteína *whey* por dia numa dieta de redução de peso com restrição calórica, mulheres obesas pós-menopausa não apresentaram os benefícios para a dinâmica de insulina que seriam de esperar devido à perda de peso.[45][46] O consumo de carne, sobretudo processada, pode estar ligado à resistência à insulina.[47] Curiosamente, foi comprovado que proteínas de peixes (sardinhas) são benéficas para a resistência à insulina e o controle de glicose em ratos diabéticos.[48]

- Evite *qualquer* açúcar refinado.
- Opte por grãos integrais em vez de farinha.
- Se você não tem SII, pão de centeio pode ser melhor para sua dinâmica de insulina que pães brancos fermentados.
- Pão maçuco pode ser melhor para a dinâmica da insulina do que pão leve e macio.
- Coma arroz branco com fibras solúveis ou após refrigerá-lo por 24 horas depois do cozimento.
- A não ser que você seja um atleta, evite pó de proteína processada.
- Se sua refeição é rica em proteínas, substitua ao máximo as proteínas de origem animal por fontes de proteínas vegetais, como legumes.
- Equilibre um prato rico em proteínas com vegetais frescos.

AGES

Como vimos no capítulo 6, as AGEs podem aumentar as inflamações. A inclusão de AGEs na dieta também pode elevar o risco de resistência à insulina.[49] Produtos animais ricos em gordura e proteínas podem conter quantidades significativas de AGEs, sobretudo após o cozimento.

Nozes, castanhas e amêndoas assadas, bifes grelhados, tofu salteado e carne frita (inclusive bacon) podem aumentar o nível de AGE. Frango e peixe empanados têm índices elevados de AGEs. Assar carnes no forno antes de assá-las numa churrasqueira aumenta muito o nível de AGEs. Ovos mexidos podem ter quantidades menores de AGE que outras proteínas animais. O arroz branco cozido tem índices especialmente baixos de AGE. Vegetais, frutas, leite e grãos integrais têm índices mais baixos de AGEs que as proteínas animais, mesmo após serem cozidos, contanto que não sejam cozidos com adição de gordura. Cozinhar na água pode desencadear menos AGEs que cozinhar a seco.

Fibras
Um estudo japonês demonstrou que a adição de fibras solúveis ao arroz branco altera seus efeitos sobre os níveis de açúcar e insulina no sangue. Tomar no café da manhã arroz branco e fibras solúveis *melhorou* ativamente a resistência à insulina num grupo de homens e mulheres com sobrepeso apenas duas semanas após eles deixarem de tomar cafés da manhã idênticos, mas sem fibras solúveis.[50] Outro estudo constatou resultados semelhantes.[51] Acrescentar 6g de cascas de psyllium a um café da manhã com base de carboidratos melhora a dinâmica de insulina após a refeição.[52]

Leite fermentado
Diversos estudos ao redor do mundo comprovaram uma relação inversa entre a ingestão regular de produtos derivados de leite fermentado, como iogurte e kefir, e a resistência à insulina.[53][54] É importante garantir que o iogurte não seja processado e que o rótulo liste as bactérias que ele contém.[55] Tente ingerir ao menos 300g por dia.[56] Se você precisar tomar um ciclo de antibióticos, ingira um ciclo breve de suplementos probióticos de alta qualidade na sequência para reabastecer sua flora intestinal e, passado esse período, mantenha-a em dia com os iogurtes. Foi comprovado que o probiótico VSL#3 reduz o risco de diabetes autoimune.[57]

✱ Consuma 300g de iogurte probiótico simples e natural todos os dias.

⚡ Se você precisar tomar um ciclo de antibióticos, cogite reabastecer sua flora intestinal com um breve ciclo de fórmulas probióticas como o VSL#3 (após consultar seu médico).

Açafrão

Além de suas propriedades anti-inflamatórias, o açafrão também ajuda a proteger o corpo contra a resistência à insulina.[58] Há informações conflitantes sobre a quantidade exata que devemos comer para nos beneficiarmos, e há controvérsias sobre o grau de absorção do seu princípio ativo, a cúrcuma, quando ingerida em pílulas. Por isso, eu prefiro ingerir esse tempero em sua forma integral – uma tentativa de fazer o mesmo que se faz na Índia, onde ele é acrescentado a quase todas as refeições como parte do processo de preparo, inclusive no café da manhã.

O açafrão é "decomposto" pelo fígado, e esse processo pode ser desacelerado pelo composto piperina, encontrado na pimenta-preta.[59] Se consumido com uma pitada de pimenta-preta, o açafrão aparece na corrente sanguínea em nível drasticamente maior cerca de uma hora após a ingestão.[60] Misturar açafrão com gordura (na verdade, ingerir açafrão como parte de uma refeição que contém gordura) também pode aumentar sua biodisponibilidade. Por fim, é melhor ingeri-lo em sua forma integral do que na forma de pílulas contendo extratos de cúrcuma, porque outros compostos presentes no açafrão integral parecem melhorar sua absorção e retenção, e também porque ingerir o tempero inteiro mantém algum nível de diluição que pode proteger o corpo contra sua toxicidade.[61][62] Se você tem obstrução do trato biliar, está grávida ou recebeu instruções para reduzir seu consumo de oxalato, por favor, converse com seu médico antes de incluir o açafrão em sua dieta.

⚡ Se ingerir açafrão, opte sempre que possível pela forma integral, em vez de pílulas contendo um "extrato". Cogite acrescentá-lo ao preparo dos alimentos. Se optar pela pílula, busque uma que contenha açafrão integral.
⚡ Ingira açafrão com um quarto de colher de chá de pimenta-preta e com um pouco de gordura.

Canela
Embora a canela, um tempero comum na maioria das cozinhas, aumente a resistência à insulina em ratos, esse efeito não foi observado de maneira consistente em seres humanos. Os estudos que demonstraram benefícios em sua ingestão trabalhavam com doses diárias de canela entre 1g e 3 g.[63][64] Por favor, consulte seu médico antes de acrescentar grandes quantidades de canela à sua dieta.

Magnésio
Uma meta-análise de dezoito testes randomizados confirmou que a suplementação de magnésio pode melhorar a dinâmica de insulina em pessoas com risco de desenvolver diabetes, como aquelas que se encontram acima do peso ou que são obesas.[65] Um amplo espectro de doses e compostos de magnésio foram incluídos nessa análise. Você pode aumentar sua ingestão de magnésio de forma natural ao consumir mais sementes, nozes e castanhas e vegetais verde-escuros. Sementes de abóbora, sementes de girassol, amêndoas e castanhas-de-caju contêm grandes doses de magnésio.[66]

Fatores de risco não relacionados à dieta para a resistência à insulina
Outros aspectos do estilo de vida que afetam seu risco de resistência à insulina incluem:

- Comportamento sedentário.
- Gordura visceral.
- Padrões irregulares de sono.

Comportamento sedentário
Um estudo com homens e mulheres jovens e saudáveis atestou que se você passar muito tempo sentado e ingerir mais calorias do que precisa, a insulina perde 39% de sua capacidade de desempenhar suas funções; por outro lado, se você não ingerir mais calorias do que precisa, essa queda

é de apenas 19%. A resistência à insulina de seu corpo aumenta em 19% pelo simples fato de que você não se movimenta, mesmo que você queime toda a energia que está consumindo. A atividade física reduz *por si só* o risco de resistência à insulina, independentemente da dieta. Se a sua dieta também for ruim, o comportamento sedentário agirá *em sinergia* com ela para provocar a resistência à insulina. Quanto mais sedentário e fora de forma você estiver, mais benéfico o exercício físico será para você.

Apenas um dia passado sentado por mais de dezesseis horas pode tornar todo o seu corpo resistente à insulina, se comparado a um dia em que você passa somente seis horas sentado. E isso vale mesmo para pessoas jovens e saudáveis.[67]

Uma caminhada com duração entre quinze e quarenta minutos logo após uma refeição (em vez de ficar sentado) melhora a dinâmica de insulina.[68][69] Quanto mais você caminhar, melhor. Caminhar por cinco minutos ou fazer exercícios simples de resistência como agachamentos e flexões de panturrilha por três minutos a cada meia hora também melhora os níveis de glicose e insulina em cenários de resistência à insulina.[70][71]

Um estudo provou que pode ser melhor para a dinâmica de insulina realizar várias pequenas caminhadas a uma velocidade moderada do que passar o dia sentado e depois fazer meia hora de musculação.[72] O ideal é fazer *ambos*: incorporar pequenas sessões de movimento durante o dia *e* buscar tempo para se exercitar com foco.

Se você tiver resistência à insulina, pode ser melhor se exercitar logo *depois*, e não *antes* de comer. Exercitar-se em jejum *antes* de uma refeição pode prejudicar o controle de glicose após a refeição, sobretudo se o exercício for de alta intensidade.[73] Se você for sedentário e tiver resistência à insulina, exercícios de baixa intensidade (como pedalar durante uma hora a 35% de seu esforço máximo) pode melhorar o controle de insulina pelo resto do dia com maior eficácia, se comparado a exercícios de alta intensidade (como pedalar durante meia hora a 70% de seu esforço máximo).[74]

Um estudo com homens sedentários não diagnosticados com resistência à insulina constatou que se exercitar de forma intensa com o seu máximo esforço durante dez minutos, três vezes por semana ao longo de três meses trazia melhorias para a resistência à insulina semelhante a

Quanto mais sedentário e fora de forma você estiver, mais benéfico o exercício físico será para você.

exercícios a 70% do esforço máximo durante quinze minutos, três vezes por semana ao longo de três meses. O protocolo de dez minutos consistia em três ciclos intensos de corridas de arrancadas ciclísticas de vinte segundos, intercaladas com dois minutos de pedalada leve, dois minutos de aquecimento e três minutos de desaceleração.[75]

- Dê uma caminhada de ao menos quinze minutos após *todas* as refeições.
- Se você tem um trabalho sedentário, levante-se e caminhe pelo escritório a cada trinta minutos.
- Alterne caminhadas com alguns agachamentos, flexões, polichinelos ou corridas paradas durante três minutos.
- Minimize o tempo que você passa sentado. Transforme suas reuniões em caminhadas e faça ligações enquanto dá uma volta. Caminhe em vez de usar o transporte público.
- Se for ficar sedentário durante um período específico, *nunca* ingira mais calorias do que seu corpo precisa durante esse período.
- Mesmo que consiga incorporar algumas caminhadas à sua rotina diária, faça algumas sessões de exercícios localizados.

Gordura visceral

A gordura visceral e a resistência à insulina estão inextricavelmente relacionadas. Se você apresenta algum desses dois fatores, corre o risco de ter o outro. Para mais informações sobre como reduzir a gordura visceral, favor consultar o capítulo 6.

Padrões de sono irregulares

Basta que você durma por dois dias das 2h45 às 7h para perturbar sua dinâmica de insulina, se comparado a um sono regular das 22h30 às 7h.[76]

A sensibilidade à insulina é melhor durante as horas "ativas" nos mamíferos e durante o dia nos seres humanos. Pelo mesmo motivo, é bom fazer todas as refeições durante o dia.

- Tente dormir ao menos sete horas todas as noites.
- Tente limitar sua ingestão de alimentos a partir do pôr do sol.

Nutrição para o cérebro

Depois que tiver ajustado a sua dieta e o seu estilo de vida de modo a minimizar o risco de resistência à insulina, você pode reforçar ainda mais o seu cérebro a uma intervenção nutricional.

Cetonas

Se você estiver trabalhando fora de casa de forma intensa e passar a se sentir faminto e mentalmente exausto porque o açúcar em seu sangue está caindo, sua performance cognitiva pode começar a declinar.[77] Em um experimento, alguns voluntários diabéticos receberam insulina, o que fez com que o açúcar em seu sangue despencasse. Como esperado, sua performance cognitiva sofreu com isso. O intrigante é que nos casos em que a insulina foi acompanhada de triglicerídeos de cadeia média, sua performance cognitiva não caiu.[78]

Em geral, seu cérebro usa apenas a glicose como combustível, mas ele também é capaz de utilizar algo conhecido como cetona. O corpo transforma gordura em cetonas para fornecer combustível ao cérebro quando os suprimentos de glicose se tornam escassos. Descobertas iniciais *in vitro* sugerem que, enquanto outros triglicerídeos de cadeia média são transformados em cetonas pelo fígado, a gordura ácido láurico (a gordura predominante no óleo de coco) pode ser convertido em cetonas pelos astrócitos no cérebro. Embora o óleo de coco não seja capaz de elevar muito o nível de cetona no sangue, ele pode aumentar de forma significativa o nível da substância no cérebro por esse mecanismo.[79] Nos casos de pessoas que sofrem de hipometabolismo de glicose, que impede a glicose de adentrar certas partes do cérebro, o nível de cetona não parece ser afetado. Um estudo em pacientes com Alzheimer descobriu que a ingestão de 38g diárias de óleo de coco virgem resultou num aumento estatisticamente expressivo na pontuação em testes cognitivos dos participantes após 21 dias.[80] Um estudo realizado em ratos demonstrou que uma dieta na qual 30% das calorias consumidas provêm de cetonas aumentou a velocidade de processamento mental em 38% e melhorou a performance mental.[81]

Você pode fornecer cetonas ao seu cérebro de forma intermitente por meio de exercícios, de um grande jejum entre a refeição vespertina e o café da manhã no dia seguinte ou jamais ingerindo mais calorias do que necessita. Em teoria, a inclusão de um pouco de óleo de coco em sua dieta também pode prover seu cérebro com cetona. Embora o óleo de coco possa afetar os níveis de colesterol, alguns estudos sugerem que o óleo de coco virgem pode ser menos prejudicial à saúde cardiovascular do que se acreditava antes.[82][83]

- Se quiser incluir o óleo de coco em sua dieta, certifique-se de que esteja usando a forma virgem e não a processada. Comece com uma pequena quantidade todos os dias, como uma colher de sopa (após conversar com o seu médico). Cozinhar com óleo de coco virgem (em vez de seu óleo de cozinha habitual) é uma forma de incorporá-lo à sua dieta.

Óleo de peixe

O ácido docosahexaenoico, ou DHA, e o ácido eicosapentaenoico, ou EPA, provêm de peixes gordurosos e são chamados em seu conjunto de óleo de peixe ômega-3.

Um teste cego randômico com controle de placebo de doze semanas realizado com 68 jovens estudantes saudáveis de medicina descobriu que a ingestão de 2,5 g de óleo de peixe por dia (um total de 2085 mg de EPA e 348 g de DHA) reduziu os sintomas de ansiedade em 20%.[84] Ministrar 750 mg de DHA e 930 g de EPA por dia para doze jovens adultos saudáveis durante seis meses melhorou sua memória de trabalho.[85] Por fim, uma dose diária de 1,5 g de DHA e 360 g de EPA ao longo de seis semanas reduziu a percepção de estresse entre funcionários de uma universidade australiana.[86]

Talvez seja melhor consumir óleo de peixe por meio da ingestão de carne de peixe, em detrimento de suplementos de óleo. Quando uso suplementos, dou preferência aos óleos de peixe integrais, extraídos de peixes frescos, que contêm não só ômega-3, mas também outros ingredientes que costumam "encapsular" a gordura ômega-3 no interior do animal, na esperança de que isso minimize o risco de oxidação. Os suplementos de óleo de peixe são mais bem absorvidos quando ingeridos com comidas que contêm gordura.[87][88][89][90]

A questão do colesterol HDL

O colesterol no seu sangue se organiza de diversas maneiras, e uma espiada nesse "padrão" de organização pode nos dar algumas pistas sobre a nossa saúde em geral e a nossa suscetibilidade a doenças. As formas de organização incluem acrônimos como LDL-c, LDL-P, CLDL-c, não HDL--c, HDL-c e HDL-p. Tendemos a associar os níveis de colesterol em nosso sangue com o risco de doenças cardíacas, mas um desses marcadores, o colesterol HDL, ou HDL-c, também pode estar relacionado à resistência ao estresse.

Há algumas evidências de que a depressão pode estar associada a níveis menores de HDL-c.[91][92] Pessoas submetidas a tratamentos bem-sucedidos contra a depressão podem apresentar elevação em seus níveis de colesterol no sangue.[93] Em um estudo, vinte jovens voluntários foram sujeitos a uma dieta rica em gorduras durante um mês, e então metade deles mudou para uma dieta pobre em calorias. Os que ingeriram menos gordura relataram se sentir mais tensos e ansiosos do que antes. Exames de sangue revelaram que seus níveis de HDL haviam caído. Aqueles que ingeriam mais gorduras se sentiram *menos* tensos e ansiosos, e seu nível de HDL aumentou.[94]

As fibras alimentares estão associadas a níveis mais elevados de HDL-c, sobretudo em casos de resistência à insulina.[95] A exclusão de todos os carboidratos refinados de uma dieta e a substituição de uma "dieta típica norte-americana" por uma dieta de "estilo mediterrâneo", em que a manteiga e a gordura animal são substituídas pela gordura do óleo de oliva e de abacates, pode elevar os níveis de HDL-c.[96][97] Um estudo realizado na Espanha demonstrou que o óleo extravirgem de coco eleva os níveis de HDL-c sem trazer efeitos negativos, contanto que a dieta seja saudável de modo geral.[98] A principal gordura no óleo de coco, o ácido láurico, pode elevar tanto os níveis de colesterol HDL como os de LDL, mas seus efeitos sobre o HDL-c podem ser maiores.[99][100][101]

- Coma mais fibras alimentares.
- Substitua a manteiga por óleo de oliva extravirgem.

Você não deve fazer nada para tentar aumentar seu nível de HDL-c no sangue se ele já estiver dentro do espectro considerado normal e saudável, porque um nível excessivo de HDL-c pode ser sinal de problemas. Por favor, converse com seu médico antes de fazer qualquer mudança em sua dieta.

Vitaminas

Vitaminas B

Ingerir vitaminas B por apenas três meses reduz de forma significativa o estresse que você sente no trabalho.[102] Elas agem contra a depressão e contra a fadiga mental e melhoram o humor e a performance cognitiva.[103][104][105][106] Em geral, quando você as compra na forma de suplemento vitamínico, elas vêm num conjunto chamado vitaminas do complexo B. Certifique-se de que o complexo inclua B12.[107][108] *As vitaminas B podem funcionar bem se você também estiver ingerindo uma boa dose de óleo de peixe com ômega-3.*[109] Uma parece precisar da outra. Elas trabalham em equipe.

Vitamina D

A vitamina D tem muitos papéis na saúde cerebral e pode melhorar a memória.[110][111][112][113][114][115][116][117] Em um pequeno experimento que modificou o estilo de vida de um pequeno grupo de pessoas com danos cognitivos moderados para tentar reverter a perda de memória, a ingestão de 2.000 UI (unidades internacionais) de vitamina D por dia foi indicada a muitos dos participantes como parte do protocolo.[118]

Índices elevados de vitamina D no sangue estão associados a:

- menos depressão;
- maior capacidade de tolerar o estresse mental;
- melhor cognição.

A vitamina D é adquirida através de exposição ao sol. Utilizar protetor solar com FPS 15 pode reduzir a capacidade da pele de produzir vitamina D em cerca de 95%. Portanto, se seu objetivo ao tomar sol é obter vitamina D, pode ser melhor expor a pele diretamente ao sol por um breve período, seja no início do dia ou no fim da tarde, a depender de onde você mora, para não correr o risco de se queimar.[119] Uma boa ideia é fazer um exame de seus índices de vitamina D (sérum 25 – hidroxivitamina D) e procurar um nível entre o ponto médio e a metade superior do espectro recomendável.

Se você não conseguir repor seus níveis de vitamina D com a luz solar, pode adquiri-la naturalmente em alimentos. Laticínios e peixes contêm vitamina D, mas as quantidades podem variar muito. Um dos alimentos mais ricos em vitamina D é o prato conhecido como *mølje*, consumido no norte da Noruega durante os meses de inverno. O *mølje* é preparado com fígado e ovas de bacalhau, e acredita-se que ele proteja da esclerose múltipla – doença de maior incidência no sul da Noruega.

A vitamina D é solúvel em gorduras, e é melhor ingeri-la em refeições que contenham gordura.

- Certifique-se de que seu nível de vitamina D esteja entre o ponto médio e a porção superior do espectro recomendado.
- Se não for o caso, tente aumentar sua exposição ao sol de forma segura.
- Se você não tem muito acesso à luz solar e os exames de sangue indicarem que seu nível de vitamina D está baixo, cogite a possibilidade de usar um suplemento de 1.000 a 2.000 UI de vitamina D (após consultar o seu médico).

8
COMO DOMINAR A MOTIVAÇÃO

Se você estiver sendo perseguido por um leão, se sentirá motivado para correr como se a sua vida dependesse disso. Mas se você ignorasse e decidisse que não valeria a pena correr, talvez ocorresse um fim trágico. Uma resposta aguda de estresse aumenta temporariamente sua motivação e o impede de se entregar a uma situação sem uma luta. A base de funcionamento da motivação é oferecer uma recompensa que sirva de tentação para agirmos. No exemplo do leão, a recompensa é escapar das garras da morte. Agimos para fugir. Se você conseguir escapar, terá aprendido uma lição: de fato é possível escapar das garras de um leão (a recompensa) se corrermos com todas as nossas forças (a ação). Isso elimina dúvidas e aumenta a sua motivação para correr na próxima vez em que se deparar com o animal. Embora o estresse agudo aumente a nossa motivação, o estresse crônico pode acabar com ela.

No nosso cérebro existe um sistema conhecido como circuito de recompensa, que trabalha para nos incentivar a fazer coisas. Há muitas ideias distintas em relação aos mecanismos exatos por trás da recompensa e da motivação, mas uma escola de pensamento acredita que a motivação desencadeada pelas recompensas tem três componentes: *querer*, *gostar* e *aprender*.

- *Querer*: quando você *prevê* o prazer, seu circuito de recompensa é desencadeado e o motiva a alcançá-lo.
- *Gostar*: quando uma coisa, uma pessoa ou uma situação faz você *sentir* prazer, seu circuito é desencadeado.
- *Aprender*: você aprende que executar determinada ação traz prazer, e quando você sabe que executá-la novamente trará prazer.

Quando os cientistas querem induzir depressão em ratos, eles sujeitam os animais a duas formas de estresse crônico que lembram o tipo de estresse psicossocial do qual nós, humanos, sofremos no nosso cotidiano.[1] Esses dois modelos de estresse levam à *anedonia*. Anedonia é o que acontece quando deixamos de sentir prazer com coisas das quais normalmente gostamos ou quando já não temos motivação para praticar atividades que nos trariam prazer. O estresse *agudo* aumenta a nossa motivação. O estresse *crônico* pode levar à *anedonia*.

"Desamparo aprendido"

O desamparo aprendido é o processo de aprender que você não tem controle sobre a própria situação. Não importa quão desagradável ela seja, não há nada que você possa fazer para melhorar as coisas ou para escapar dela. Os ratos são submetidos a uma série incessante de pequenos choques elétricos dos quais não têm como escapar. No início, eles agem para tentar achar uma maneira de escapar. Com o tempo ficam deprimidos e desistem. Se você oferecer a esses ratos uma rota de fuga para fugir dos choques no pé, eles não a seguirão. Eles ficam quase entorpecidos frente à dor, e já não têm motivação para buscar alívio. Eles desenvolvem anedonia.

Derrota social crônica

Derrota social é a experiência de ser submetido a *bullying*, agressões e conflitos sociais. Se um rato vulnerável ficar preso por dez minutos numa gaiola ao lado de um rato agressivo todos os dias, bastarão duas semanas para que ele desenvolva depressão. Dez minutos do tempo de um rato equivale, no mínimo, a um dia de trabalho no tempo dos humanos. O rato se torna socialmente recluso e desenvolve anedonia.

A anedonia resulta de uma falha no circuito de recompensa, que provavelmente é afetado por meio de diversos canais durante situações de estresse crônico como inflamações, desajustes no relógio biológico e excesso de hormônios do estresse. Redes no nosso córtex pré-frontal estabelecem diálogo com redes no nosso circuito de recompensa, que recebem o apoio de redes em muitas outras partes do nosso cérebro (incluindo aquelas associadas ao processamento de emoções) para planejar nosso comportamento ao redor de um objetivo. Quando o estresse crônico altera o cérebro, esse complexo diálogo pode sofrer perturbações.[2]

Um estado mental normal e saudável costuma operar em três modos: um modo basal, um modo positivo (como a alegria) e um modo negativo (como a tristeza). O estado basal é neutro e é interrompido por segmentos positivos e negativos. Não podemos experimentar uma alegria profunda *o tempo todo*, mas a nossa existência é temperada por ela da mesma forma que é temperada pela tristeza profunda. Os modos positivos que envolvem prazer e alegria são propiciados pelo circuito de recompensa. Ele nos tenta em prol do prazer e nos permite desfrutar dele.

Quando uma pessoa sofre de anedonia (como o rato descrito acima), a mente opera no modo negativo com *maior* frequência e no modo positivo com *menor* frequência. Acredita-se que, em parte, o que leva a mente humana a operar menos no modo positivo sejam disfunções no sistema de recompensa. O modo negativo pode ser controlado com técnicas como a regulação emocional; contudo, resgatar a mente de um modo negativo não significa necessariamente colocá-la para funcionar no modo positivo. Uma abordagem aprofundada e personalizada pode se fazer necessária para reavivar as emoções positivas numa mente sob estresse crônico.

O tratamento da anedonia é muito desafiador. Como ela pode surgir a partir do mau funcionamento do circuito de recompensa, muitos tratamentos atuais focam na estimulação desse circuito. Uma dessas abordagens, o "Tratamento de Afeto Positivo", proposta por duas equipes da Universidade da Califórnia e da Universidade Metodista do Sul, ambas nos Estados Unidos, envolve um método de três módulos cujo foco é treinar o *querer*, o *gostar* e o *aprender*.[3] Em linhas gerais, o primeiro módulo, "agenda de eventos prazerosos", encoraja os pacientes a planejar eventos que dão prazer. Esse processo de planejamento faz com que eles *queiram* ou *anseiem* pelo evento, e esse anseio ativa o circuito de recompensa. Há evidências de que emoções positivas possam ser intensificadas por meio de reforço, e os pacientes são treinados para que pensem e saboreiem os prazeres que os eventos marcados propiciarão. O segundo módulo envolve o treinamento cognitivo e inclui técnicas para treinar os pacientes para que encontrem e apreciem fatores prazerosos em situações cotidianas e identifiquem comportamentos que lhes tragam prazer (*aprender*). O terceiro módulo foca no *gostar* e se baseia em doações e na gratidão.

Essa técnica não foi testada em casos de estresse crônico, mas há indícios de que cultivar recompensas e prazeres na nossa vida diária pode nos proteger contra o estresse crônico e seus efeitos danosos sobre o circuito de recompensa. Conforme ficamos mais e mais exaustos e o tempo parece cada vez mais curto, começamos a riscar da nossa agenda aqueles compromissos que consideramos dispensáveis. Muitas vezes, as coisas "não essenciais", como as que fazemos apenas por prazer, são as primeiras a serem cortadas. Se, quando você cai na rotina de uma vida estressante, sua vontade diminui, seus obstáculos bloqueiam sua motivação. Se deixarmos de fazer o que nos dá prazer e nos entregarmos ao estresse crônico, nosso cérebro emocionalmente hiperativo nos mergulhará na negatividade e nossa vida afundará numa espiral de melancolia.

Precisamos dar ao prazer a mesma importância que damos ao trabalho ou ao banho, ou seja, devemos reservar tempo para ele todos os dias. Nunca deixe o prazer de lado, nem o sacrifique em nome de coisas "mais importantes".

O prazer da recompensa

O compositor de musicais Robert Sherman chegou em casa um dia e descobriu que seu filho havia acabado de ser vacinado contra a poliomielite. Quando perguntou se tinha doído, seu filho respondeu que não: o médico tinha colocado o "remédio" numa colher de açúcar. Foi assim que surgiu a famosa música de Mary Poppins "A Spoonful of Sugar". Robert Sherman escreveu a letra e seu irmão compôs a melodia. No caso dos ratos, essa "colher de açúcar" pode reverter os efeitos negativos de uma experiência estressante, contanto que seja oferecida logo após a experiência, como uma recompensa pelo esforço. Em um estudo, metade de um grupo de ratos felizes foi submetida ao estresse de uma derrota social durante quatro semanas. Após esse período de quatro semanas, todos os ratos aprenderam novas tarefas espaciais, e sua capacidade de se deslocar num novo desafio foi testada. Os ratos estressados pareciam desmotivados, e tiveram pontuações muito piores nas tarefas do que os ratos que não estavam estressados. Só houve uma exceção interessante: alguns dos ratos estressados receberam uma recompensa de açúcar enquanto aprendiam as tarefas espaciais. Essa recompensa pareceu "normalizar" seu comportamento, tornando-o comparável àquele dos ratos que não estavam estressados.[4]

Esse experimento demonstra a grande importância de sentir prazer e o seu poder de nos tornar mais resistentes ao estresse.

Nunca deixe o prazer de lado, nem o sacrifique em nome de coisas "mais importantes".

Experiência de recompensa

Um estudo realizado com quase quinhentas gêmeas do sexo feminino (para descartar qualquer efeito genético) comprovou que buscar e sentir prazer em todas as oportunidades durante a nossa rotina diária pode nos tornar resistentes ao estresse.[5] Temos um "cofrinho de porquinho de prazer". Precisamos enchê-lo com o maior número possível de moedas prazerosas todos os dias. A quantidade total que poupamos é conhecida como **experiência de recompensa**. Nossa experiência de recompensa nos torna resistentes ao estresse, por mais estressante que o nosso dia tenha sido.

À luz dessas observações, você deve buscar maneiras de incorporar momentos de prazer no seu dia e encontrar as trilhas para o prazer no campo da sua vida. Algumas estratégias para aumentar ou incorporar prazer são:

- Criar "hábitos prazerosos".
- Adotar o "princípio da conclusão".
- Exercitar a plenitude.
- Rir.
- Usar a música.
- Usar a gratidão.

Criar "hábitos prazerosos"

Se você limou tanto os seus momentos de prazer que já não faz nada por mero prazer, sua "experiência de recompensa" sofrerá as consequências. Se quiser proteger o seu cérebro, você precisará começar a reincorporar hábitos que dão prazer. Você precisa criar *hábitos* que sejam páreo para a apatia e a preguiça.

Existe uma forma de terapia utilizada em casos de depressão conhecida como "Engajamento", na qual os terapeutas ajudam o paciente a escolher atividades recompensadoras, identificar os passos necessários para vivenciar cada uma delas e criar um plano de ação com passos bem definidos, além de um plano B. O terapeuta trabalha a relutância do paciente para engajá-lo ao prazer. Buscar novas deixas para formar novos hábitos, eliminar velhas deixas para se livrar dos hábitos antigos e elaborar lembretes para o prazer são táticas que ajudam a resistir a apatia.

Você pode utilizar o princípio do Engajamento da seguinte maneira: pense em três coisas que dão prazer a você. Olhe para a sua agenda e encaixe essas três coisas na sua semana. Digamos que uma dessas atividades seja uma aula de boxe à qual você deseja ir amanhã.

- Crie uma lista do plano de ação.

Não importa que isso pareça desnecessário, faça uma lista em que você precise marcar o que já fez.

1. Fazer um agendamento.
2. Pegar as luvas de boxe.
3. Preparar as roupas de boxe.

- Crie novas deixas.

Um *novo* hábito requer *novas* deixas.

1. Pendure suas luvas de boxe ao lado da televisão, de modo que elas o lembrem o tempo todo sobre a aula.
2. Coloque um alarme no seu celular.
3. Ponha suas roupas de ginástica no sofá para que você seja forçado a pegá-las todas as vezes em que se sentir tentado a sentar.

- Livre-se das deixas antigas.

Velhas deixas induzem velhos hábitos. Se você está acostumado a chegar em casa e ficar esparramado na frente da TV a noite toda, encha seu sofá com obstáculos para que você não consiga se sentar. Ao *remover* as deixas para se sentar no sofá, você remediará seu velho hábito.

Se, no dia seguinte, você pensar nas razões por que não precisa ir à aula de boxe, anote-as num "registro de pensamentos negativos". Ao lado de cada uma dessas razões, escreva contra-argumentos. Passadas algumas semanas, você fará disso um hábito.[6]

- Escolha três coisas para fazer apenas por prazer.
- Anote-as em sua agenda como prioridades.
- Escreva uma *checklist*.
- Crie deixas.
- Livre-se das antigas deixas.

Você também pode incorporar a sabedoria do primeiro módulo da abordagem "Tratamento de Afeto Positivo", descrita há pouco, rememorando os prazeres que esses compromissos deverão trazer e reforçando ao máximo suas emoções positivas.

O "Princípio da conclusão"

Completar tarefas ativa nosso circuito de recompensa. Somos programados para querer resolver situações instáveis ou inacabadas o mais rápido possível. Quando fazemos isso, sentimos prazer.

Mantenha o seu circuito de recompensa ativo enquanto trabalha
Você pode usar o princípio da conclusão para estimular o seu circuito de recompensa *e* para aumentar a sua motivação enquanto trabalha. Se você está encarando uma tarefa imensa e parece impossível completá-la, a ideia do prazer de terminá-la não servirá de motivação. A perspectiva de se sentir recompensado ao longo do caminho parecerá muito vaga. O que você pode fazer em situações como essa é se aproximar do prazer da conclusão, fazendo com que ele pareça próximo o bastante para servir de tentação. Uma forma de fazer isso é quebrar a tarefa em porções menores. Quando você conclui cada pequena porção, seus circuitos de recompensa serão ativados e sua motivação aumentará. Em seu livro *A arte de fazer acontecer* (Sextante, 2016), David Allen, especialista em produtividade, recomenda fazer com que a primeira pequena tarefa dure menos que dois minutos, porque você não irá procrastinar algo que pode ser feito em apenas dois minutos. Assim, obter a primeira dose de

prazer será fácil. A motivação é como o impulso, à medida que ele cresce, cresce também sua vontade de seguir em frente com o projeto. Sua motivação para concluir o trabalho aumenta conforme você se aproxima de completá-lo.[7] Outra maneira de usar o princípio da conclusão para se manter motivado é *jamais parar ao final de uma tarefa*. Pare logo após começar uma nova tarefa, de forma que ela permaneça incomodamente incompleta e você sinta uma necessidade urgente de completá-la quando voltar para a frente do computador.

- Divida todas tarefas ou atividades em pequenos componentes e desfrute de pequenas recompensas ao concluir cada uma delas.

Escolha formas de entretenimento que estimulem o circuito de recompensa
Filmes de suspense, partidas de futebol, romances de detetive e telenovelas nos conduzem por um labirinto de reviravoltas, surpresas e imprevisibilidade enquanto esperamos pelo desfecho. Uma teoria chamada **paradigma de transferência de excitação** postula que "a intensidade do prazer vivenciado durante a resolução depende da intensidade da tensão (negativa) vivenciada antes da resolução".[8] Composições complexas de música clássica podem desencadear os circuitos de recompensa por motivos semelhantes. O repertório nos conduz por uma jornada de síncopes imprevisíveis e ondulações tortuosas e, quando a peça finalmente termina, nos sentimos satisfeitos.

- Mergulhe com frequência em filmes de suspense ou romances policiais cativantes.
- Assistir a esportes com bola é outra boa opção!

Exercite a plenitude
Exercitar a plenitude significa prestar atenção às coisas ao seu redor em vez de seguir no piloto automático. Se você ficar atento ao seu entorno, terá mais chances de encontrar coisas que lhe propiciem momentos de curtição. Se ficar atento para o seu interior, poderá encontrar por vezes

experiências de prazer sem nem se dar conta. Por exemplo, você pode beber um copo de café enquanto analisa a tela de seu computador no trabalho, deixando assim de prestar atenção em seu sabor agradável. Se, em vez disso, você separar cinco minutos para olhar para o café e saborear o aroma e o sabor, terá cinco minutos de prazer.

- ⚡ Saia do piloto automático.
- ⚡ Tome seu café ou chá longe de sua escrivaninha. Saboreie-o.

Rir

Rir dá prazer. Há evidências de que uma única hora de risadas altas e incontidas constitui uma "terapia" e alivia os sintomas de estresse, ansiedade e depressão.[9] Fazer isso com regularidade é um excelente "pedacinho de prazer". Eu reservaria ao menos meia hora todas as noites para assistir a uma comédia na TV que o faça rir com desprendimento. Um estudo japonês observou os hábitos de riso de 20 mil pessoas com idades superiores a 65 anos. Havia uma clara relação entre a frequência do riso e a incidência de problemas cardíacos e derrames. Comparadas àquelas pessoas que riem todos os dias, as pessoas que quase não riam tinham 21% mais chances de sofrer de doenças cardíacas. No caso de derrames, o grau de incidência era ainda mais alto: 60% a mais.[10]

- ⚡ Ria sempre que possível!

Música

Você pode usar a música para preencher o seu dia com pedacinhos de prazer. Músicas prazerosas disparam seu centro de recompensa.[11]

Ouvir e prever
Nossos circuitos de recompensa ressoam com prazer quando fazemos previsões a respeito de coisas que observamos e elas se mostram verdadeiras. Ao escutar uma peça musical, você detecta seu ritmo inerente. Após identificá-lo, você esperará que haja uma batida nos locais corretos.

Cada vez que isso ocorre você se sente recompensado. Se as coisas se tornam previsíveis demais, você perde o interesse. É por isso que um metrônomo ou o tique-taque de um relógio só funcionam nos primeiros instantes. Precisamos de certa vivacidade. Uma síncope surge quando o padrão inerente de batidas numa peça musical é momentaneamente interrompido por uma batida deslocada ou ausente, forçando quem a escuta a prestar mais atenção. O excesso de síncopes pode obscurecer o ritmo inerente da peça. Com o número certo de síncopes, o público renova seu interesse, cria previsões e continua a curtir sua recompensa ao testar sua previsão a cada batida. O "legal" dessa recompensa não diminui com o tempo.

Qualquer situação que pareça entediante ou mundana pode ser evitada com músicas em que a previsão de cada batida nos mantêm motivados e as síncopes atraem nossa atenção. Ela também pode evocar a sensação de estarmos no controle – o que, como vimos, reduz o estresse. Batidas de tambor, sequências de tabla indiana ou composições ritmadas de jazz e rock são alguns exemplos que servem bem a esse propósito.

⚡ Escute as batidas de um tambor com síncopes para se manter motivado no trabalho. Boas opções são tambores taiko japoneses, tambores africanos como o djembe e a tabla indiana. Ritmos de jazz e rock também são boas escolhas.

Martelando no ritmo

Existe um grupo de artesãos em Alappuzha, em Kerala, na Índia, que inventa música enquanto constrói embarcações. Carpinteiros que trabalham em diferentes partes do barco sincronizam seus martelos e perfurações, constituindo uma gigantesca orquestra de percussão. Cada martelo cria uma nota única. Cada ferramenta tem um papel na orquestra. O carpinteiro sincroniza seu ritmo com a batida de fundo da melodia ao iniciar uma nova tarefa, e cada vez que uma nova tarefa tem início, todos escutam uma síncope. Esse cenário é muito prazeroso e mantém todos felizes e livres de estresse.

**Quanto mais forte
for o desejo de se mover
ao ritmo da música,
maior será nosso prazer
ao fazê-lo.**

O "efeito Elvis"
Como bem se sabe, Elvis Presley foi ameaçado de prisão diversas vezes no início da sua carreira devido à sua suposta incapacidade de não requebrar ao ritmo da própria música. Isso era considerado muito obsceno para o seu público, em sua maioria adolescente. A situação se tornou tão grave que, em 1956, foram emitidos previamente mandados de prisão para sua série de espetáculos na cidade de Jacksonville. A polícia formou um cordão no palco enquanto Elvis se apresentava, e câmeras vigiaram cada um de seus movimentos. Mais tarde, ele disse que, embora estivesse louco para dançar ao som da música, não podia fazer nada além de chacoalhar o dedo mindinho. Chacoalhar o mindinho ao ritmo de sua música lhe dava prazer. Ele não sabia disso à época, mas esse é um exemplo perfeito de algo conhecido como "pareamento motor-sensorial", ou o desejo desesperado que sentimos de "entrar na batida". Sincronizar nossos movimentos com um ritmo dá prazer.

A biomecânica de cada articulação do corpo humano tem um efeito sobre a frequência preferida pelo corpo – aquela em que ele se sente mais confortável para se movimentar. A melhor sensação ao caminhar se dá por volta de 120 bpm, ou 2 Hz, que pode ser encarado como o ritmo ideal de caminhada.[12] Por sinal, esse também foi o ritmo mais comum numa análise de grande escopo da música ocidental.[13] As articulações do quadril e do ombro também gostam de oscilar nessa frequência. Cotovelos, joelhos e dedos preferem se mexer mais rápido. Aparentemente, quando escutamos uma peça musical entre 3% e 15% mais rápido ou lenta que o nosso ritmo preferido, nós "queremos" sincronizar algum dos nossos movimentos com o ritmo. Quanto mais forte for o desejo de se mover ao ritmo da música, maior será nosso prazer ao fazê-lo.

> Haile Gebrselassie estabeleceu o tempo recorde de 4 minutos e 52,86 segundos nos 2 mil metros rasos em 1998. O "efeito Elvis" pode ter tido um papel nisso. Gebrselassie relatou mais tarde que havia sincronizado seu ritmo de corrida à canção "Scatman", que tocava no estádio em Birmingham, na Inglaterra, quando ele estava correndo.

Se você não encontrar a motivação para correr ou caminhar, experimente tocar uma música de ritmo marcante. Isso não apenas fará com que você se sinta bem, como também reduzirá sua percepção de esforço ao correr. Se você se exercitar em níveis leves ou moderados, a música pode fazer você se sentir até 10% menos cansado em comparação a como você se sentiria sem ela. Ela pode ajudá-lo a persistir por um período 15% superior. Estudos demonstraram que se exercitar ao som de música ritmada pode aumentar sua eficiência a tal ponto que até mesmo o consumo de oxigênio é reduzido![14] De acordo com o relatório de um grupo de especialistas, um ritmo entre 125 e 140 bpm é o ideal para motivar um exercício sincronizado numa pessoa jovem e saudável.[15]

Você pode ter uma ideia aproximada de que ritmo é esse escutando o hit "From Paris to Berlin", da banda Infernal. Quando ela toca no rádio, o ritmo é de 126 bpm; já a versão para festas apresenta 138 bpm. A popularidade dessa canção pode se dever em parte ao ritmo da batida, que entra em ressonância com a frequência do movimento humano.

♪ Caminhe, trote, corra ou dance ouvindo música sempre que puder. Se estiver na academia, observe seus movimentos no espelho e repare na sua sincronia com a música.

♪ Se precisar de motivação para sair para uma corrida, escolha uma música com letra estimulante e frequência entre 125 bpm e 140 bpm.

Passar o tempo

Músicas mais rápidas e empolgantes fazem com que o tempo passe mais devagar.[16] Uma das teorias por trás disso é que temos um relógio interno que registra o tempo. A música mais rápida passa a impressão de que o tempo correu mais rápido do que de fato foi, e acaba superestimando a passagem do tempo.[17] Você pode sentir que está esperando há uma hora quando, na realidade, só se passaram quinze minutos. Por outro lado, música lenta faz com que subestimemos o tempo, e uma hora pode passar voando no que parecem ser quinze minutos. Para fazer o tempo passar mais rápido, escute músicas lentas e relaxantes.[18]

Gratidão
Quando apreciamos alguma coisa, nos esforçamos para encará-la de modo positivo. Quando buscamos motivos para nos sentirmos gratos, desviamos o foco da nossa atenção das sensações negativas para outras, positivas, e acabamos sentindo prazer. Você pode criar um momento de prazer ao dedicar quinze minutos da sua noite a apreciar os aspectos positivos de algo, seja uma pessoa ou um evento. Pode ser algo simples, como alguém que segurou a porta do elevador enquanto você corria pelo corredor ou um elogio do guarda de segurança do prédio onde você trabalha. Concentre-se nas emoções positivas que você vivenciou durante suas interações com essa pessoa ou evento. Gastar quinze minutos a cada noite concentrado em eventos positivos que ocorreram durante o dia faz parte de uma técnica de tratamento da anedonia em pacientes com esquizofrenia.[19]

⚡ Dedique quinze minutos a cada noite para descrever e rememorar uma coisa positiva que você vivenciou naquele dia.

Prazer e dor
Neste capítulo, tentei convencê-lo da importância do prazer. Mas lembre-se: mesmo as coisas boas são ruins em excesso.

Quando o estresse da vida se torna insuportável, podemos acabar seduzidos por fontes instantâneas e poderosas de prazer. Dizemos a nós mesmos que merecemos essas "doses de prazer", justificando-as como recompensas por termos aguentado um dia ou uma semana. Elas nos catapultam para fora de um mundo cinzento e nos lançam para outro, repleto de cores. Elas nos trazem a lembrança de como é sentir euforia. Somos tão seduzidos por essa experiência que ficamos desesperados para repeti-la outra vez, só mais uma vez, *o tempo todo*.

Como o estresse crônico modifica o cérebro de tal forma que fica mais difícil sentir prazer, é inevitável que acabemos recorrendo a fontes novas e mais potentes de prazer que sejam capazes de nos puxar para fora de um turbilhão de melancolia. É assim que surgem os vícios em drogas e álcool. Drogas recreativas (como a cocaína e a anfetamina) e álcool têm um grande poder para ativar nossos circuitos de recompensa. O efeito é tão potente que acaba atraindo o usuário de volta repetidas vezes. O problema é que os sinais e os mecanismos do nosso circuito de recompensa passam a mudar, e precisamos de doses cada vez maiores da droga para repetir a sensação inicial. Por fim, mesmo nosso estado basal acaba se tornando mais desagradável do que era *antes* de começarmos a usar a droga. Passamos a buscá-la apenas para fazer com que o estado basal pareça "normal" outra vez. Se, no início, recorríamos a essas substâncias para sentir alegria, agora dependemos delas para não sentirmos tristeza.[20][21] O circuito neurológico dos vícios é complexo e envolve muitas redes e muitos mensageiros. Alguns deles se sobrepõem aos circuitos do estresse, e o vício pode piorar os efeitos do estresse crônico.

⚡ Escolha suas fontes de prazer com sabedoria, ou sua busca pelo prazer se tornará um desafio para fugir da dor.

9
COMO ALINHAR SUAS METAS DE LONGO PRAZO ÀS SUAS CRENÇAS FUNDAMENTAIS

Cerca de duas décadas atrás, o universo da ciência cerebral descobriu um paradoxo interessante. Era de esperar que o cérebro de uma pessoa relaxando com os pés em cima de uma mesa, sem nada para fazer ou com o que se preocupar, trabalharia menos que o de um matemático que está tentando resolver uma equação impossível. Mas não foi isso que Gordon Shulman, professor de neurologia da Faculdade de Medicina de Washington, descobriu.[1] Ele constatou que, quando relaxamos, nosso cérebro não fica em silêncio – na verdade, uma rede distinta no nosso cérebro se torna *mais* ativa. Sua equipe escreveu um artigo paradigmático em 2001, batizando a atividade dessa rede peculiar (que fica "ocupada" quando o cérebro "não faz nada", mas "adormece" quando o cérebro "trabalha duro") de "modo padrão" do cérebro.[2] Hoje, chamamos essa rede de "rede de modo padrão" (ou RMP).

A RMP aparece em tomografias quando pensamos em qualquer coisa que diga respeito a nós mesmos. Essa rede se espalha pela porção central do cérebro e trabalha com outras redes situadas em regiões como o hipocampo para criar uma representação autobiográfica por meio do encadeamento de memórias, experiências atuais e percepções. O resultado é uma narrativa em que somos o personagem principal. Nossa memória autobiográfica dá forma ao nosso conceito de *eu*. A RMP é análoga ao que Sigmund Freud chamou de *ego*.[3] Como as experiências moldam quem somos e as coisas nas quais acreditamos, nossos princípios fundamentais e nossa visão de nós mesmos tendem a ser moldadas pelas memórias autobiográficas e pela RMP. A memória autobiográfica contribui para a nossa percepção do "eu".

Sempre que a nossa mente fica à deriva, ela busca refúgio nos pensamentos da RMP. A RMP está sempre planejando, imaginando e projetando. Ela está envolvida em previsões e retrospectivas, usando o passado para prever o futuro. Antes de qualquer situação incerta, a RMP executa uma série de simulações a fim de nos preparar para qualquer possibilidade. Assim que nos envolvemos com algum elemento do mundo externo, nos desligamos da nossa RMP; se ficamos entediados e nossa mente se entrega a devaneios, entramos novamente em contato com ela. Se você souber regular bem as suas emoções, não der muita trela para emoções negativas e garantir momentos de prazer na sua vida cotidiana, sua memória autobiográfica ficará repleta de histórias felizes. Caso contrário, é provável que ela se incline à negatividade. Se ela tiver essa inclinação e você apresentar uma pré-disposição a devaneios, você terá maior chance de insistir em pensamentos negativos e fazer projeções negativas sempre que sua mente estiver à deriva. Isso colaborará muito para aumentar sua carga de estresse.

Existem três grandes áreas influenciadas pela RMP que podem ser manipuladas para reduzir sua carga de estresse. São elas:

- Suas crenças fundamentais;
- suas metas de longo prazo;
- sua percepção de si mesmo.

Ao contribuir com sua memória autobiográfica, a RMP molda suas crenças fundamentais e a lista de coisas de que você gosta ou não. Essas coisas entram e saem de cena conforme seus hábitos de vida. Alguns teóricos psicanalíticos, como Sigmund Freud e Carl Jung, propuseram que, quando suprimimos nossas crenças e nossos anseios mais íntimos a fim de levarmos a vida que se espera de nós, a depressão e outras doenças mentais vêm à tona.

Se sua vida ou seu trabalho não estiverem conforme suas crenças fundamentais, você ficará triste e seu nível de estresse aumentará. Em sua palestra no TEDx "First Why and Then Trust" [Questione antes, confie depois], o especialista em liderança Simon Sinek elucida como uma organização tende a prosperar quando suas crenças fundamentais se alinham com a de seus empregados. Quando ela se torna grande demais, essas crenças perdem força, e é nesse ponto (o qual Sinek chama de "a ruptura") que os empregados começam a sofrer de estresse e tristeza.

Dissonância cognitiva

Você pode sofrer de *dissonância cognitiva* ao se deparar com informações novas e comprovadas que contradizem uma de suas crenças ou ideias fundamentais, forçando-o a conviver com duas ou mais ideias conflitantes ao mesmo tempo. A dissonância cognitiva emerge a partir de inconsistências, quando o que você pensa, diz e faz são incompatíveis. A dissonância cognitiva contribui para aumentar a carga de estresse.

Ser feliz significa ter uma perfeita harmonia entre o que você diz, pensa e faz.
M. K. Gandhi

Por exemplo, você pode achar que deve passar mais tempo em casa com seu filho pequeno, mas também que trabalhar algumas horas a mais impulsionará sua carreira. Quando estiver no trabalho, você pensará que deveria estar com o seu filho, e quando estiver com o seu filho, pensará no trabalho. Sua crença fundamental na honestidade pode ser desafiada no momento em que for funcionário de uma empresa com práticas eticamente questionáveis. Ao trabalhar com a sua equipe para gerar lucros de forma desonesta, você abafa seu conflito interior. Em casos como esse, o que você pensa não está em consonância com o que você faz e diz em público. Há várias maneiras de reduzir a dissonância cognitiva.

- Você pode formular uma terceira ideia ao mesclar duas ou mais ideias conflitantes.
- Você pode mudar suas crenças fundamentais e alinhá-las ao seu modo de vida.
- Você pode mudar sua vida para alinhá-la às suas crenças fundamentais.

Se você for forçado a manter duas ideias conflitantes, precisará de uma terceira ideia capaz de reconciliá-las. Quando seres humanos pacifistas precisam matar durante tempos de guerra, eles sofrem de dissonância cognitiva. Encarar a paz mundial como um objetivo que não pode ser alcançado sem derramamento de sangue pode alinhar essas duas visões conflitantes. Muitas mães trabalhadoras reduzem a dissonância cognitiva resultante da percepção de que deveriam estar no trabalho *e* em casa com seus filhos adotando um objetivo único, mais elevado e unificante, que possa reconciliar as duas ideias. Um exemplo é encarar o próprio trabalho como uma contribuição para melhorar a igualdade de gênero no mundo do futuro, que seus filhos acabarão herdando. Deslocar o foco de si para os outros, sobretudo para *servir aos outros*, e pensar no *bem global* pode reduzir a carga de estresse.

Se você não pode mudar sua vida e ela ataca suas crenças fundamentais, você pode tentar alterar suas crenças fundamentais. O fenômeno das "uvas azedas" é um exemplo disso. Se você não consegue mudar suas crenças fundamentais, precisará mudar sua vida ou incorporar ações de realinhamento que coloquem sua vida em consonância com as suas crenças. Por exemplo, se você fez algo que *sabe* ser errado, mas não consegue admitir isso ao mundo, "confessar" o feito (em privado) alinhará o que você diz e faz com o que você pensa, ao menos por um momento. Talvez isso explique por que escrever um diário alivia o cansaço mental. Expressar seus pensamentos pode libertá-lo da dissonância cognitiva, porque o que você diz e faz ressoa em seus pensamentos. Às vezes, uma briga catártica que dê vazão aos seus ressentimentos pode fazer com que você se sinta melhor, porque isso o liberta da dissonância cognitiva causada pelo esforço de esconder o que você sente.

Músicas que acalmam uma mente em conflito
Dizem que as composições de Mozart aliviam a dissonância cognitiva, talvez porque nos ensinem a reconciliar a dissonância quando o conflito se apresenta de forma musical e o compositor nos guia até uma solução. Escutar as composições de Mozart com atenção (ou outras composições semelhantes de música clássica) por meia hora todas as noites, ou sempre que você puder, pode reduzir sua carga de dissonância cognitiva. Eu experimentaria acompanhar a música concentrado, como se você estivesse assistindo a uma performance ao vivo, e tentar se deixar levar durante essa meia hora. As músicas compostas em tom maior soam alegres; as em tons menores soam tristes.

- Preste atenção à dissonância cognitiva e busque formas de resolvê-la.
- Escute um pouco das composições de Mozart todos os dias.

Metas de longo prazo
Um bom escritor visualiza a trama de suas histórias à frente do ponto que está escrevendo. Isso o ajuda a saber para onde a personagem principal está indo. Isso dá à personagem um propósito. Conforme seu cérebro confecciona uma memória autobiográfica, executa um *planejamento autobiográfico* – ou seja, ele pensa alguns passos à frente.

Aquele que tem um porquê para viver é capaz de aguentar quase qualquer como.
Friedrich Nietzsche

Conforme avança na sua vida, você atua em duas dimensões. Uma das dimensões está relacionada ao esforço para alcançar objetivos imediatos ou de curto prazo. A outra opera num plano mais elevado. Essa dimensão envolve sua visão geral de vida, seus propósitos e seus objetivos de longo prazo. Um objetivo de longo prazo é atingido através de vários pequenos passos. Cada um desses passos é uma meta de curto prazo. Portanto, você atua numa dimensão de curto prazo enquanto avança numa dimensão de longo prazo.

Há algumas evidências de que, caso suas metas de longo prazo forem poderosas o bastante, você se torna capaz de "se elevar" acima das dificuldades e reveses de curto prazo. Se você encarar a perspectiva de aguentar um colega difícil pelos próximos três meses como um passo fundamental para conseguir o treinamento necessário às suas metas de longo prazo, terá mais chances de domar o incômodo do que se não tiver metas e precisar aguentar o colega todo santo dia sem que nada de bom venha disso.

Ter propósitos está ligado à boa saúde de modo geral, incluindo níveis mais baixos do agente inflamatório IL-6 e um menor risco de sofrer com o mal de Alzheimer, ataques cardíacos ou derrames. Homens e mulheres que sobrevivem a períodos excepcionalmente desafiadores muitas vezes relatam seu apego a uma perspectiva de longo prazo capaz de suprimir os incômodos de curto prazo. Para eles, esse é o fator que os permitiu seguir adiante. O ilustre psiquiatra, neurologista e sobrevivente do Holocausto Viktor Frankl descreveu essa ideia ao escrever: "As experiências da vida no campo de concentração mostram que os homens têm uma escolha de ação [...] tornar-se um títere das circunstâncias [...] ou persistir e lutar por um objetivo que valha a pena...".[4]

A separação entre as dimensões de curto e longo prazo também ganha ênfase nas palavras de um ex-prisioneiro da Guerra do Vietnã, James Stockdale.[5] Numa entrevista, perguntaram a ele quem não havia sobrevivido no Vietnã. Sua resposta, de partir o coração, foi: "Ah, essa é fácil: os otimistas. Ah, eram eles que diziam: 'Estaremos em casa antes do Natal'. E o Natal chegava, e o Natal passava. E, então, eles diziam: 'Estaremos em casa até a Páscoa'. E a Páscoa chegava, e a Páscoa passava. E, então, a noite de Ação de Graças, e, então, o Natal outra vez. E eles morreram de desilusão".

O humilde relato de Stockdale sugere que desviar o foco para o cenário de longo prazo pode ter ajudado as pessoas a suportar um pouco melhor as constantes decepções de curto prazo.

- Foque no panorama geral.
- Visualize e priorize uma meta de longo prazo.
- Desligue-se de sua dimensão de curto prazo e mergulhe na dimensão de longo prazo sempre que conseguir.
- Quando atingir uma meta de longo prazo, busque outra imediatamente.

Autoeficácia

Autoeficácia designa a crença de que temos a capacidade de sermos bem-sucedidos e atingir nossas metas.[6] Ela é associada de forma negativa ao estresse pós-traumático e a incômodos psicológicos em geral.[7] Acreditar nas nossas próprias habilidades se origina em parte da memória autobiográfica. Por isso, é possível incrementar a autoeficácia preenchendo nossas autobiografias com desafios que conseguimos superar. Podem ser desafios de qualquer tipo; desafios esportivos podem aumentar um sentimento de realização, e encarar desafios físicos de alta exigência complementa (em vez de prejudicar) ocupações estressantes.

✱ Atualize com frequência sua coleção de desafios superados. Os esportes são uma opção fácil e acessível.

Mentalidade de crescimento
Há duas maneiras de pensar sobre si mesmo:

1. Você não pode mudar. Você não é, nem jamais será, capaz de fazer algo.
2. Assim como uma criança, você pode "crescer" até se tornar capaz de fazer qualquer coisa. Não poder fazer algo é apenas consequência de *ainda* não ter aprendido a fazer.

Carol Dweck, professora de psicologia na Universidade Stanford cuja vasta obra sobre a teoria da inteligência desafiou as formas tradicionais de encarar a educação, as conquistas pessoais e o sucesso, chama essas duas mentalidades de "mentalidade estática" e "mentalidade de crescimento". Em seu livro *Mindset: A nova psicologia do sucesso* (Objetiva, 2017), ela descreve como trocar uma dessas mentalidades pela outra pode mudar a vida de uma pessoa drasticamente. A dra. Dweck cita os exemplos de alguns dos maiores atletas da história que, contrariando expectativas, não *nasceram*, mas *tornaram-se* talentosos. Ao encararem competidores rivais mais talentosos, sua determinação mental e sua autoconfiança os impulsionaram rumo à vitória.

Se você se ativer a uma mentalidade estática, verá a si mesmo como algo inerte, e não como alguém em estado de constante aprimoramento. Pontos fracos parecerão falhas imutáveis, e não aspectos que podem ser aperfeiçoados por meio do trabalho. Talvez você se sinta inclinado a esconder as suas fraquezas, e assim enfrentará um estresse desnecessário em todas as situações em que elas puderem vir à tona. Por outro lado, se você desenvolver uma mentalidade de crescimento, verá as suas fraquezas como um estado temporário que não reflete o seu "valor". Você se estressará menos nas situações em que as suas fraquezas forem expostas. Se você se deparar com um desfecho indesejado, adotar uma mentalidade de crescimento reduzirá a sua sensação de culpa e a sua autocomiseração. Se você não passar numa prova, não encarará o resultado como uma sentença definitiva do seu valor. Se admitir que está num estado de crescimento constante, sua resposta de estresse será menor em situações de competição ou de avaliação social, quando você sente que está sendo "julgado".

- ⚡ Adote uma mentalidade de crescimento.
- ⚡ Identifique os casos em que você se atém a uma mentalidade estática.

Autoimagem
Dada a quantidade de tempo que passamos ponderando sobre a nossa autobiografia a cada vez que o nosso pensamento voa, é importante *gostarmos* de nós mesmos. Pensamentos negativos geram mais pensamentos negativos que nos puxam para baixo num turbilhão de emoções negativas e ativam nosso cérebro emocional. Se as coisas que você faz o levam a se ver como alguém grosseiro ou "mau", você não gostará da autobiografia que está escrevendo. Por outro lado, se você acumular "boas histórias" sempre que puder, sua autobiografia brilhará de tanta autoestima. Independentemente do que os outros digam, você *saberá* que é uma boa pessoa.

O dr. J. Robert Oppenheimer se sentiu desolado quando descobriu que havia conseguido criar a primeira bomba atômica. Ele se agarrou a todas as coisas boas as quais havia feito para se lembrar de que, embora estivesse prestes a se envolver com morte e destruição – mesmo que de forma indireta –, era, acima de tudo, uma "boa pessoa". Antes do teste de Trinity, meses antes das tragédias em Hiroshima e Nagasaki, ele proferiu as seguintes palavras:

> *Na batalha, na floresta, no precipício das montanhas,*
> *Num grande mar negro, em meio a dardos e flechas,*
> *No sono, na confusão, nas profundezas da vergonha,*
> *Os bons atos que um homem realizou outrora o protegem.*
> DR. J. ROBERT OPPENHEIMER (citando Bhagavad Gita)

- Faça o bem sempre que puder.
- Se você não gosta de si mesmo, mude.

Autocompaixão

Encarar a si mesmo como uma pessoa vulnerável ou uma "criança" se mostrou uma estratégia promissora para reduzir sintomas de depressão.[8] Em um experimento, alguns voluntários com depressão severa foram induzidos a um estado de humor melancólico em laboratório lendo frases autodepreciativas (como "Me considero um fracassado"), escutando música melancólica (como "Adágio para cordas e órgão em G menor", de Tomaso Albinoni) e recebendo instruções para que se concentrassem em pensamentos negativos. Ao serem tratados com terapia cognitiva após esse episódio, a terapia funcionou melhor nos casos em que os pacientes haviam ocupado suas mentes, a priori, com pensamentos de autocompaixão. Parte das instruções fornecidas aos voluntários pelos autores do estudo eram: "Tente enxergar a si mesmo como alguém de fora, da perspectiva de um observador amigável e compassivo".

- Visualize uma cena em que você sai de seu corpo e vê a si mesmo como uma espécie de amigo bondoso.
- Permaneça em cena enquanto demonstra compaixão por si mesmo.

Última observação sobre a resiliência

A resiliência é a arte de se *reestabelecer*. O segredo para avançar no nosso mundo complexo – permeado por decepções, abalado por traumas e exaurido pelas penúrias do trabalho diário – reside num único conceito: *elasticidade*. Todas as faixas de borracha têm um limite elástico. Elas sempre voltam ao normal, a não ser que você as estique para além desse limite. Este livro demonstrou o que fazer para aumentar seu limite elástico, de modo que você possa continuar a se reestabelecer.

A história nos fornece uma antologia de casos marcantes de resistência na figura de pessoas de diversas culturas e épocas distintas. Parece haver alguns traços e padrões que ressurgem a cada história. Em 2003, a dra. Kathryn Connor e o dr. Jonathan Davidson, da Universidade Duke, estudaram diversas anedotas e criaram a "Escala de Resiliência Connor-Davidson". Com base nessa escala, alguns autores propuseram que devemos focar nas seguintes áreas através de técnicas psicoterapêuticas para cultivarmos alguns dos aspectos psicossociais da resiliência.[1]

- Otimismo;
- interpretação;
- autoimagem;
- boa forma física;
- abordagem ativa;
- relações sociais.

Otimismo
A resiliência surge quando somos otimistas em relação ao cenário geral ou ao futuro.

Os reveses que vivenciamos de vez em quando são eclipsados pelo otimismo com o futuro. Pessoas com **garra** têm metas ou esperanças inabaláveis de longo prazo que as fazem persistir, mesmo em face das inúmeras derrotas e decepções que atravancam o presente.

Interpretação

A reavaliação cognitiva reduz o desgaste emocional de uma determinada situação. Analisar os acontecimentos da perspectiva de suas ações (em vez de enxergá-los como um reflexo de si) e encarar os reveses como sinais de que você precisa crescer (e não como um atestado de fracasso) induz sua mente a interpretar os acontecimentos de forma positiva.

Autoimagem

É importante acreditar que você é uma boa pessoa e que seu código moral é sólido. Sua autoimagem deve ser adornada por lembranças de como você foi forte no passado, e, portanto, pode voltar a ser, em situações de crise.

Boa forma física

O exercício físico traz uma espécie de proteção psicológica. Se você estiver confiante quanto à sua capacidade física, terá mais chances de se sentir mentalmente confiante face a um desafio.

Abordagem ativa

Quando você se depara com um revés ou uma crise, é essencial responder de forma ativa em vez de mergulhar num estado de inércia mental. Abordagens ativas, e não passivas, conferem maior resiliência.

Relações sociais

Uma rede de relações sociais traz segurança e aceitação e pode reforçar a autoconfiança. Além disso, pode oferecer oportunidades para que conheçamos indivíduos persistentes, que podem nos servir de exemplo. A síndrome do estresse pós-traumático entre veteranos de guerra do Iraque e do Afeganistão é muitas vezes associada à falta de apoio social, ao fim de laços afetivos e à ausência de uma rede consolidada de relações sociais.

Devagar se vai ao longe
A existência humana nos conta uma história de sucessivos aprimoramentos, em que fomos nos tornando uma espécie melhor e indivíduos melhores em aproveitar ao máximo a vida com que nascemos. Conforme a vida muda de uma geração para a outra, nós também mudamos. Essa capacidade de adaptação é um indício da inteligência humana e é propiciada pela natureza plástica do nosso cérebro.

O progresso tecnológico, as mudanças na estrutura da sociedade e a globalização estão adaptando depressa a maneira como estamos vivendo. Se as mudanças ocorrem mais rápido do que o nosso ritmo de adequação, o processo é posto em risco e podemos nos adaptar mal. Essa má adaptação deixa fissuras em diversos sistemas, desde nosso circuito cerebral e nossa dinâmica hormonal até a regulação do nosso metabolismo e do sistema imunológico.

Embora seja mais fácil conquistar a resiliência por meio de um esforço conjunto, em que todos esses sistemas são trabalhados de forma simultânea, pode ser que você não consiga implementar todas as sugestões que citei neste livro de uma só vez. Por exemplo, se você for piloto de avião, sua regulação circadiana pode estar fora do seu controle. Se você for um soldado em serviço, pode ser impossível manter o tom simpático baixo. Se você trabalha com doentes terminais, a regulação emocional pode ser um desafio. Se você for caminhoneiro e dirigir por longas distâncias, talvez não possa escolher o que ou quando comer.

Controlar o que você *pode* controlar reduzirá o peso daquilo que você *não pode* controlar. Os conselhos deste livro estão aqui para servi-lo, e não para aprisioná-lo. Mesmo que você não possa fazer muita coisa, tudo ajudará para sua reserva de resiliência. Se não puder fazer tudo, faça o que puder. Isso já fará com que você chegue longe. Boa sorte!

Agradecimentos

Este livro não teria sido escrito sem o amor incondicional do meu marido, Laurent.

Faltam-me palavras para agradecer a Andrea Somberg devidamente por seu otimismo, sua energia e sua atenção extraordinárias. Apesar de estar do outro lado do mundo, Andrea sempre esteve a poucos minutos de distância deste projeto, a qualquer hora do dia e em qualquer dia do ano, prestando auxílio e dando conselhos de forma incansável sempre que precisei.

Um grande agradecimento a Marian Lizzi por seu imenso cuidado, paciência e dedicação ao editar o manuscrito. Obrigada também a Lauren Appleton, Ian Gibbs e toda a equipe da TarcherPerigee por transformar esse manuscrito num belo livro.

Agradeço a Francois Rigou por seu entusiasmo e encorajamento quando este livro ainda era só uma ideia, e por ser um leitor-teste de um dos primeiros rascunhos do manuscrito. Obrigada a Kelly Tagore por seu apoio caloroso e por seus brilhantes conselhos.

Sou muito grata a Craig Goldsmith, Rishaad Salamat e Alex Storoni pelos comentários valiosos sobre o manuscrito. Obrigada também a Greg Siegle por moldar meus conhecimentos sobre o córtex pré-frontal com sua sabedoria e a Gordon Plant pelo privilégio constante de aprender com sua genialidade.

Sou muito grata pelas xícaras de chá e pelo estímulo de todos os meus amigos maravilhosos, especialmente Pat Barech, Tali e Dan Ezra, Annie Rigou, Margaret-Mary O'Brien, Matthieu Robert, Harijs Deksnis, Andrew Edwards e Alli McCoy.

Por fim, gostaria de agradecer a Paul Hegarty, cuja força incrível diante das maiores adversidades me convenceu de que a resiliência pode ser cultivada para que possamos encarar os desafios mais difíceis.

Notas

Introdução: Desfritar um ovo
[pp. 9–18]

1 http://www.guinnessworldrecords.com/world-recordsfastest-half-marathon-barefoot-on-icesnow.
2 M. Kox, L. T. van Eijk, J. Zwaag, J. van den Wildenberg, F. C. Sweep, J. G. van der Hoeven e P. Pickkers, "Voluntary Activation of the Sympathetic Nervous System and Attenuation of the Innate Immune Response in Humans", *Proceedings of the National Academy of Sciences of the United States of America*, 111, no 20 (maio 2014), pp. 7379-84.
3 Hall da Fama da Medicina Canadense: http://cdnmedhall.org/inductees/dr-hans-selye.
4 H. Selye, *The Stress of Life* (Nova York: McGraw-Hill, 1956).
5 B. S. McEwen, "Stressed or Stressed Out: What is the Difference?", *Journal of Psychiatry and Neuroscience*, 30, nº 5 (2005), pp. 315-8.
6 Peter Sterling, "Principles of Allostasis: Optimal Design, Predictive Regulation, Pathophysiology and Rational Therapeutics", *In*: J. Schulkin (Org.), *Allostasis, Homeostasis, and the Costs of Adaptation* (Cambridge University Press, 2004).

1. Os dois lados do seu cérebro
[pp. 19–35]

1 A. Etkin, T. Egner, D. M. Peraza, E. R. Kandel e J. Hirsch, "Resolving Emotional Conflict: A Role for the Rostral Anterior Cingulate Cortex in Modulating Activity in the Amygdala", *Neuron*, 51, nº 6 (set. 2006), pp. 871-82.
2 A. Golkar, E. Johansson, M. Kasahara, W. Osika, A. Perski e I. Savic, "The Influence of Work-related Chronic Stress on the Regulation of Emotion and on Functional Connectivity in the Brain", *PLoS ONE*, 9, nº 9 (set. 2014), e104550.
3 N. Sadeh, J. M. Spielberg, M. W. Miller, W. P. Milberg, D. H. Salat, M. M. Amick, C. B. Fortier e R. E. McGlinchey, "Neurobiological Indicators of Disinhibition in Posttraumatic Stress Disorder", *Human Brain Mapping* 36, nº 8 (ago. 2015), pp. 3076-86.
4 F. Beissner, K. Meissner, K. J. Bär e V. Napadow, "The Autonomic Brain: An Activation Likelihood Estimation Meta--Analysis for Central Processing of Autonomic Function", *Journal of Neuroscience*, 33, nº 25 (jun. 2013), pp. 10503-11.
5 V. G. Macefield, C. James e L. A. Henderson, "Identification of Sites of Sympathetic Outflow at Rest and During Emotional Arousal: Concurrent Recordings of Sympathetic Nerve Activity and fMRI of the Brain", *International Journal of Psychophysiology*, 89, nº 3 (set. 2013), pp. 451-9.
6 A. F. Arnsten, "Stress Weakens Prefrontal Networks: Molecular Insults to Higher Cognition", *Nature Neuroscience* 18, nº 10 (out. 2015), pp. 1376-85, doi: 10.1038/ nn.4087.
7 I. Negrón-Oyarzo, F. Aboitiz e P. Fuentealba, "Impaired Functional Connectivity in the Prefrontal Cortex: A Mechanism for Chronic Stress-induced Neuropsychiatric

Disorders", *Neural Plasticity*, 2016 (2016): Article ID 7539065.

8 J. J. Radley, R. M. Anderson, B. A. Hamilton, J. A. Alcock e S. A. Romig-Martin, "Chronic Stress-induced Alterations of Dendritic Spine Subtypes Predict Functional Decrements in an Hypothalamo--pituitary-adrenal-inhibitory Prefrontal Circuit", *Journal of Neuroscience*, 33, nº 36 (set. 2013), pp. 14379-91.

9 Y. C. Tse, I. Montoya, A. S. Wong, A. Mathieu, J. Lissemore, D. C. Lagace e T. P. Wong, "A Longitudinal Study of Stress--induced Hippocampal Volume Changes in Mice That Are Susceptible or Resilient to Chronic Social Defeat", *Hippocampus*, 24, nº 9 (set. 2014), pp. 1120-8.

10 A. Starčević, I. Dimitrijević, M. Aksić, L. Stijak, V. Radonjić, D. Aleksić e B. Filipović, "Brain Changes in Patients with Posttraumatic Stress Disorder and Associated Alcoholism: MRI Based Study", *Psychiatria Danubina* 27, nº 1 (mar. 2015), pp. 78-83.

11 L. H. Rubin, V. J. Meyer, R. J. Conant, E. E. Sundermann, M. Wu, K. M. Weber, M. H. Cohen, D. M. Little e P. M. Maki, "Prefrontal Cortical Volume Loss is Associated with Stress-Related Deficits in Verbal Learning and Memory in HIV-infected Women", *Neurobiology of Disease* (set. 2015), pii: S0969-9961(15)30056-5.

12 A. Vyas, R. Mitra, B. S. Shankaranarayana Rao e S. Chattarji, "Chronic Stress Induces Contrasting Patterns of Dendritic Remodeling in Hippocampal and Amygdaloid Neurons", *Journal of Neuroscience*, 22 (2002), pp. 6810-8.

13 G. L. Moreno, J. Bruss e N. L. Denburg, "Increased Perceived Stress is Related to Decreased Prefrontal Cortex Volumes among Older Adults", *Journal of Clinical and Experimental Neuropsychology* (set. 2016), pp. 1-13.

14 W. C. Drevets, "Neuroimaging and Neuropathological Studies of Depression: Implications for the Cognitive-Emotional Features of Mood Disorders", *Current Opinion in Neurobiology*, 11 (2001), pp. 240-9.

15 G. Seravalle e G. Grassi, "Sympathetic Nervous System, Hypertension, Obesity and Metabolic Syndrome", *High Blood Pressure & Cardiovascular Prevention*, 23, nº 3 (set. 2016), pp. 175-9.

16 B. M. Egan, "Insulin Resistance and the Sympathetic Nervous System", *Current Hypertension Reports*, 5, nº 3 (jun. 2003), pp. 247-54.

17 V. Zotev, R. Phillips, K. D. Young, W. C. Drevets e J. Bodurka, "Prefrontal Control of the Amygdala During Real-time fMRI Neurofeedback Training of Emotion Regulation", *PLoS ONE*, 8 (2013), e79184.

18 E. Fuchs, G. Flugge e B. Czeh, "Remodeling of Neuronal Networks by Stress", *Frontiers in Bioscience*, 1, nº 11 (set. 2006), pp. 2746-58.

19 R. S. Duman, "Pathophysiology of Depression and Innovative Treatments: Remodeling Glutamatergic Synaptic Connections", *Dialogues in Clinical Neuroscience*, 16, nº 1 (mar. 2014), pp. 11-27.

20 S. L. Christiansen, K. Højgaard, O. Wiborg e E. V. Bouzinova EV, "Disturbed Diurnal Rhythm of Three Classical Phase Markers in the Chronic Mild Stress Rat Model of Depression", *Neuroscience Research*, 110 (set. 2016), pp. 43-8.

21 Y. Wu, L. Dissing-Olesen, B. A. MacVicar e B. Stevens, "Microglia: Dynamic Mediators of Synapse Development

and Plasticity", *Trends in Immunology*, 36, nº 10 (2015), pp. 605-13.
22 A. Kleinridders, H. A. Ferris, W. Cai e C. R. Kahn, "Insulin Action in Brain Regulates Systemic Metabolism and Brain Function", *Diabetes*, 63, nº 7 (jul. 2014), pp. 2232-43.
23 A. J. Loonen e S. A. Ivanova, "Circuits Regulating Pleasure and Happiness-Mechanisms of Depression", *Frontiers in Human Neuroscience*, 10, nº 10 (nov. 2016), p. 571.

2. Como manter a regulação emocional [pp. 37–66]

1 Brian M. Galla e Jeffrey J. Wood, "Trait Self-Control Predicts Adolescents' Exposure and Reactivity to Daily Stressful Events", *Journal of Personality*, 83, nº 1 (fev. 2015), pp. 69-83.
2 T. D. Wager, M. L. Davidson, B. L. Hughes, M. A. Lindquist e K. N. Ochsner, "Prefrontal-Subcortical Pathways Mediating Successful Emotional Regulation", *Neuron*, 59 (2008), pp. 1037-50.
3 E. Blix, A. Perski, H. Berglund e I. Savic, "Long-term Occupational Stress is Associated with Regional Reductions in Brain Tissue Volumes", *PLoS ONE*, 8 (2013), e64065.
4 M. Koenigs, E. D. Huey, M. Calamia, V. Raymont, D. Tranel e J. Grafman, "Distinct Regions of Prefrontal Cortex Mediate Resistance and Vulnerability to Depression", *Journal of Neuroscience*, 28 (2008), pp. 12341-8.
5 T. S. Ligeza, M. Wyczesany, A. D. Tymorek e M. Kamiński, "Interactions between the Prefrontal Cortex and Attentional Systems during Volitional Affective Regulation: An Effective Connectivity Reappraisal Study", *Brain Topography*, 29, nº 2 (mar. 2016), pp. 253-61.
6 G. Sheppes e Z. Levin, "Emotion Regulation Choice: Selecting between Cognitive Regulation Strategies to Control Emotion", *Frontiers in Human Neuroscience*, 7 (2013), p. 179.
7 R. B. Price, B. Paul, W. Schneider e G. J. Siegle, "Neural Correlates of Three Neurocognitive Intervention Strategies: A Preliminary Step Towards Personalized Treatment for Psychological Disorders", *Cognitive Therapy and Research*, 37, nº 4 (2013), pp. 657-72.
8 M. Csíkszentmihályi e J. LeFevre, "Optimal Experience in Work and Leisure", *Journal of Personality and Social Psychology*, 56, nº 5 (maio 1989), pp. 815-22.
9 A. Manna, A. Raffone, M. G. Perrucci, D. Nardo, A. Ferretti, A. Tartaro, A. Londei, C. Del Gratta, M. O. Belardinelli e G. L. Romani, "Neural Correlates of Focused Attention and Cognitive Monitoring in Meditation", *Brain Research Bulletin*, 82, nºs 1-2 (abr. 2010), pp. 46-56.
10 R. Nouchi, Y. Taki, H. Takeuchi, H. Hashizume, T. Nozawa, T. Kambara, A. Sekiguchi, C. M. Miyauchi, Y. Kotozaki, H. Nouchi e R. Kawashima, "Brain Training Game Boosts Executive Functions, Working Memory and Processing Speed in the Young Adults: A Randomized Controlled Trial", *PLOS ONE*, 8, nº 2 (2013), e55518.
11 M. Muraven, R. F. Baumeister e D. M. Tice, "Longitudinal Improvement of Self-regulation through Practise: Building Self-control through Repeated Exercise", *Journal of Social Psychology*, 139 (1999), pp. 446-57.

12 M. Muraven, "Practicing Self-control Lowers the Risk of Smoking Lapse", *Psychology of Addictive Behaviors*, 24 (2010), pp. 446-52.

13 M. Sakaki, H. J. Yoo, L. Nga, T. H. Lee, J. F. Thayer e M. Mather, "Heart Rate Variability is Associated with Amygdala Functional Connectivity with MPFC across Younger and Older Adults", *Neuroimage*, 31, nº 139 (maio 2016), pp. 44-52.

14 J. F. Thayer, A. L. Hansen, E. Saus-Rose e B. H. Johnsen, "Heart Rate Variability, Prefrontal Neural Function, and Cognitive Performance: The Neurovisceral Integration Perspective on Self-regulation, Adaptation, e Health", *Annals of Behavioral Medicine*, 37, nº 2 (abr. 2009), pp. 141-53.

15 S. C. Segerstrom e L. S. Nes, "Heart Rate Variability Reflects Self-Regulatory Strength, Effort, and Fatigue", *Psychological Science*, 18, nº 3 (mar. 2007), pp. 275-81.

16 T. F. Heatherton e D. D. Wagner, "Cognitive Neuroscience of Self-regulation Failure", *Trends in Cognitive Sciences*, 15, nº 3 (mar. 2011), pp. 132-9.

17 P. Bermudez et al., "Neuroanatomical Correlates of Musicianship as Revealed by Cortical Thickness and Voxel-based Morphometry", *Cerebral Cortex*, 19 (2009), pp. 1583-96.

18 K. Houben, F. C. Dassen e A. Jansen, "Taking Control: Working Memory Training in Overweight Individuals Increases Self-regulation of Food Intake", *Appetite*, 105 (out. 2016), pp. 567-74.

19 J. Cranwell, S. Benford, R. J. Houghton, M. Golembewksi, J. E. Fischer e M. S. Hagger, "Increasing Self-Regulatory Energy Using an Internet-based Training Application Delivered by Smartphone Technology", Cyberpsychology, *Behavior and Social Networking*, 17, nº 3 (2014), pp. 181-6.

20 M. H. Ashcraft e E. P. Kirk, "The Relationships among Working Memory, Math Anxiety, and Performance", *Journal of Experimental Psychology: General*, 130 (2001), pp. 224-37.

21 C. B. Young, S. S. Wu e V. Menon, "The Neurodevelopmental Basis of Math Anxiety", *Psychological Science*, 23 (2012), pp. 492-501.

22 I. M. Lyons e S. L. Beilock, "When Math Hurts: Math Anxiety Predicts Pain Network Activation in Anticipation of Doing Math", *PLOS ONE*, 7 (2012a), e48076.

23 A. Sarkar, A. Dowker e R. Cohen Kadosh, "Cognitive Enhancement or Cognitive Cost: Trait-Specific Outcomes of Brain Stimulation in the Case of Mathematics Anxiety", *Journal of Neuroscience*, 34.50 (2014), pp. 16605-10.

24 B. J. Casey, L. H. Somerville, I. H. Gotlib, O. Ayduk, N. T. Franklin, M. K. Askren, J. Jonides, M. G. Berman, N. L. Wilson, T. Teslovich, G. Glover, V. Zayas, W. Mischel e Y. Shoda, "Behavioral and Neural Correlates of Delay of Gratification 40 Years Later", *Proceedings of the National Academy of Sciences of the United States of America*, 108, nº 36 (set. 2011), pp. 14998-15003.

25 T. P. Alloway e J. C. Horton, "Does Working Memory Mediate the Link Between Dispositional Optimism and Depressive Symptoms?", *Applied Cognitive Psychology*, 30, nº 6 (nov.-dez. 2016), pp. 1068-72.

26 A. Curci, T. Lanciano, E. Soleti e B. Rime, "Negative Emotional Experiences Arouse Rumination and Affect Working Memory Capacity", *Emotion*, 13, n.º 5 (out. 2013), pp. 867-80.

27 L. Xiu, R. Zhou e Y. Jiang, "Working Memory Training Improves Emotion Regulation Ability: Evidence from HRV", *Physiology & Behavior*, 155 (dez. 2015), pp. 25-9.

28 S. Kühn, T. Gleich, R. C. Lorenz, U. Lindenberger e J. Gallinat, "Playing Super Mario Induces Structural Brain Plasticity: Gray Matter Changes Resulting from Training with a Commercial Video Game", *Molecular Psychiatry*, 19, n.º 2 (fev. 2014), pp. 265-71.

29 T. S. Ligeza, M. Wyczesany, A. D. Tymorek e M. Kamiński, "Interactions between the Prefrontal Cortex and Attentional Systems during Volitional Affective Regulation: An Effective Connectivity Reappraisal Study", *Brain Topography*, 29, n.º 2 (mar. 2016), pp. 253-61.

30 C. A. Ray e K. M. Hume, "Neck Afferents and Muscle Sympathetic Activity in Humans: Implications for the Vestibulosympathetic Reflex", *Journal of Applied Physiology* (1985) 84, n.º 2 (fev. 1998), pp. 450-3.

31 J. C. Geinas, K. R. Marsden, Y. C. Tzeng, J. D. Smirl, K. J. Smith, C. K. Willie, N. C. Lewis, G. Binsted, D. M. Bailey, A. Bakker, T. A. Day e P. N. Ainslie, "Influence of Posture on the Regulation of Cerebral Perfusion", *Aviation, Space, and Environmental Medicine*, 83, n.º 8 (ago. 2012), pp. 751-57.

32 L. A. Uebelacker, G. Epstein-Lubow, B. A. Gaudiano, G. Tremont, C. L. Battle e I. W. Miller, "Hatha Yoga for Depression: Critical Review of the Evidence for Efficacy, Plausible Mechanisms of Action, and Directions for Future Research", *Journal of Psychiatric Practice*, 16, n.º 1 (jan. 2010), pp. 22-33.

33 Alain, "Propos sur le bonheur", *Gallimard*, Folio Essais, 21 (1928), pp. 11-3.

34 J. A. Robinson e K. L. Swanson, "Field and Observer Modes of Remembering", *Memory*, 1, n.º 3 (set. 1993), pp. 169-84.

35 K. E. Gilbert, S. Nolen-Hoeksema e J. Gruber, "Positive Emotion Dysregulation across Mood Disorders: How Amplifying versus Dampening Predicts Emotional Reactivity and Illness Course", *Behaviour Research and Therapy*, 51, n.º 11 (nov. 2013), pp. 736-41.

36 E. Watkins, "Adaptive and Maladaptive Ruminative Self-focus during Emotional Processing", *Behaviour Research and Therapy*, 42, n.º 9 (set. 2004), pp. 1037-52.

37 J. van Lier, M. L. Moulds e F. Raes, "Abstract 'Why' Thoughts about Success Lead to Greater Positive Generalization in Sport Participants", *Frontiers in Psychology*, 6 (nov. 2015), p. 1783.

38 F. Wang, C. Wang, Q. Yin, K. Wang, D. Li, M. Mao, C. Zhu e Y. Huang, "Reappraisal Writing Relieves Social Anxiety and May be Accompanied by Changes in Frontal Alpha Asymmetry", *Frontiers in Psychology*, 21, n.º 6 (out. 2015), p. 1604.

39 R. F. Helfrich e R. T. Knight, "Oscillatory Dynamics of Prefrontal Cognitive Control", *Trends in Cognitive Science*, 20, n.º 12 (dez. 2016), pp. 916-30.

40 K. Song, M. Meng, L. Chen, K. Zhou e H. Luo, "Behavioral Oscillations in Attention: Rhythmic α Pulses Mediated Through θ Band", *Journal of Neuroscience*, 34, n.º14 (abr. 2014), pp. 4837-44.

41 H. S. Lee, A. Ghetti, A. Pinto-Duarte, X. Wang, G. Dziewczapolski, F. Galimi, S. Huitron-Resendiz, J. C. Piña-Crespo, A. J. Roberts, I. M. Verma, T. J. Sejnowski e S. F. Heinemann, "Astrocytes Contribute to Gamma Oscillations and Recognition Memory", *Proceedings of the National Academy of Sciences of the United States of America*, 111, nº 32 (ago. 2014), E3343-52.

42 P. Billeke, F. Zamorano, D. Cosmelli e F. Aboitiz, "Oscillatory Brain Activity Correlates with Risk Perception and Predicts Social Decisions", *Cerebral Cortex*, 23, nº 12 (dez. 2013), pp. 2872-780.

43 B. Voloha, T. Valiante, S. Everling e T. Womelsdorf, "Theta-gamma Coordination between Anterior Cingulate and Prefrontal Cortex Indexes Correct Attention Shifts", *Proceedings of the National Academy of Sciences of the United States of America*, 112, nº 27 (jul. 2015), pp. 8457-62.

44 M. Ertl, M. Hildebrandt, K. Ourina, G. Leicht e C. Mulert, "Emotion Regulation by Cognitive Reappraisal– The Role of Frontal Theta Oscillations", *NeuroImage*, 81 (nov. 2013), pp. 412-21.

45 R. F. Helfrich, T. R. Schneider, S. Rach, S. A. Trautmann-Lengsfeld, A. K. Engel et al., "Entrainment of Brain Oscillations by Transcranial Alternating Current Stimulation", *Current Biology*, 24 (2014), pp. 333-9.

46 M. Bonnefond e O. Jensen, "Alpha Oscillations Serve to Protect Working Memory Maintenance against Anticipated Distracters", *Current Biology*, 22 (2012), pp. 1969-74.

47 C. F. Lavallee, S. A. Koren e M. A. Persinger, "A Quantitative Electroencephalographic Study of Meditation and Binaural Beat Entrainment", *Journal of Alternative and Complementary Medicine*, 17, nº 4 (abr. 2011), pp. 351-5.

48 L. Chaieb, E. C. Wilpert, T. P. Reber e J. Fell, "Auditory Beat Stimulation and its Effects on Cognition and Mood States", *Frontiers in Psychiatry*, 6 (maio 2015), p. 70.

49 H. Wahbeh, C. Calabrese, H. Zwickey e D. Zajdel, "Binaural Beat Technology in Humans: A Pilot Study to Assess Neuropsychologic, Physiologic, and Electroencephalographic Effects", *Journal of Alternative and Complementary Medicine*, 13, nº 2 (mar. 2007), pp. 199-206.

50 R. Padmanabhan, A. J. Hildreth e D. Laws, "A Prospective, Randomised, Controlled Study Examining Binaural Beat Audio and Pre-operative Anxiety in Patients Undergoing General Anaesthesia for Day Case Surgery", *Anaesthesia*, 60, nº 9 (set. 2005), pp. 874-7.

51 P. A. McConnell, B. Froeliger, E. L. Garland, J. C. Ives e G. A. Sforzo, "Auditory Driving of the Autonomic Nervous System: Listening to Theta-frequency Binaural Beats Post-exercise Increases Parasympathetic Activation and Sympathetic Withdrawal", *Frontiers in Psychology*, 14, nº 5 (nov. 2014), p. 1248.

52 K. Unno, K. Iguchi, N. Tanida, K. Fujitani, N. Takamori, H. Yamamoto, N. Ishii, H. Nagano, T. Nagashima, A. Hara, K. Shimoi e M. Hoshino, "Ingestion of Theanine, an Amino Acid in Tea, Suppresses Psychosocial Stress in Mice", *Experimental Physiology*, 98, nº 1 (jan. 2013), pp. 290-303.

53 A. L. Lardner, "Neurobiological Effects of the Green Tea Constituent Theanine and its Potential Role in the Treatment of Psychiatric and

Neurodegenerative Disorders", *Nutritional Neuroscience*, 17, n⁰ 4 (jul. 2014), pp. 145-55.

54 D. A. Camfield, C. Stough, J. Farrimond e A. B. Scholey, "Acute Effects of Tea Constituents L-theanine, Caffeine, and Epigallocatechin Gallate on Cognitive Function and Mood: A Systematic Review and Meta-analysis", *Nutrition Reviews*, 72, n⁰ 8 (ago. 2014), pp. 507-22.

55 S. Borgwardt, F. Hammann, K. Scheffler, M. Kreuter, J. Drewe e C. Beglinger, "Neural Effects of Green Tea Extract on Dorsolateral Prefrontal Cortex", *European Journal of Clinical Nutrition*, 66, n⁰ 11 (nov. 2012), pp. 1187-92.

56 http://www.thenational.ae/news/peacefulness-through-a-bowl-of-tea.

3. Como controlar o cortisol fujão [pp. 67–90]

1 N. Skoluda, J. Strahler, W. Schlotz, L. Niederberger, S. Marques, S. Fischer, M. V. Thoma, C. Spoerri, U. Ehlert e U. M. Nater, "Intra-individual Psychological and Physiological Responses to Acute Laboratory Stressors of Different Intensity", *Psychoneuroendocrinology*, 51 (jan. 2015), pp. 227-36.

2 J. LeMoult e J. Joormann, "Depressive Rumination Alters Cortisol Decline in Major Depressive Disorder", *Biological Psychology*, 100 (jul. 2014), pp. 50-5.

3 J. F. Brosschot, W. Gerin e J. F. Thayer, "Worry and Health: The Perseverative Cognition Hypothesis", *Journal of Psychosomatic Research*, 60 (2006), pp. 113-24.

4 S. Nolen-Hoeksema, "The Role of Rumination in Depressive Disorders and Mixed Anxiety/ Depressive Symptoms", *Journal of Abnormal Psychology*, 109, n⁰ 3 (2000), pp. 504-11.

5 J. Morrow e S. Nolen-Hoeksema, "Effects of Responses to Depression on the Remediation of Depressive Affect", *Journal of Personality and Social Psychology*, 58, n⁰ 3 (1990), pp. 519-27.

6 M. Glynn, N. Christenfeld e W. Gerin, "The Role of Rumination in Recovery from Reactivity: Cardiovascular Consequences of Emotional States", *Psychosomatic Medicine*, 64, n⁰ 5 (2002), pp. 714-26.

7 W. Gerin, K. W. Davidson, N. J. S. Christenfeld, T. Goyal e J. E. Schwartz, "The Role of Angry Rumination and Distraction in Blood Pressure Recovery from Emotional Arousal", *Psychosomatic Medicine*, 68 (2006), pp. 64-72.

8 B. L. Key, T. S. Campbell, S. L. Bacon e W. Gerin, "The Influence of Trait and State Rumination on Cardiovascular Recovery from a Negative Emotional Stressor", *Journal of Behavioral Medicine*, 31 (2008), pp. 237-48.

9 D. Gianferante, M. V. Thoma, L. Hanlin et al., "Post-Stress Rumination Predicts HPA Axis Responses to Repeated Acute Stress", *Psychoneuroendocrinology*, 49 (2014), pp. 244-52, doi: 10.1016/j.psyneuen.2014.07.021.

10 R. B. Price, B. Paul, W. Schneider e G. J. Siegle, "Neural Correlates of Three Neurocognitive Intervention Strategies: A Preliminary Step Towards Personalized Treatment for Psychological Disorders", *Cognitive Therapy and Research*, 37, n⁰ 4 (ago. 2013), pp. 657-72.

11 J. Skorka-Brown, J. Andrade e J. May, "Playing 'Tetris' Reduces the Strength, Frequency and Vividness of Naturally

221

Occurring Cravings", *Appetite*, 76 (maio 2014), pp. 161-5.

12 E. E. Hill, E. Zack, C. Battaglini, M. Viru, A. Viru e A. C. Hackney, "Exercise and Circulating Cortisol Levels: The Intensity Threshold Effect", *Journal of Endocrinological Investigation*, 31, nº 7 (jul. 2008), pp. 587-91.

13 E. Puterman, A. O'Donovan, N. E. Adler, A. J. Tomiyama, M. Kemeny, O. M. Wolkowitz e E. Epel, "Physical Activity Moderates Effects of Stressor-induced Rumination on Cortisol Reactivity", *Psychosomatic Medicine*, 73, nº 7 (set. 2011), pp. 604-11.

14 B. Oneda, K. C. Ortega, J. L. Gusmao, T. G. Araújo e D. Mion, Jr., "Sympathetic Nerve Activity is Decreased during Device-guided Slow Breathing", *Hypertension Research*, 33, nº 7 (jul. 2010), pp. 708-12.

15 D. Harada, H. Asanoi, J. Takagawa, H. Ishise, H. Ueno, Y. Oda, Y. Goso, S. Joho e H. Inoue, "Slow and Deep Respiration Suppresses Steady-state Sympathetic Nerve Activity in Patients with Chronic Heart Failure: From Modeling to Clinical Application", *American Journal of Physiology-Heart and Circulatory Physiology*, 307, nº 8 (out. 2014), pp. H1159-68.

16 R. Padmanabhan, A. J. Hildreth e D. Laws, "A Prospective, Randomised, Controlled Study Examining Binaural Beat Audio and Pre-operative Anxiety in Patients Undergoing General Anaesthesia for Day Case Surgery", *Anaesthesia*, 60 (2005), pp. 874-7.

17 P. A. McConnell, B. Froeliger, E. L. Garland, J. C. Ives e G. A. Sforzo, "Auditory Driving of the Autonomic Nervous System: Listening to Theta-frequency Binaural Beats Post-Exercise Increases Parasympathetic Activation and Sympathetic Withdrawal", *Frontiers in Psychology*, 14, nº 5 (nov. 2014), p. 1248.

18 B. Gingras, G. Pohler e W. T. Fitch, "Exploring Shamanic Journeying: Repetitive Drumming with Shamanic Instructions Induces Specific Subjective Experiences but No Larger Cortisol Decrease Than Instrumental Meditation Music", *PLoS ONE*, 9, nº 7 (jul. 2014), e102103.

19 E. Largo-Wight, B. K. O'Hara e W. W. Chen, "The Efficacy of a Brief Nature Sound Intervention on Muscle Tension, Pulse Rate, and Self-reported Stress: Nature Contact Micro-break in an Office or Waiting Room", *HERD*, 10, nº 1 (out. 2016), pp. 45-51.

20 M. Annerstedt, P. Jönsson, M. Wallergård, G. Johansson, B. Karlson, P. Grahn, A. M. Hansen e P. Währborg, "Inducing Physiological Stress Recovery with Sounds of Nature in a Virtual Reality Forest – Results from a Pilot Study", *Physiology & Behavior*, 118 (jun.2013), pp. 240-50.

21 D. K. Brown, J. L. Barton e V. F. Gladwell, "Viewing Nature Scenes Positively Affects Recovery of Autonomic Function Following Acute-Mental Stress", *Environmental Science & Technology*, 47, nº 11 (2013), pp. 5562-9.

22 V. F. Gladwell, D. K. Brown, J. L. Barton, M. P. Tarvainen, P. Kuoppa, J. Pretty, J. M. Suddaby e G. R. Sandercock, "The Effects of Views of Nature on Autonomic Control", *European Journal of Applied Physiology*, 112, nº 9 (set. 2012), pp. 3379-86.

23 S. Dong e T. J. Jacob, "Combined Non--adaptive Light and Smell Stimuli Lowered

Blood Pressure, Reduced Heart Rate and Reduced Negative Affect", *Physiology & Behavior*, 156 (mar. 2016), pp. 94-105.

24 M. J. Henckens, G. A. van Wingen, M. Joels e G. Fernandez, "Time-dependent Corticosteroid Modulation of Prefrontal Working Memory Processing", *Proceedings of the National Academy of Sciences of the United States of America*, 108 (2011), pp. 5801-6.

25 K. Imai, H. Sato, M. Hori, H. Kusuoka, H. Ozaki, H. Yokoyama, H. Takeda, M. Inoue e T. Kamada, "Vagally Mediated Heart Rate Recovery after Exercise is Accelerated in Athletes but Blunted in Patients with Chronic Heart Failure", *Journal of the American College of Cardiology*, 24, n⁰ 6 (nov. 1994), pp. 1529-35.

26 T. Otsuki, S. Maeda, M. Iemitsu, Y. Saito, Y. Tanimura, J. Sugawara, R. Ajisaka e T. Miyauchi, "Postexercise Heart Rate Recovery Accelerates in Strength-trained Athletes", *Medicine & Science in Sports & Exercise*, 39, n⁰ 2 (fev. 2007), pp. 365-70.

27 M. Nakamura, K. Hayashi, K. Aizawa, N. Mesaki e I. Kono, "Effects of Regular Aerobic Exercise on Post-Exercise Vagal Reactivation in Young Female", *European Journal of Sport Science*, 13, n⁰ 6 (2013), pp. 674-80.

28 S. Seiler, O. Haugen e E. Kuffel, "Autonomic Recovery after Exercise in Trained Athletes: Intensity and Duration Effects", *Medicine & Science in Sports & Exercise* 39, n⁰ 8 (ago. 2007), pp. 1366-73.

29 J. Sugawara, H. Murakami, S. Maeda, S. Kuno e M. Matsuda, "Change in Post-Exercise Vagal Reactivation with Exercise Training and Detraining in Young Men", *European Journal of Applied Physiology*, 85, n⁰ˢ 3-4 (ago. 2001), pp. 259-63.

30 U. Rimmele, R. Seiler, B. Marti, P. H. Wirtz, U. Ehlert e M. Heinrichs, "The Level of Physical Activity Affects Adrenal and Cardiovascular Reactivity to Psychosocial Stress", *Psychoneuroendocrinology*, 34 (2009), pp. 190-8.

31 E. Zschucke, B. Renneberg, F. Dimeo, T. Wustenberg e A. Ströhle, "The Stress-buffering Effect of Acute Exercise: Evidence for HPA Axis Negative Feedback", *Psychoneuroendocrinology*, 51 (jan. 2015), pp. 414-25.

32 T. Baghurst e B. C. Kelley, "An examination of stress in college students over the course of a semester", *Health Promotion Practice*, 15, n⁰ 3 (maio 2014), pp. 438-47.

33 P. Kaikkonen, A. Nummela e H. Rusko, "Heart Rate Variability Dynamics during Early Recovery after Different Endurance Exercises", *European Journal of Applied Physiology*, 102 (2007), pp. 79-86.

34 P. Kaikkonen, H. Rusko e K. Martinma, "Post-exercise Heart Rate Variability of Endurance Athletes after Different High-intensity Exercises", *Scandinavian Journal of Medicine & Science in Sports*, 18 (2008), pp. 511-9.

35 M. M. Tanskanen, H. Kyröläinen, A. L. Uusitalo, J. Huovinen, J. Nissilä, H. Kinnunen, M. Atalay e K. Häkkinen, "Serum Sex Hormone-binding Globulin and Cortisol Concentrations Are Associated with Overreaching during Strenuous Military Training", *Journal of Strength and Conditioning Research*, 25, n⁰ 3 (mar. 2011), pp. 787-97.

36 J. L. Abelson, T. M. Erickson, S. E. Mayer, J. Crocker, H. Briggs, N. L. Lopez-Duran e I. Liberzon, "Brief Cognitive Intervention Can Modulate Neuroendocrine Stress Responses to the Trier Social Stress Test: Buffering Effects of a Compassionate Goal Orientation", *Psychoneuroendocrinology*, 44 (jun. 2014), pp. 60-70.

37 A. A. Mohammadi, S. Jazayeri, K. Khosravi-Darani, Z. Solati, N. Mohammadpour, Z. Asemi, Z. Adab, M. Djalali, M. Tehrani-Doost, M. Hosseini e S. Eghtesadi, "The Effects of Probiotics on Mental Health and Hypothalamic-pituitary-adrenal Axis: A Randomized, Double-blind, Placebo-controlled Trial in Petrochemical Workers", *Nutritional Neuroscience*, 19, nº 9 (abr. 2015), pp. 387-95.

38 T. Backes, P. Horvath e K. Kazial, "Salivary Alpha Amylase and Salivary Cortisol Response to Fluid Consumption in Exercising Athletes", *Biology of Sport*, 32, nº 4 (2015), pp. 275-80.

39 B. R. Ely, K. J. Sollanek, S. N. Cheuvront, H. R. Lieberman e R. W. Kenefick, "Hypohydration and Acute Thermal Stress Affect Mood State but Not Cognition or Dynamic Postural Balance", *European Journal of Applied Physiology*, 113, nº 4 (abr. 2013), pp. 1027-34.

40 R. Micha, P. J. Rogers e M. Nelson, "Glycaemic Index and Glycaemic Load of Breakfast Predict Cognitive Function and Mood in School Children: A Randomised Controlled Trial", *British Journal of Nutrition*, 106, nº 10 (nov. 2011), pp. 1552-61.

41 A. R. Allen, L. R. Gullixson, S. C. Wolhart, S. L. Kost, D. R. Schroeder e J. H. Eisenach, "Dietary Sodium Influences the Effect of Mental Stress on Heart Rate Variability: A Randomized Trial in Healthy Adults", *Journal of Hypertension*, 32, nº 2 (fev. 2014), pp. 374-82.

42 J. B. Beekman, M. L. Stock e T. Marcus, "Need to Belong, Not Rejection Sensitivity, Moderates Cortisol Response, Self-Reported Stress, and Negative Affect Following Social Exclusion", *Journal of Social Psychology*, 156, nº 2 (2016), pp. 131-8.

43 M. T. Bowen e I. S. McGregor, "Oxytocin and Vasopressin Modulate the Social Response to Threat: A Preclinical Study", *International Journal of Neuropsychopharmacology*, 17, nº 10 (out. 2014), pp. 1621-33.

44 M. Heinrichs, T. Baumgartner, C. Kirschbaum e U. Ehlert, "Social Support and Oxytocin Interact to Suppress Cortisol and Subjective Responses to Psychosocial Stress", *Biological Psychiatry*, 54 (2003), pp. 1389-98.

45 C. Crockford, T. Deschner, T. E. Ziegler e R. M. Wittig, "Endogenous Peripheral Oxytocin Measures Can Give Insight into the Dynamics of Social Relationships: A Review", *Frontiers in Behavioral Neuroscience*, 8 (2014), p. 68.

46 K. M. Grewen, S. S. Girdler, J. Amico e K. C. Light, "Effects of Partner Support on Resting Oxytocin, Cortisol, Norepinephrine, and Blood Pressure before and after Warm Partner Contact", *Psychosomatic Medicine*, 67, nº 4 (jul.-ago. 2005), pp. 531-8.

47 S. Ogawa, S. Kudo, Y. Kitsunai e S. Fukuchi, "Increase in Oxytocin Secretion at Ejaculation in Male", *Clinical Endocrinology*, 13 (1980), pp. 95-7.

48 M. S. Carmichael, R. Humbert, J. Dixen, G. Palmisano, W. Greenleaf e J. M. Davidson, "Plasma Oxytocin Increases in the Human Sexual Response", *Journal of*

Clinical Endocrinology & Metabolism, 64 (1987), pp. 27-31.

49 R. A. Turner, M. Altemus, T. Enos, B. Cooper e T. McGuinness, "Preliminary Research on Plasma Oxytocin in Normal Cycling Women: Investigating Emotion and Interpersonal Distress", *Psychiatry*, 62 (1999), pp. 97-113.

50 M. H. Rapaport, P. Schettler e C. Bresee, "A Preliminary Study of the Effects of Repeated Massage on Hypothalamic-pituitary-adrenal and Immune Function in Healthy Individuals: A Study of Mechanisms of Action and Dosage", *Journal of Alternative and Complementary Medicine*, 18, nº 8 (ago. 2012), pp. 789-97.

51 http://www.businessinsider.com/professional-cuddler-2014-7.

52 T. L. Kraft e S. D. Pressman, "Grin and Bear It: The Influence of Manipulated Facial Expression on the Stress Response", *Psychological Science*, 23, nº 11 (2012), pp. 1372-8.

53 S. S. Dickerson e M. E. Kemeny, "Acute Stressors and Cortisol Responses: A Theoretical Integration and Synthesis of Laboratory Research", *Psychological Bulletin*, 130 (2004), pp. 355-91.

54 Y. Yamanaka, S. Hashimoto, N. N. Takasu, Y. Tanahashi, S. Y. Nishide, S. Honma e K. Honma, "Morning and Evening Physical Exercise Differentially Regulate the Autonomic Nervous System during Nocturnal Sleep in Humans", *American Journal of Physiology – Regulatory, Integrative and Comparative Physiology*, 309, nº 9 (nov. 2015), pp. R1112-21.

55 S. Kuwahata, M. Miyata, S. Fujita, T. Kubozono, T. Shinsato, Y. Ikeda, S. Hamasaki, T. Kuwaki e C. Tei, "Improvement of Autonomic Nervous Activity by Waon Therapy in Patients with Chronic Heart Failure", *Journal of Cardiology*, 57, nº 1 (jan. 2011), pp. 100-6.

56 Y. Soejima, T. Munemoto, A. Masuda, Y. Uwatoko, M. Miyata e C. Tei, "Effects of Waon Therapy on Chronic Fatigue Syndrome: A Pilot Study", *Internal Medicine*, 54, nº 3 (2015), pp. 333-8.

57 G. Kanji, M. Weatherall, R. Peter, G. Purdie e R. Page, "Efficacy of Regular Sauna Bathing for Chronic Tension-type Headache: A Randomized Controlled Study", *Journal of Alternative and Complementary Medicine*, 21, nº 2 (fev. 2015), pp. 103-9.

58 J. H. Fowler e N. A. Christakis, "Dynamic Spread of Happiness in a Large Social Network: Longitudinal Analysis over 20 Years in the Framingham Heart Study", *British Medical Journal*, 337 (dez. 2008), p. a2338.

59 O. A. Coubard, "An Integrative Model for the Neural Mechanism of Eye Movement Desensitization and Reprocessing (EMDR)", *Frontiers in Behavioral Neuroscience*, 10 (2016), p. 52.

60 https://www.youtube.com/watch?v=nylajeG6uFY. Acesso em: 5 ago. 2016.

61 C. Acarturk, E. Konuk, M. Cetinkaya, I. Senay, M. Sijbrandij, B. Gulen e P. Cuijpers, "The Efficacy of Eye Movement Desensitization and Reprocessing for Post-traumatic Stress Disorder and Depression among Syrian Refugees: Results of a Randomized Controlled Trial", *Psychological Medicine*, 46, nº 12 (set. 2016), pp. 2583-93.

62 M. Maroufi, S. Zamani, Z. Izadikhah, M. Marofi e P. O'Connor, "Investigating the Effect of Eye Movement

Desensitization and Reprocessing (EMDR) on Postoperative Pain Intensity in Adolescents Undergoing Surgery: A Randomized Controlled Trial", *Journal of Advanced Nursing*, 72, nº 9 (set. 2016), pp. 2207-17.

63 R. N. McLay, J. A. Webb-Murphy, S. F. Fesperman, E. M. Delaney, S. K. Gerard, S. C. Roesch, B. J. Nebeker, I. Pandzic, E. A. Vishnyak e S. L. Johnston, "Outcomes from Eye Movement Desensitization and Reprocessing in Active-Duty Service Members with Posttraumatic Stress Disorder", *Psychological Trauma*, 8, nº 6 (mar. 2016), pp. 702-8.

4. Como estimular o crescimento do cérebro racional [pp. 91–104]

1 M. Banasr, G. W. Valentine, X. Y. Li, S. L. Gourley, J. R. Taylor e R. S. Duman, "Chronic Unpredictable Stress Decreases Cell Proliferation in the Cerebral Cortex of the Adult Rat", *Biological Psychiatry*, 62, nº 5 (set. 2007), pp. 496-504.

2 E. Blix, A. Perski A, H. Berglund e I. Savic, "Long-term Occupational Stress is Associated with Regional Reductions in Brain Tissue Volumes", *PLOS ONE*, 8, nº 6 (jun. 2013), e64065.

3 C. D. Gipson e M. F. Olive, "Structural and Functional Plasticity of Dendritic Spines – Root or Result of Behavior?", *Genes, Brain and Behavior*, 2017, 16, nº 1 (jan. 2017), pp. 101-17.

4 V. Pinto, J. C. Costa, P. Morgado, C. Mota, A. Miranda, F. V. Bravo, T. G. Oliveira, J. J. Cerqueira e N. Sousa, "Differential Impact of Chronic Stress Along the Hippocampal Dorsal-Ventral Axis", *Brain Structure and Function*, 220, nº 2 (mar. 2015), pp. 1205-12.

5 A. Ashokan, A. Hegde e R. Mitra, "Short-term Environmental Enrichment is Sufficient to Counter Stress-Induced Anxiety and Associated Structural and Molecular Plasticity in Basolateral Amygdala", *Psychoneuroendocrinology*, 69 (jul. 2016), pp. 189-96.

6 A. N. Sharma, E. da Costa, B. F. Silva, J. C. Soares, A. F. Carvalho e J. Quevedo, "Role of Trophic Factors GDNF, IGF-1 and VEGF in Major Depressive Disorder: A Comprehensive Review of Human Studies", *Journal of Affective Disorders*, 197 (jun. 2016), pp. 9-20.

7 M. E. Maynard, C. Chung, A. Comer, K. Nelson, J. Tran, N. Werries, E. A. Barton, M. Spinetta e J. L. Leasure, "Ambient Temperature Influences the Neural Benefits of Exercise", *Behavioural Brain Research*, 299 (fev. 2016), pp. 27-31.

8 N. M. Vega-Rivera, L. Ortiz-López, A. Gómez-Sánchez, J. Oikawa-Sala, E. M. Estrada-Camarena e G. B. Ramírez-Rodríguez, "The Neurogenic Effects of an Enriched Environment and its Protection against the Behavioral Consequences of Chronic Mild Stress Persistent after Enrichment Cessation in Six-month-old Female Balb/C Mice", *Behavioural Brain Research*, 301 (mar. 2016), pp. 72-83.

9 E. Castilla-Ortega, C. Rosell-Valle, C. Pedraza, F. Rodríguez de Fonseca, G. Estivill-Torrús e L. J. Santín, "Voluntary Exercise Followed by Chronic Stress Strikingly Increases Mature Adult-born Hippocampal Neurons and Prevents Stress-induced Deficits in 'What-when-where' Memory", *Neurobiology of Learning and Memory*, 109 (mar. 2014), pp. 62-73.

10 H. van Praag, G. Kempermann e F. H. Gage, "Running Increases Cell

Proliferation and Neurogenesis in the Adult Mouse Dentate Gyrus", *Nature Neuroscience*, 2, nº 3 (mar. 1999), pp. 266-70.

11 S. A. Neeper, F. Gomez-Pinilla, J. Choi e C. W. Cotman, "Physical Activity Increases mRNA for Brain-derived Neurotrophic Factor and Nerve Growth Factor in Rat Brain", *Brain Research*, 726 (1996), pp. 49-56.

12 M. S. Nokia, S. Lensu, J. P. Ahtiainen, P. P. Johansson, L. G. Koch, S. L. Britton e H. Kainulainen, "Physical Exercise Increases Adult Hippocampal Neurogenesis in Male Rats Provided it is Aerobic and Sustained", *Journal of Physiology*, 594, nº 7 (abr. 2016), pp. 1855-73.

13 K. Inoue, M. Okamoto, J. Shibato, M. C. Lee, T. Matsui, R. Rakwal e H. Soya, "Long-term Mild, Rather than Intense, Exercise Enhances Adult Hippocampal Neurogenesis and Greatly Changes the Transcriptomic Profile of the Hippocampus", *PLOS ONE*, 10, nº 6 (jun. 2015), e0128720.

14 A. Dinoff, N. Herrmann, W. Swardfager, C. S. Liu, C. Sherman, S. Chan e K. L. Lanctôt, "The Effect of Exercise Training on Resting Concentrations of Peripheral Brain-Derived Neurotrophic Factor (BDNF): A Meta-Analysis", *PLOS ONE*, 11, nº 9 (set. 2016), e0163037.

15 K. I. Erickson, M. W. Voss, R. S. Prakash, C. Basak, A. Szabo, L. Chaddock, J. S. Kim, S. Heo, H. Alves, S. M. White, T. R. Wojcicki, E. Mailey, V. J. Vieira, S. A. Martin, B. D. Pence, J. A. Woods, E. McAuley e A. F. Kramer, "Exercise Training Increases Size of Hippocampus and Improves Memory", *Proceedings of the National Academy of Sciences of the United States of America*, 108, nº 7 (fev. 2011), pp. 3017-22.

16 C. H. Hillman, K. I. Erickson e A. F. Kramer, "Be Smart, Exercise Your Heart: Exercise Effects on Brain and Cognition", *Nature Reviews Neuroscience*, 9, nº 1 (jan. 2008), pp. 58-65.

17 M. Zagaar, A. Dao, A. Levine, I. Alhaider e K. Alkadhi, "Regular Exercise Prevents Sleep Deprivation Associated Impairment of Long-term Memory and Synaptic Plasticity in the CA1 Area of the Hippocampus", *Sleep*, 36, nº 5 (maio 2013), pp. 751-61.

18 T. Kobilo, Q. R. Liu, K. Gandhi et al., "Running is the Neurogenic and Neurotrophic Stimulus in Environmental Enrichment", *Learning & Memory*, 18 (2011), pp. 605-9.

19 G. Wagner, M. Herbsleb, F. Cruz, A. Schumann, F. Brünner, C. Schachtzabel, A. Gussew, C. Puta, S. Smesny, H. W. Gabriel, J. R. Reichenbach e K. J. Bär, "Hippocampal Structure, Metabolism, and Inflammatory Response after a 6-week Intense Aerobic Exercise in Healthy Young Adults: A Controlled Trial", *Journal of Cerebral Blood Flow & Metabolism*, 35, nº 10 (out. 2015), pp. 1570-8.

20 C. J. Heyser, E. Masliah, A. Samimi, I. L. Campbell e L. H. Gold, "Progressive Decline in Avoidance Learning Paralleled by Inflammatory Neurodegeneration in Transgenic Mice Expressing Interleukin 6 in the Brain", *Proceedings of the National Academy of Sciences of the United States of America*, 94 (1997), pp. 1500-5.

21 D. L. Gruol, "IL-6 Regulation of Synaptic Function in the CNS", *Neuropharmacology*, 96 (2015), pp. 42-54, doi:10.1016/j.neuropharm.2014.10.023.

22 M. A. Ajmone-Cat, E. Cacci e L. Minghetti, "Non Steroidal Anti-inflammatory

Drugs and Neurogenesis in the Adult Mammalian Brain", *Current Pharmaceutical Design*, 14, nº 14 (2008), pp. 1435-42.

23 K. Inoue, M. Okamoto, J. Shibato, M. C. Lee, T. Matsui, R. Rakwal e H. Soya, "Long-term Mild, Rather than Intense, Exercise Enhances Adult Hippocampal Neurogenesis and Greatly Changes the Transcriptomic Profile of the Hippocampus", *PLoS ONE*, 10, nº 6 (jun. 2015), e0128720.

24 M. E. Maynard, C. Chung, A. Comer, K. Nelson, J. Tran, N. Werries, E. A. Barton, M. Spinetta e J. L. Leasure, "Ambient Temperature Influences the Neural Benefits of Exercise", *Behavioural Brain Research*, 299 (fev. 2016), pp. 27-31.

25 G. Umschweif, D. Shabashov, A. G. Alexandrovich, V. Trembovler, M. Horowitz e E. Shohami, "Neuroprotection after Traumatic Brain Injury in Heat-acclimated Mice Involves Induced Neurogenesis and Activation of Angiotensin Receptor Type 2 Signaling", *Journal of Cerebral Blood Flow & Metabolism*, 34, nº 8 (2014), pp. 1381-90.

26 V. Bhagya, B. N. Srikumar, J. Veena e B. S. Shankaranarayana Rao, "Short-term Exposure to Enriched Environment Rescues Chronic Stress-Induced Impaired Hippocampal Synaptic Plasticity, Anxiety, and Memory Deficits", *Journal of Neuroscience Research* (nov. 2016) (epub ahead of print) doi:10.1002/jnr.23992.

27 T. Novkovic, T. Mittmann e D. Manahan-Vaughan, "BDNF Contributes to the Facilitation of Hippocampal Synaptic Plasticity and Learning Enabled by Environmental Enrichment", *Hippocampus*, 25, nº 1 (jan. 2015), pp. 1-15.

28 J. Aarse, S. Herlitze e D. Manahan-Vaughan, "The Requirement of BDNF for Hippocampal Synaptic Plasticity is Experience-dependent", *Hippocampus*, 26, nº 6 (jun. 2016), pp. 739-51.

29 A. Ashokan, A. Hegde e R. Mitra, "Short-term Environmental Enrichment is Sufficient to Counter Stress-induced Anxiety and Associated Structural and Molecular Plasticity in Basolateral Amygdala", *Psychoneuroendocrinology*, 69 (jul. 2016), pp. 189-96.

30 G. D. Clemenson e C. E. L. Stark, "Virtual Environmental Enrichment through Video Games Improves Hippocampal-Associated Memory", *Journal of Neuroscience*, 35, nº 49 (dez. 2015), pp. 16116-25.

31 S. Seinfeld, H. Figueroa, J. Ortiz-Gil e M. V. Sanchez-Vives, "Effects of Music Learning and Piano Practice on Cognitive Function, Mood and Quality of Life in Older Adults", *Frontiers in Psychology*, 4 (2013), p. 810.

32 J. Oltmanns, B. Godde, A. H. Winneke, G. Richter, C. Niemann, C. Voelcker-Rehage, K. Schömann e U. M. Staudinger, "Don't Lose Your Brain at Work – The Role of Recurrent Novelty at Work in Cognitive and Brain Aging", *Frontiers in Psychology*, 8 (2017), p. 117.

33 A. Arslan-Ergul, A. T. Ozdemir e M. M. Adams, "Aging, Neurogenesis, and Caloric Restriction in Different Model Organisms", *Aging and Disease*, 4, nº 4 (jun. 2013), pp. 221-32.

34 A. V. Witte, M. Fobker, R. Gellner, S. Knecht e A. Floel, "Caloric Restriction Improves Memory in Elderly Humans", *Proceedings of the National Academy of Sciences of the United States of America*, 106 (2009), pp. 1255-60.

35 A. K. E. Hornsby, Y. T. Redhead, D. J. Rees et al., "Short-term Calorie Restriction Enhances Adult Hippocampal Neurogenesis and Remote Fear Memory in a Ghsr-dependent Manner", *Psychoneuroendocrinology*, 63 (2016), pp. 198-207.

36 L. L. Hurley, L. Akinfiresoye, E. Nwulia, A. Kamiya, A. A. Kulkarni e Y. Tizabi, "Antidepressant-like Effects of Curcumin in WKY Rat Model of Depression is Associated with an Increase in Hippocampal BDNF", *Behavioural Brain Research*, 239 (fev. 2013), pp. 27-30.

37 D. Liu, Z. Wang, Z. Gao, K. Xie, Q. Zhang, H. Jiang e Q. Pang, "Effects of Curcumin on Learning and Memory Deficits, BDNF, and ERK Protein Expression in Rats Exposed to Chronic Unpredictable Stress", *Behavioural Brain Research*, 271 (set. 2014), pp. 116-21.

38 A. L. Lopresti, M. Maes, G. L. Maker, S. D. Hood e P. D. Drummond, "Curcumin for the Treatment of Major Depression: A Randomised, Double-blind, Placebo-controlled Study", *Journal of Affective Disorders*, 167 (2014), pp. 368-75.

39 A. L. Lopresti e P. D. Drummond, "Efficacy of Curcumin, and a Saffron/Curcumin Combination for the Treatment of Major Depression: A Randomised, Double-blind, Placebo-controlled Study", *Journal of Affective Disorders*, 207 (jan. 2017), pp. 188-96.

40 B. B. Aggarwal, W. Yuan, S. Li e S. C. Gupta, "Curcumin-free Turmeric Exhibits Anti-inflammatory and Anticancer Activities: Identification of Novel Components of Turmeric", *Molecular Nutrition & Food Research* 57, nº 9 (set. 2013), pp. 1529-42.

41 R. W. Johnson, "Feeding the Beast: Can Microglia in the Senescent Brain Be Regulated by Diet?" *Brain, Behavior, and Immunity*, 43 (jan. 2015), pp. 1-8.

42 V. Chesnokova, R. N. Pechnick e K. Wawrowsky, "Chronic Peripheral Inflammation, Hippocampal Neurogenesis, and Behavior", *Brain, Behavior, and Immunity*, 58 (nov. 2016), pp. 1-8.

43 D. Csabai, K. Csekő, L. Szaiff, Z. Varga, A. Miseta, Z. Helyes e B. Czéh, "Low Intensity, Long Term Exposure to Tobacco Smoke Inhibits Hippocampal Neurogenesis in Adult Mice", *Behavioural Brain Research*, 302 (abr. 2016), pp. 44-52.

44 Y. H. Shih, S. F. Tsai, S. H. Huang, Y. T. Chiang, M. W. Hughes, S. Y. Wu, C. W. Lee, T. T. Yang e Y. M. Kuo, "Hypertension Impairs Hippocampus-related Adult Neurogenesis, CA1 Neuron Dendritic Arborization and Long-term Memory", *Neuroscience*, 322 (fev. 2016), pp. 346-57.

5. Como ajustar seu relógio biológico [pp. 105–123]

1 M. Bellesi, L. deVivo, G. Tononi e C. Cirelli, "Effects of Sleep and Wake on Astrocytes: 896 Clues from Molecular and Ultrastructural Studies", *BMC Biology*, 13, nº 66 (2015).

2 G. Bernardi, L. Cecchetti, F. Siclari, A. Buchmann, X. Yu, G. Handjaras, M. Bellesi, E. Ricciardi, S. R. Kecskemeti, B. A. Riedner, A. L. Alexander, R. M. Benca, M. F. Ghilardi, P. Pietrini, C. Cirelli e G. Tononi, "Sleep Reverts Changes in Human Gray and White Matter Caused by Wake-dependent Training", *NeuroImage*, 129 (abr. 2016), pp. 367-77.

3 A. A. Borbely, "The S-deficiency Hypothesis of Depression and the

Two-process Model of Sleep Regulation", *Pharmacopsychiatry*, 20 (1987), pp. 23-9.
4 A. Germain e M. Dretsch, "Sleep and Resilience– A Call for Prevention and Intervention", *Sleep 39*, nº 5 (2016), pp. 963-65.
5 M. M. Menz, J. S. Rihm e C. Büchel, "REM Sleep Is Causal to Successful Consolidation of Dangerous and Safety Stimuli and Reduces Return of Fear after Extinction", *Journal of Neuroscience*, 36, nº 7 (fev. 2016), pp. 2148-60.
6 M. Razzoli, C. Karsten, J. M. Yoder, A. Bartolomucci e W. C. Engeland, "Chronic Subordination Stress Phase Advances Adrenal and Anterior Pituitary Clock Gene Rhythms", *American Journal of Physiology – Regulatory, Integrative and Comparative Physiology*, 307, nº 2 (jul. 2014), pp. R198-205.
7 Y. Tahara, T. Shiraishi, Y. Kikuchi, A. Haraguchi, D. Kuriki, H. Sasaki, H. Motohashi, T. Sakai e S. Shibata, "Entrainment of the Mouse Circadian Clock by Sub-acute Physical and Psychological Stress", *Scientific Reports*, 5 (jun. 2015), p. 11417.
8 P. D. Mavroudis, S. A. Corbett, S. E. Calvano e I. P. Androulakis, "Mathematical Modeling of Light-mediated HPA Axis Activity and Downstream Implications on the Entrainment of Peripheral Clock Genes", *Physiological Genomics*, 46, nº 20 (out. 2014), pp. 766-8.
9 P. Pezük, J. A. Mohawk, L. A. Wang e M. Menaker, "Glucocorticoids as Entraining Signals for Peripheral Circadian Oscillators", *Endocrinology*, 153, nº 10 (out. 2012), pp. 4775-83.
10 P. D. Mavroudis, J. D. Scheff, S. E. Calvano, S. F. Lowry e I. P. Androulakis, "Entrainment of Peripheral Clock Genes by Cortisol", *Physiological Genomics*, 44, nº 11 (2012), pp. 607-21.
11 L. D. Grandin, L. B. Alloy e L. Y. Abramson, "The Social Zeitgeber Theory, Circadian Rhythms, and Mood Disorders: Review and Evaluation", *Clinical Psychology Review*, 26, nº 6 (out. 2006), pp. 679-94.
12 B. Etain, V. Milhiet, F. Bellivier e M. Leboyer, "Genetics of Circadian Rhythms and Mood Spectrum Disorders", *European Neuropsychopharmacology: The Journal of the European College of Neuropsychopharmacology*, 21, nº 4 (2011), pp. S676-82.
13 P. Pevet e E. Challet, "Melatonin: Both Master Clock Output and Internal Time-giver in the Circadian Clocks Network", *Journal of Physiology – Paris*, 105, nºs 4-6 (dez. 2011), pp. 170-82.
14 E. Grossman, M. Laudon e N. Zisapel, "Effect of Melatonin on Nocturnal Blood Pressure: Meta-analysis of Randomized Controlled Trials", *Journal of Vascular Health and Risk Management*, 7 (2011), pp. 577-84.
15 F. Simko, T. Baka, L. Paulis e R. J. Reiter, "Elevated Heart Rate and Nondipping Heart Rate as Potential Targets for Melatonin: A Review", *Journal of Pineal Research*, 61, nº 2 (set. 2016), pp. 127-37.
16 M. D. Muller, C. L. Sauder e C. A. Ray, "Melatonin Attenuates the Skin Sympathetic Nerve Response to Mental Stress", *American Journal of Physiology – Heart and Circulatory Physiology*, 305, nº 9 (nov. 2013), pp. H1382-6.
17 N. Ruksee, W. Tongjaroenbuangam, T. Mahanam e P. Govitrapong, "Melatonin Pretreatment Prevented the Effect of Dexamethasone Negative Alterations on

Behavior and Hippocampal Neurogenesis in the Mouse Brain", *Journal of Steroid Biochemistry and Molecular Biology*, 143 (set. 2014), pp. 72-80.

18 F. Boulle, R. Massart, E. Stragier et al., "Hippocampal and Behavioral Dysfunctions in a Mouse Model of Environmental Stress: Normalization by Agomelatine", *Translational Psychiatry*, 4, nº 11 (2014), e485.

19 D. F. Kripke, J. A. Elliott, D. K. Welsh e S. D. Youngstedt, "Photoperiodic and Circadian Bifurcation Theories of Depression and Mania", *F1000Research*, 4 (maio 2015), p. 107.

20 T. E. Henriksen, S. Skrede, O. B. Fasmer, H. Schoeyen, I. Leskauskaite, J. Bjørke-Bertheussen, J. Assmus, B. Hamre, J. Grønli e A. Lund, "Blue-blocking Glasses as Additive Treatment for Mania: A Randomized Placebo-controlled Trial", *Bipolar Disorders*, 18, nº 3 (maio 2016), pp. 221-32.

21 A. J. Lewy, "The Dim Light Melatonin Onset, Melatonin Assays and Biological Rhythm Research in Humans", *Biological Signals and Receptors*, 8, nºs 1-2 (jan. 1999), pp. 79-83.

22 A. Wahnschaffe, S. Haedel, A. Rodenbeck et al., "Out of the Lab and into the Bathroom: Evening Short-term Exposure to Conventional Light Suppresses Melatonin and Increases Alertness Perception", *International Journal of Molecular Sciences*, 14, nº 2 (2013), pp. 2573-89.

23 T. Kozaki, A. Kubokawa, R. Taketomi e K. Hatae, "Light-Induced Melatonin Suppression at Night after Exposure to Different WavelengthComposition of Morning Light", *Neuroscience Letters*, 616 (jan. 2016), pp. 1-4.

24 V. Gabel, M. Maire, C. F. Reichert, S. L. Chellappa, C. Schmidt, V. Hommes, A. U. Viola e C. Cajochen, "Effects of Artificial Dawn and Morning Blue Light on Daytime Cognitive Performance, Well--being, Cortisol and Melatonin Levels", *Chronobiology International*, 30, nº 8 (out. 2013), pp. 988-97.

25 C. A. Czeisler, R. E. Kronauer, J. S. Allan, J. F. Duffy, M. E. Jewett, E. N. Brown e J. M. Ronda, "Bright Light Induction of Strong (Type 0) Resetting of the Human Circadian Pacemaker", *Science*, 244, nº 4910 (jun. 1989), pp. 1328-33.

26 S. J. Kim, S. Benloucif, K. J. Reid, S. Weintraub, N. Kennedy, L. F. Wolfe e P. C. Zee, "Phase-shifting Response to Light in Older Adults", *The Journal of Physiology*, 592, nº 1 (2014), pp. 189-202.

27 K. Dewan, S. Benloucif, K. Reid, L. F. Wolfe e P. C. Zee, "Light-induced Changes of the Circadian Clock of Humans: Increasing Duration is More Effective than Increasing Light Intensity", *Sleep*, 34, nº 5 (maio 2011), pp. 593-9.

28 M. Rüger, M. A. St. Hilaire, G. C. Brainard, S. B. Khalsa, R. E. Kronauer, C. A. Czeisler et al., "Human Phase Response Curve to a Single 6.5 h Pulse of Short-wavelength Light", *Journal of Physiology*, 591 (2013), pp. 353-63.

29 K. Wada, S. Yata, O. Akimitsu, M. Krejci, T. Noji, M. Nakade, H. Takeuchi e T. Harada, "A Tryptophan-rich Breakfast and Exposure to Light with Low Color Temperature at Night Improve Sleep and Salivary Melatonin Level in Japanese Students", *Journal of Circadian Rhythms*, 11 (maio 2013), p. 4.

30 H. Fukushige, Y. Fukuda, M. Tanaka, K. Inami, K. Wada, Y. Tsumura, M. Kondo, T. Harada, T. Wakamura e T. Morita, "Effects of Tryptophan-rich

Breakfast and Light Exposure during the Daytime on Melatonin Secretion at Night", *Journal of Physiological Anthropology*, 33 (nov. 2014), p. 33.

31 Y. Aguilera, M. Rebollo-Hernanz, T. Herrera, L. T. Cayuelas, P. Rodríguez--Rodríguez, Á. L. de Pablo, S. M. Arribas e M. A. Martin-Cabrejas, "Intake of Bean Sprouts Influences Melatonin and Antioxidant Capacity Biomarker Levels in Rats", *Food & Function*, 7, nº 3 (mar. 2016), pp. 1438-45.

32 G. Howatson, P. G. Bell, J. Tallent, B. Middleton, M. P. McHugh e J. Ellis, "Effect of Tart Cherry Juice (Prunus cerasus) on Melatonin Levels and Enhanced Sleep Quality", *European Journal of Nutrition* (2012), pp. 909-16.

33 A. Asher, A. Shabtay, A. Brosh, H. Eitam, R. Agmon, M. Cohen-Zinder, A. E. Zubidat e A. Haim, "'Chrono-functional Milk': The Difference between Melatonin Concentrations in Night-milk versus Day-milk under Different Night Illumination Conditions", *Chronobiology International*, 32, nº 10 (2015), pp. 1409-16.

34 R. H. Goo, J. G. Moore, E. Greenberg et al., "Circadian Variation in Gastric Emptying of Meals in Humans", *Gastroenterology*, 93 (1987), pp. 515-8.

35 S. S. Rao, P. Sadeghi, J. Beaty et al., "Ambulatory 24-h Colonic Manometry in Healthy Humans", *American Journal of Physiology-Gastrointestinal and Liver Physiology*, 280 (2001), pp. G629-G639.

36 S. S. Han, R. Zhang, R. Jain et al., "Circadian Control of Bile Acid Synthesis by a Klf15-fgf15 Axis", *Nature Communications*, 6 (2015), p. 7231.

37 A. Zarrinpar, A. Chaix, S. Yooseph et al., "Diet and Feeding Pattern Affect the Diurnal Dynamics of the Gut Microbiome", *Cell Metabolism*, 20 (2014), pp. 1006-17.

38 J. Lund, J. Arendt, S. M. Hampton, J. English e L. M. Morgan, "Postprandial Hormone and Metabolic Responses amongst Shift Workers in Antarctica", *Journal of Endocrinology*, 171, nº 3 (dez. 2001), pp. 557-64.

39 P. Rubio-Sastre, F. A. Scheer, P. Gómez-Abellán, J. A. Madrid e M. Garaulet, "Acute melatonin administration in humans impairs glucose tolerance in both the morning and evening", *Sleep*, 37, nº 10 (out. 2014), pp. 1715-9.

40 C. Vollmers, S. Gill, L. DiTacchio, S. R. Pulivarthy, H. D. Le e S. Panda, "Time of Feeding and the Intrinsic Circadian Clock Drive Rhythms in Hepatic Gene Expression", *Proceedings of the National Academy of Sciences of the United States of America*, 106, nº 50 (dez. 2009), pp. 21453-8.

41 A. Hirao, H. Nagahama, T. Tsuboi, M. Hirao, Y. Tahara e S. Shibata, "Combination of Starvation Interval and Food Volume Determines the Phase of Liver Circadian Rhythm in Per2::Luc Knock-in Mice under Two Meals per Day Feeding", *American Journal of Physiology-Gastrointestinal and Liver Physiology*, 299, nº 5 (2010), pp. G1045-53.

42 H. Kuroda, Y. Tahara, K. Saito, N. Ohnishi, Y. Kubo, Y. Seo et al., "Meal Frequency Patterns Determine the Phase of Mouse Peripheral Circadian Clocks", *Scientific Reports*, 2 (2012), p. 711.

43 R. Hara, K. Wan, H. Wakamatsu, R. Aida, T. Moriya, M. Akiyama et al., "Restricted Feeding Entrains Liver Clock without Participation of the Suprachiasmatic Nucleus", *Genes to Cells*, 6, nº 3 (2001), pp. 269-78.

44 T. Yoshizaki, Y. Tada, A. Hida, A. Sunami, Y. Yokoyama, J. Yasuda, A. Nakai, F. Togo e Y. Kawano, "Effects of Feeding Schedule Changes on the Circadian Phase of the Cardiac Autonomic Nervous System and Serum Lipid Levels", *European Journal of Applied Physiology*, 113, nº 10 (out. 2013), pp. 2603-11.

45 C. Bandín, F. A. Scheer, A. J. Luque, V. Avila-Gandía, S. Zamora, J. A. Madrid, P. Gómez-Abellán e M. Garaulet, "Meal Timing Affects Glucose Tolerance, Substrate Oxidation and Circadian-related Variables: A Randomized, Crossover Trial", *International Journal of Obesity*, 39, nº 5 (maio 2015), pp. 828-33.

46 M. Hatori, C. Vollmers, A. Zarrinpar, L. DiTacchio, E. A. Bushong, S. Gill, M. Leblanc, A. Chaix, M. Joens, J. A. Fitzpatrick, M. H. Ellisman e S. Panda, "Time-restricted Feeding without Reducing Caloric Intake Prevents Metabolic Diseases in Mice Fed a High-fat Diet", *Cell Metabolism*, 15, nº 6 (jun. 2012), pp. 848-60.

47 D. Jakubowicz, M. Barnea, J. Wainstein et al., "High Caloric Intake at Breakfast vs. Dinner Differentially Influences Weight Loss of Overweight and Obese Women", *Obesity*, 21 (2013), pp. 2504-12.

48 Y. Yamanaka, S. Hashimoto, N. N. Takasu, Y. Tanahashi, S. Y. Nishide, S. Honma e K. Honma, "Morning and Evening Physical Exercise Differentially Regulate the Autonomic Nervous System during Nocturnal Sleep in Humans", *American Journal of Physiology – Regulatory, Integrative and Comparative Physiology*, 309, nº 9 (nov. 2015), pp. R1112-21.

49 M. R. Ebben e A. J. Spielman, "The Effects of Distal Limb Warming on Sleep Latency", *International Journal of Behavioral Medicine*, 13, nº 3 (2006), pp. 221-8.

50 T. M. Burke, R. R. Markwald, A. W. McHill, E. D. Chinoy, J. A. Snider, S. C. Bessman, C. M. Jung, J. S. O'Neill e K. P. Wright Jr., "Effects of Caffeine on the Human Circadian Clock in vivo and in vitro", *Science Translational Medicine*, 7, nº 305 (set. 2015), p. 305ra146.

51 http://www.mayoclinic.org/healthy--lifestyle/nutrition-and-healthy-eating/in-depth/caffeine/art-20045678.

52 H. Slama, G. Deliens, R. Schmitz, P. Peigneux e R. Leproult, "Afternoon Nap and Bright Light Exposure Improve Cognitive Flexibility Post Lunch", *PLoS ONE*, 10, nº 5 (maio 2015), e0125359.

53 H. Baek e B. K. Min, "Blue Light Aids in Coping with the Post-lunch Dip: An EEG Study", *Ergonomics*, 58, nº 5 (2015), p. 803-10.

54 M. Takahashi e H. Arito, "Maintenance of Alertness and Performance by a Brief Nap after Lunch under Prior Sleep Deficit", *Sleep*, 23, nº 6 (set. 2000), pp. 813-9.

55 M. Takahashi, H. Fukuda e H. Arito, "Brief Naps during Post-lunch Rest: Effects on Alertness, Performance, and Autonomic Balance", *European Journal of Applied Physiology and Occupational Physiology*, 78, nº 2 (jul. 1998), pp. 93-8.

56 J. A. Groeger, J. C. Lo, C. G. Burns e D. J. Dijk, "Effects of Sleep Inertia after Daytime Naps Vary with Executive Load and Time of Day", *Behavioral Neuroscience*, 125, nº 2 (abr. 2011), pp. 252-60.

57 M. Tamaki, A. Shirota, M. Hayashi e T. Hori, "Restorative Effects of a Short Afternoon Nap (<30 min) in the Elderly on Subjective Mood, Performance and

EEG Activity", *Sleep Research Online*, 3 (2000), pp. 131-9.
58 K. Müller, L. Libuda, A. M. Terschlüsen e M. Kersting, "A Review of the Effects of Lunch on Adults' Short-term Cognitive Functioning", *Canadian Journal of Dietetic Practice and Research*, 74, nº 4 (2013), pp. 181-8.
59 L. A. Reyner, S. J. Wells, V. Mortlock e J. A. Horne, "'Post-lunch' Sleepiness during Prolonged, Monotonous Driving – Effects of Meal Size", *Physiology & Behavior*, 105, nº 4 (fev. 2012), pp. 1088-91.

6. Como acabar com as inflamações [pp. 125–156]

1 L. V. Borovikova, S. Ivanova, M. Zhang, H. Yang, G. I. Botchkina, L. R. Watkins, H. Wang, N. Abumrad, J. W. Eaton e K. J. Tracey, "Vagus Nerve Stimulation Attenuates the Systemic Inflammatory Response to Endotoxin", *Nature*, 405 (2000), pp. 458-62.
2 Ibid.
3 J. A. Sturgeon, A. Arewasikporn, M. A. Okun, M. C. Davis, A. D. Ong e A. J. Zautra, "The Psychosocial Context of Financial Stress: Implications for Inflammation and Psychological Health", *Psychosomatic Medicine*, 78, nº 2 (nov. 2015), pp. 134-43.
4 G. E. Miller, E. Chen, J. Sze, T. Marin, J. M. Arevalo, R. Doll et al., "A Functional Genomic Fingerprint of Chronic Stress in Humans: Blunted Glucocorticoid and Increased NF-kappaB Signaling", *Biological Psychiatry*, 64 (2008), pp. 266-72.
5 Z. Visnovcova, D. Mokra, P. Mikolka, M. Mestanik, A. Jurko, M. Javorka, A. Calkovska e I. Tonhajzerova, "Alterations in Vagal-immune Pathway in Long-lasting Mental Stress", *Advances in Experimental Medicine and Biology*, 832 (2015), pp. 45-50.
6 H. Besedovsky, A. del Rey, E. Sorkin e C. A. Dinarello, "Immunoregulatory Feedback between Interleukin-1 and Glucocorticoid Hormones", *Science*, 233, nº 4764 (ago. 1986), pp. 652-4.
7 Quando o nosso sistema imunológico detecta vírus e bactérias invasores, libera agentes inflamatórios. Um desses agentes é a interleucina-1, ou IL-1. A IL-1 desencadeia a liberação do hormônio do estresse cortisol ao pôr em marcha uma cadeia de comandos no sistema de estresse.
8 R. Dantzer, J. C. O'Connor, G. G. Freund, R. W. Johnson e K. W. Kelley, "From Inflammation to Sickness and Depression: When the Immune System Subjugates the Brain", *Nature Reviews Neuroscience*, 9, nº 1 (jan. 2008), pp. 46-56.
9 P. W. Gold, "The Organization of the Stress System and its Dysregulation in Depressive Illness", *Molecular Psychiatry*, 20, nº 1 (fev. 2015), pp. 32-47.
10 T. W. Pace, F. Hu e A. H. Miller, "Cytokine-Effects on Glucocorticoid Receptor Function: Relevance to Glucocorticoid Resistance and the Pathophysiology and Treatment of Major Depression", *Brain, Behavior, and Immunity*, 21 (2007), pp. 9-19.
11 C. L. Raison e A. H. Miller, "When Not Enough is Too Much: The Role of Insufficient Glucocorticoid Signaling in the Pathophysiology of Stress-related Disorders", *American Journal of Psychiatry*, 160 (2003), pp. 1554-65.
12 A. Bierhaus, J. Wolf, M. Andrassy et al., "A Mechanism Converting

Psychosocial Stress into Mononuclear Cell Activation", *Proceedings of the National Academy of Sciences of the United States of America* 100, nº 4 (2003), pp. 1920-5.

13 M. Iwata, K. T. Ota, X. Y. Li, F. Sakaue, N. Li, S. Dutheil, M. Banasr, V. Duric, T. Yamanashi, K. Kaneko, K. Rasmussen, A. Glasebrook, A. Koester, D. Song, K. A. Jones, S. Zorn, G. Smagin e R. S. Duman, "Psychological Stress Activates the Inflammasome via Release of Adenosine Triphosphate and Stimulation of the Purinergic Type 2X7 Receptor", *Biological Psychiatry*, 80, nº 1 (dez. 2015), pp. 12-22.

14 Y. Zhang, L. Liu, Y. Z. Liu, X. L. Shen, T. Y. Wu, T. Zhang, W. Wang, Y. X. Wang e C. L. Jiang, "NLRP3 Inflammasome Mediates Chronic Mild Stress-induced Depression in Mice via Neuroinflammation", *International Journal of Neuropsychopharmacology*, 18, nº 8 (jan. 2015), pii: pyv006.

15 M. Tartter, C. Hammen, J. E. Bower, P. A. Brennan e S. Cole, "Effects of Chronic Interpersonal Stress Exposure on Depressive Symptoms Are Moderated by Genetic Variation at IL6 and IL1β in Youth", *Brain, Behavior, and Immunity*, 46 (maio 2015), pp. 104-11.

16 M. Ozawa, M. Shipley, M. Kivimaki, A. Singh-Manoux e E. J. Brunner, "Dietary Pattern, Inflammation and Cognitive Decline: The Whitehall II Prospective Cohort Study", *Clinical Nutrition* (jan. 2016): pii: S0261-5614(16)00035-2.

17 C. L. Raison, L. Capuron e A. H. Miller, "Cytokines Sing the Blues: Inflammation and the Pathogenesis of Depression", *Trends in Immunology*, 27 (2006), pp. 24-31.

18 C. L. Raison, R. E. Rutherford, B. J. Woolwine et al., "A Randomized Controlled Trial of the Tumor Necrosis Factor Antagonist Infliximab for Treatment-resistant Depression: The Role of Baseline Inflammatory Biomarkers", *JAMA Psychiatry*, 70 (2013), pp. 31-41.

19 P. Yang, Z. Gao, H. Zhang, Z. Fang, C. Wu, H. Xu e Q. J. Huang, "Changes in Proinflammatory Cytokines and White Matter in Chronically Stressed Rats", *Neuropsychiatric Disease and Treatment*, 11 (mar. 2015), pp. 597-607.

20 B. Leonard e M. Maes, "Mechanistic Explanations How Cell-mediated Immune Activation, Inflammation, and Oxidative and Nitrosative Stress Pathways and Their Sequels and Concomitants Play a Role in the Pathophysiology of Unipolar Depression", *Neuroscience & Biobehavioral Reviews*, 36 (2012), pp. 764-85.

21 I. Goshen, T. Kreisel, O. Ben-Menachem-Zidon, T. Licht, J. Weidenfeld, T. Ben-Hur et al., "Brain Interleukin-1 Mediates Chronic Stress-induced Depression in Mice via Adrenocortical Activation and Hippocampal Neurogenesis Suppression", *Molecular Psychiatry*, 13 (2008), pp. 717-28.

22 J. L. Jankowsky e P. H. Patterson, "Cytokine and Growth Factor Involvement in Long-term Potentiation", *Molecular and Cellular Neuroscience*, 14, nºs 4-5 (out.-nov. 1999), pp. 273-86.

23 G. Ravaglia, P. Forti, F. Maioli, N. Brunetti, M. Martelli, L. Servadei, L. Bastagli, M. Bianchin e E. Mariani, "Serum C-reactive Protein and Cognitive Function in Healthy Elderly Italian Community Dwellers", *Journals of Gerontology Series A:*

Biological Sciences and Medical Sciences 60, nº 8 (ago. 2005), pp. 1017-21.

24 J. N. Trollor, E. Smith, E. Agars, S. A. Kuan, B. T. Baune, L. Campbell et al., "The Association between Systemic Inflammation and Cognitive Performance in the Elderly: The Sydney Memory and Ageing Study", *Age*, 34 (2012), pp. 1295-308, 10.1007/s11357-011-9301-x.

25 S. M. Heringa, E. van den Berg, Y. D. Reijmer, G. Nijpels, C. D. Stehouwer, C. G. Schalkwijk, T. Teerlink, P. G. Scheffer, K. van den Hurk, L. J. Kappelle, J. M. Dekker e G. J. Biessels, "Markers of Low-Grade Inflammation and Endothelial Dysfunction Are Related to Reduced Information Processing Speed and Executive Functioning in an Older Population – the Hoorn Study", *Psychoneuroendocrinology*, 40 (fev. 2014), pp. 108-18.

26 A. J. Ocon, "Caught in the Thickness of Brain Fog: Exploring the Cognitive Symptoms of Chronic Fatigue Syndrome", *Frontiers in Physiology*, 4 (abr. 2013), p. 63.

27 G. Lange, J. Steffener, D. B. Cook, B. M. Bly, C. Christodoulou, W. C. Liu, J. Deluca e B. H. Natelson, "Objective Evidence of Cognitive Complaints in Chronic Fatigue Syndrome: A BOLD fMRI Study of Verbal Working Memory", *Neuroimage*, 26, nº 2 (jun. 2005), pp. 513-24.

28 D. B. Cook, P. J. O'Connor, G. Lange e J. Steffener, "Functional Neuroimaging Correlates of Mental Fatigue Induced by Cognition among Chronic Fatigue Syndrome Patients and Controls", *Neuroimage*, 36, nº 1 (maio 2007), pp. 108-22.

29 G. Morris, M. Berk, K. Walder e M. Maes, "Central Pathways Causing Fatigue in Neuro-inflammatory and Autoimmune Illnesses", *BMC Medicine*, 13 (2015), p. 28, doi:10.1186/s12916-014-0259-2.

30 T. C. Theoharides, J. M. Stewart, S. Panagiotidou e I. Melamed, "Mast Cells, Brain Inflammation and Autism", *European Journal of Pharmacology* (maio 2015): pii: S0014-2999(15)00398-2.

31 T. W. Costantini, V. Bansal, C. Y. Peterson et al., "Efferent Vagal Nerve Stimulation Attenuates Gut Barrier Injury after Burn: Modulation of Intestinal Occludin Expression", *Journal of Trauma*, 68, nº 6 (2010), pp. 1349-56.

32 J. S. Grigoleit, J. S. Kullmann, O. T. Wolf, F. Hammes, A. Wegner, S. Jablonowski, H. Engler, E. Gizewski, R. Oberbeck e M. Schedlowski, "Dose-dependent Effects of Endotoxin on Neurobehavioral Functions in Humans", *PLoS ONE*, 6 (2011), e28330.

33 J. S. Kullmann, J. S. Grigoleit, P. Lichte, P. Kobbe, C. Rosenberger, C. Banner, O. T. Wolf, H. Engler, R. Oberbeck, S. Elsenbruch, U. Bingel, M. Forsting, E. R. Gizewski e M. Schedlowski, "Neural Response to Emotional Stimuli during Experimental Human Endotoxemia", *Human Brain Mapping*, 34, nº 9 (set. 2013), p. 2217-27.

34 L. Giloteaux, J. K. Goodrich, W. A. Walters, S. M. Levine, R. E. Ley e M. R. Hanson, "Reduced Diversity and Altered Composition of the Gut Microbiome in Individuals with Myalgic Encephalomyelitis/Chronic Fatigue Syndrome", *Microbiome*, 4 (2016), p. 30.

35 T. Vanuytsel, S. van Wanrooy, H. Vanheel, C. Vanormelingen, S. Verschueren, E. Houben, S. Salim Rasoel, J. Tóth, L. Holvoet, R. Farré, L. van Oudenhove, G. Boeckxstaens, K. Verbeke e J. Tack,

"Psychological Stress and Corticotropin-releasing Hormone Increase Intestinal Permeability in Humans by a Mast Cell-dependent Mechanism", *Gut*, 63, nº 8 (ago. 2014), pp. 1293-9.

36 M. Krzyzaniak, C. Peterson, W. Loomis, et al., "Postinjury Vagal Nerve Stimulation Protects against Intestinal Epithelial Barrier Breakdown", *Journal of Trauma*, 70, nº 5 (2011), pp. 1168-76, doi:10.1097/TA.0b013e318216f754.

37 J. M. Van Houten, R. J. Wessells, H. L. Lujan e S. E. DiCarlo, "My Gut Feeling Says Rest: Increased Intestinal Permeability Contributes to Chronic Diseases in High-intensity Exercisers", *Medical Hypotheses*, 85, nº 6 (dez. 2015), pp. 882-6.

38 X. Li, E. M. Kan, J. Lu, Y. Cao, R. K. Wong, A. Keshavarzian e C. H. Wilder-Smith, "Combat-training Increases Intestinal Permeability, Immune Activation and Gastrointestinal Symptoms in Soldiers", *Alimentary Pharmacology and Therapeutics*, 37, nº 8 (abr. 2013), pp. 799-809.

39 P. Schnohr, J. H. O'Keefe, J. L. Marott, P. Lange e G. B. Jensen, "Dose of Jogging and Long-term Mortality", *Journal of the American College of Cardiology*, 65 (2015), pp. 411-9.

40 S. Alfonso-Loeches, J. Ureña-Peralta, M. J. Morillo-Bargues, U. Gómez-Pinedo e C. Guerri, "Ethanol-induced TLR4/NLRP3 Neuroinflammatory Response in Microglial Cells Promotes Leukocyte Infiltration across the BBB", *Neurochemical Research*, 41, nᵒˢ 1-2 (fev. 2016), pp. 193-209.

41 V. Purohit, J. C. Bode, C. Bode, D. A. Brenner, M. A. Choudhry, F. Hamilton, Y. J. Kang, A. Keshavarzian, R. Rao, R. B. Sartor, C. Swanson e J. R. Turner, "Alcohol, Intestinal Bacterial Growth, Intestinal Permeability to Endotoxin, and Medical Consequences: Summary of a Symposium", *Alcohol*, 42, nº 5 (ago. 2008), pp. 349-61.

42 A. Keshavarzian, S. Choudhary, E. W. Holmes, S. Yong, A. Banan, S. Jakate e J. Z. Fields, "Preventing Gut Leakiness by Oats Supplementation Ameliorates Alcohol-induced Liver Damage in Rats", *Journal of Pharmacology and Experimental Therapeutics*, 299, nº 2 (nov. 2001), p. 442-8.

43 A. Mackie, N. Rigby, P. Harvey e B. Bajka, "Increasing Dietary Oat Fibre Decreases the Permeability of Intestinal Mucus", *Journal of Functional Foods*, 26 (out. 2016), pp. 418-27.

44 G. R. Swanson, A. Gorenz, M. Shaikh, V. Desai, C. Forsyth, L. Fogg, H. J. Burgess e A. Keshavarzian, "Decreased Melatonin Secretion is Associated with Increased Intestinal Permeability and Marker of Endotoxemia in Alcoholics", *American Journal of Physiology-Gastrointestinal and Liver Physiology*, 308, nº 12 (jun. 2015), pp. G1004-11.

45 S. Toden, A. R. Bird, D. L. Topping e M. A. Conlon, "Resistant Starch Prevents Colonic DNA Damage Induced by High Dietary Cooked Red Meat or Casein in Rats", *Cancer Biology & Therapy*, 5, nº 3 (mar. 2006), pp. 267-72.

46 S. Sonia, F. Witjaksono e R. Ridwan, "Effect of Cooling of Cooked White Rice on Resistant Starch Content and Glycemic Response", *Asia Pacific Journal of Clinical Nutrition*, 24, nº 4 (2015), pp. 620-5.

47 Y. Murakami, S. Tanabe e T. Suzuki, "High-fat Diet-induced Intestinal Hyperpermeability is Associated with Increased Bile Acids in the Large Intestine of Mice", *Journal of Food Science*, 81, nº 1 (jan. 2016), pp. H216-22.

48 F. Bianchini, G. Caderni, P. Dolara, L. Fantetti e D. Kriebel, "Effect of Dietary Fat, Starch and Cellulose on Fecal Bile Acids in Mice", *Journal of Nutrition*, 119, n⁰ 11 (nov. 1989), pp. 1617-24.

49 B. Benoit, P. Plaisancié, A. Geloën, M. Estienne, C. Debard, E. Meugnier, E. Loizon, P. Daira, J. Bodennec, O. Cousin, H. Vidal, F. Laugerette e M. C. Michalski, "Pasture v. Standard Dairy Cream in High--fat Diet-fed Mice: Improved Metabolic Outcomes and Stronger Intestinal Barrier", *British Journal of Nutrition*, 112, n⁰ 4 (ago. 2014), pp. 520-35.

50 J. Suez, T. Korem, D. Zeevi, G. Zilberman-Schapira, C. A. Thaiss, O. Maza, D. Israeli, N. Zmora, S. Gilad, A. Weinberger, Y. Kuperman, A. Harmelin, I. Kolodkin--Gal, H. Shapiro, Z. Halpern, E. Segal e E. Elinav, "Artificial Sweeteners Induce Glucose Intolerance by Altering the Gut Microbiota", *Nature*, 514, n⁰ 7521 (out. 2014), pp. 181-6.

51 A. Lerner e T. Matthias, "Changes in Intestinal Tight Junction Permeability Associated with Industrial Food Additives Explain the Rising Incidence of Autoimmune Disease", *Autoimmunity Reviews*, 14, n⁰ 6 (jun. 2015), pp. 479-89.

52 B. Chassaing, O. Koren, J. K. Goodrich, A. C. Poole, S. Srinivasan, R. E. Ley e A. T. Gewirtz, "Dietary Emulsifiers Impact the Mouse Gut Microbiota Promoting Colitis and Metabolic Syndrome", *Nature*, 519, n⁰ 7541 (mar. 2015), pp. 92-6.

53 N. A. Bokulich e M. J. Blaser, "A Bitter Aftertaste: Unintended Effects of Artificial Sweeteners on the Gut Microbiome", *Cell Metabolism*, 20, n⁰ 5 (nov. 2014), pp. 701-3.

54 B. Chassaing, O. Koren, J. K. Goodrich, A. C. Poole, S. Srinivasan, R. E. Ley e A. T. Gewirtz, "Dietary Emulsifiers Impact the Mouse Gut Microbiota Promoting Colitis and Metabolic Syndrome", *Nature*, 519, n⁰ 7541 (mar. 2015), pp. 92-6.

55 K. Yoshikawa, C. Kurihara, H. Furuhashi, T. Takajo, K. Maruta, Y. Yasutake, H. Sato, K. Narimatsu, Y. Okada, M. Higashiyama, C. Watanabe, S. Komoto, K. Tomita, S. Nagao, S. Miura, H. Tajiri e R. Hokari, "Psychological Stress Exacerbates NSAID-induced Small Bowel Injury by Inducing Changes in Intestinal Microbiota and Permeability via Glucocorticoid Receptor Signaling", *Journal of Gastroenterology*, 52, n⁰ 1 (abr. 2016), pp. 61-71.

56 Mackie et al., "Increasing Dietary Oat Fibre Decreases the Permeability of Intestinal Mucus", pp. 418-27.

57 A. R. Mackie, A. Macierzanka, K. Aarak, N. M. Rigby, R. Parker, G. A. Channell, S. E. Harding e B. H. Bajka, "Sodium Alginate Decreases the Permeability of Intestinal Mucus", *Food Hydrocolloids*, 52 (jan. 2016), pp. 749-55.

58 B. Wang, G. Wu, Z. Zhou, Z. Dai, Y. Sun, Y. Ji, W. Li, W. Wang, C. Liu, F. Han e Z. Wu, "Glutamine and Intestinal Barrier Function", *Amino Acids*, 47, n⁰ 10 (out. 2015), pp. 2143-54.

59 C. M. Lenders, S. Liu, D. W. Wilmore, L. Sampson, L. W. Dougherty, D. Spiegelman e W. C. Willett, "Evaluation of a Novel Food Composition Database That Includes Glutamine and Other Amino Acids Derived from Gene Sequencing Data", *European Journal of Clinical Nutrition*, 63, n⁰ 12 (dez. 2009), pp. 1433-9.

60 G. C. Sturniolo, V. Di Leo, A. Ferronato, A. D'Odorico e R. D'Inca, "Zinc Supplementation Tightens 'Leaky Gut'

in Crohn's Disease", *Inflammatory Bowel Diseases*, 7, nº 2 (2001), pp. 94-8.
61 G. C. Sturniolo, W. Fries, E. Mazzon, V. Di Leo, M. Barollo e R. D'Inca, "Effect of Zinc Supplementation on Intestinal Permeability in Experimental Colitis", *Journal of Laboratory and Clinical Medicine*, 139, nº 5 (2002), pp. 311-5.
62 E. V. Boll, L. M. Ekström, C. M. Courtin, J. A. Delcour, A. C. Nilsson, I. M. Bjorck e E. M. Östman, "Effects of Wheat Bran Extract Rich in Arabinoxylan Oligosaccharides and Resistant Starch on Overnight Glucose Tolerance and Markers of Gut Fermentation in Healthy Young Adults", *European Journal of Nutrition*, 55, nº 4 (jul. 2015), pp. 1661-70.
63 J. A. Cho e E. Park, "Curcumin Utilizes the Anti-inflammatory Response Pathway to Protect the Intestine against Bacterial Invasion", *Nutrition Research and Practice*, 9, nº 2 (abr. 2015), pp. 117-22.
64 L. Vecchi Brumatti, A. Marcuzzi, P. M. Tricarico, V. Zanin, M. Girardelli e A. M. Bianco, "Curcumin and Inflammatory Bowel Disease: Potential and Limits of Innovative Treatments", *Molecules*, 19, nº 12 (dez. 2014), pp. 21127-53.
65 A. Assa, L. Vong, L. J. Pinnell, N. Avitzur, K. C. Johnson-Henry e P. M. Sherman, "Vitamin D Deficiency Promotes Epithelial Barrier Dysfunction and Intestinal Inflammation", *Journal of Infectious Diseases*, 210, nº 8 (out. 2014), pp. 1296-305.
66 T. Raftery, A. R. Martineau, C. L. Greiller, S. Ghosh, D. McNamara, K. Bennett, J. Meddings e M. O'Sullivan, "Effects of Vitamin D Supplementation on Intestinal Permeability, Cathelicidin and Disease Markers in Crohn's Disease: Results from a Randomized Double-blind Placebo-controlled Study", *United European Gastroenterology Journal*, 3, nº 3 (jun. 2015), pp. 294-302.
67 M. Bashir, B. Prietl, M. Tauschmann et al., "Effects of High Doses of Vitamin D3 on Mucosa-associated Gut Microbiome Vary between Regions of the Human Gastrointestinal Tract", *European Journal of Nutrition*, 55 (2016), pp. 1479-89.
68 A. Reyes, M. Haynes, N. Hanson, F. E. Angly, A. C. Heath, F. Rohwer e J. I. Gordon, "Viruses in the Faecal Microbiota of Monozygotic Twins and their Mothers", *Nature*, 466, nº 7304 (jul. 2010), pp. 334-8.
69 http://www.nature.com/news/2010/100714/full/news.2010.353.html. Acesso em: 15 jul. 2016.
70 L. A. David, C. F. Maurice, R. N. Carmody et al., "Diet Rapidly and Reproducibly Alters the Human Gut Microbiome", *Nature*, 505 (2014), pp. 559-63.
71 X. Yang, E. Twitchell, G. Li, K. Wen, M. Weiss, J. Kocher, S. Lei, A. Ramesh, E. P. Ryan e L. Yuan, "High Protective Efficacy of Rice Bran against Human Rotavirus Diarrhea via Enhancing Probiotic Growth, Gut Barrier Function, and Innate Immunity", *Scientific Reports*, 5 (out. 2015), p. 15004.
72 I. Martínez, J. M. Lattimer, K. L. Hubach, J. A. Case, J. Yang, C. G. Weber, J. A. Louk, D. J. Rose, G. Kyureghian, D. A. Peterson, M. D. Haub e J. Walter, "Gut Microbiome Composition is Linked to Whole Grain-induced Immunological Improvements", *ISME Journal*, 7, nº 2 (fev. 2013), pp. 269-80.
73 A. Basson, A. Trotter, A. Rodriguez-Palacios e F. Cominelli, "Mucosal Interactions between Genetics, Diet, and

Microbiome in Inflammatory Bowel Disease", *Frontiers in Immunology*, 7 (ago. 2016), p. 290.

74 G. Winther, B. M. Pyndt Jårgensen, B. Elfving, D. S. Nielsen, P. Kihl, S. Lund, D. B. Sørensen e G. Wegener, "Dietary Magnesium Deficiency Alters Gut Microbiota and Leads to Depressive-like Behaviour", *Acta Neuropsychiatrica*, 27, nº 3 (fev. 2015), pp. 1-9.

75 K. A. Whalen, M. L. McCullough, W. D. Flanders, T. J. Hartman, S. Judd e R. M. Bostick, "Paleolithic and Mediterranean Diet Pattern Scores Are Inversely Associated with Biomarkers of Inflammation and Oxidative Balance in Adults", *Journal of Nutrition*, 146, nº 6 (jun. 2016), pp. 1217-26.

76 C. Rendeiro, D. Vauzour, R. J. Kean, L. T. Butler, M. Rattray, J. P. Spencer e C. M. Williams, "Blueberry Supplementation Induces Spatial Memory Improvements and Region-specific Regulation of Hippocampal BDNF mRNA Expression in Young Rats", *Psychopharmacology*, 223, nº 3 (out. 2012), pp. 319-30.

77 R. Krikorian, M. D. Shidler, T. A. Nash, W. Kalt, M. R. Vinqvist-Tymchuk, B. Shukitt-Hale e J. A. Joseph, "Blueberry Supplementation Improves Memory in Older Adults", *Journal of Agricultural and Food Chemistry*, 58 (2010), pp. 3996-4000.

78 E. E. Devore, J. H. Kang, M. M. Breteler e F. Grodstein, "Dietary Intakes of Berries and Flavonoids in Relation to Cognitive Decline", *Annals of Neurology*, 72, nº 1 (jul. 2012), pp. 135-43.

79 https://www.sciencedaily.com/releases/2016/03/160314084821.htm.

80 D. Kelly, R. F. Coen, K. O. Akuffo, S. Beatty, J. Dennison, R. Moran, J. Stack, A. N. Howard, R. Mulcahy e J. M. Nolan, "Cognitive Function and Its Relationship with Macular Pigment Optical Density and Serum Concentrations of its Constituent Carotenoids", *Journal of Alzheimer's Disease*, 48, nº 1 (2015), pp. 261-77.

81 Y. Ozawa, N. Nagai, M. Suzuki, T. Kurihara, H. Shinoda, M. Watanabe e K. Tsubota, "Effects of Constant Intake of Lutein-rich Spinach on Macular Pigment Optical Density: A Pilot Study", *Nippon Ganka Gakkai Zasshi*, 120, nº 1 (jan. 2016), pp. 41-8.

82 M. Govender, Y. E. Choonara, S. van Vuuren, P. Kumar, L. C. du Toit e V. Pillay, "Design and Evaluation of an Oral Multiparticulate System for Dual Delivery of Amoxicillin and Lactobacillus acidophilus", *Future Microbiology*, 11 (set. 2016), pp. 1133-45.

83 J. D. Galley e M. T. Bailey, "Impact of Stressor Exposure on the Interplay between Commensal Microbiota and Host Inflammation", *Gut Microbes*, 5 (2014), pp. 390-6.

84 M. T. Bailey e C. L. Coe, "Maternal Separation Disrupts the Integrity of the Intestinal Microflora in Infant Rhesus Monkeys", *Developmental Psychobiology*, 35 (1999), pp. 146-55.

85 M. Tanida e K. Nagai, "Electrophysiological Analysis of the Mechanism of Autonomic Action by Lactobacilli", *Bioscience and Microflora*, 30, nº 4 (2011), pp. 99-109.

86 M. Nishimura, T. Ohkawara, K. Tetsuka et al., "Effects of Yogurt Containing Lactobacillus plantarum HOKKAIDO on Immune Function and Stress Markers", *Journal of Traditional and Complementary Medicine*, 6, nº 3 (2016), pp. 275-80.

87 A. V. Rao, A. C. Bested, T. M. Beaulne, M. A. Katzman, C. Iorio, J. M. Berardi e A. C. Logan, "A Randomized, Double-blind, Placebo-controlled Pilot Study of a Probiotic in Emotional Symptoms of Chronic Fatigue Syndrome", *Gut Pathogens*, 1, nº 1 (mar. 2009), p. 6.

88 M. Messaoudi, R. Lalonde, N. Violle, H. Javelot, D. Desor, A. Nejdi, J. F. Bisson, C. Rougeot, M. Pichelin, M. Cazaubiel e J. M. Cazaubiel, "Assessment of Psychotropic-like Properties of a Probiotic Formulation (Lactobacillus helveticus R0052 and Bifidobacterium longum R0175) in Rats and Human Subjects", *British Journal of Nutrition*, 105 (2011), pp. 755-64.

89 S. R. Knowles, E. A. Nelson e E. A. Palombo, "Investigating the Role of Perceived Stress on Bacterial Flora Activity and Salivary Cortisol Secretion: A Possible Mechanism Underlying Susceptibility to Illness", *Biological Psychology*, 77 (2008), pp. 132-7.

90 L. Desbonnet, L. Garrett, G. Clarke, B. Kiely, J. F. Cryan e T. G. Dinan, "Effects of the Probiotic Bifidobacterium infantis in the Maternal Separation Model of Depression", *Neuroscience*, 170 (2010), pp. 1179-88.

91 D. Benton, C. Williams, and A. Brown, "Impact of Consuming a Milk Drink Containing a Probiotic on Mood and Cognition", *European Journal of Clinical Nutrition*, 61, nº 3 (mar. 2007), pp. 355-61.

92 K. Tillisch, J. Labus, L. Kilpatrick et al., "Consumption of Fermented Milk Product with Probiotic Modulates Brain Activity", *Gastroenterology*, 144, nº 7 (2013), pp. 1394-1401.

93 J. A. Bravo, P. Forsythe, M. V. Chew, E. Escaravage, H. M. Savignac, T. G. Dinan et al., "Ingestion of Lactobacillus Strain Regulates Emotional Behavior and Central GABA Receptor Expression in a Mouse via the Vagus Nerve", *Proceedings of the National Academy of Sciences of the United States of America*, 108 (2011), pp. 16050-5.

94 P. A. Mackowiak, "Recycling Metchnikoff: Probiotics, the Intestinal Microbiome and the Quest for Long Life", *Frontiers in Public Health*, 1 (2013), p. 52.

95 Z. Xu e R. Knight, "Dietary Effects on Human Gut Microbiome Diversity", *British Journal of Nutrition*, 113, (suppl. 0 2015), S1-S5.

96 M. Mohamadshahi, M. Veissi, F. Haidari, H. Shahbazian, G. A. Kaydani e F. Mohammadi, "Effects of Probiotic Yogurt Consumption on Inflammatory Biomarkers in Patients with Type 2 Diabetes", *BioImpacts*, 4, nº 2 (2014), pp. 83-8.

97 http://www.scientificamerican.com/article/gut-second-brain/. Acesso em: 26 jul. 2015.

98 T. T. Haug, A. Mykletun e A. A. Dahl, "Are Anxiety and Depression Related to Gastrointestinal Symptoms in the General Population?", *Scandinavian Journal of Gastroenterology*, 37, nº 3 (mar. 2002), pp. 294-8.

99 R. Spiller, Q. Aziz, F. Creed, A. Emmanuel, L. Houghton, P. Hungin, R. Jones, D. Kumar, G. Rubin, N. Trudgill e P. Whorwell, "Guidelines on the Irritable Bowel Syndrome: Mechanisms and Practical Management", *Gut*, 56, nº 12 (dez. 2007), pp. 1770-98.

100 R. M. Lovell e A. C. Ford, "Global Prevalence of and Risk Factors for Irritable Bowel Syndrome: A Meta-analysis", *Clinical Gastroenterology and Hepatology*, 10, nº 7 (jul. 2012), pp. 712-21.

101 M. M. Wouters, S. van Wanrooy, A. Nguyen, J. Dooley, J. Aguilera-Lizarraga, W. van Brabant, J. E. Garcia-Perez, L. van Oudenhove, M. van Ranst, J. Verhaegen, A. Liston e G. Boeckxstaens, "Psychological Comorbidity Increases the Risk for Postinfectious IBS Partly by Enhanced Susceptibility to Develop Infectious Gastroenteritis", *Gut*, 65, nº 8 (ago. 2016), pp. 1279-88, doi: 10.1136/gutjnl-2015-309460.

102 I. O. Olubuyide, F. Olawuyi e A. A. Fasanmade, "A Study of Irritable Bowel Syndrome Diagnosed by Manning Criteria in an African Population", *Digestive Diseases and Sciences*, 40 (1995), pp. 983-5.

103 H. J. Jung, M. I. Park, W. Moon, S. J. Park, H. H. Kim, E. J. Noh, G. J. Lee, J. H. Kim e D. G. Kim, "Are Food Constituents Relevant to the Irritable Bowel Syndrome in Young Adults? A Rome III based Prevalence Study of the Korean Medical Students", *Journal of Neurogastroenterology and Motility*, 17 (2011), pp. 294-9.

104 L. C. Phua, C. H. Wilder-Smith, Y. M. Tan, T. Gopalakrishnan, R. K. Wong, X. Li, M. E. Kan, J. Lu, A. Keshavarzian e E. C. Chan, "Gastrointestinal Symptoms and Altered Intestinal Permeability Induced by Combat Training Are Associated with Distinct Metabotypic Changes", *Journal of Proteome Research*, 14, nº 11 (nov. 2015), pp. 4734-42.

105 S. Seyedmirzaee, M. M. Hayatbakhsh, B. Ahmadi, N. Baniasadi, A. M. Bagheri Rafsanjani, A. R. Nikpoor e M. Mohammadi, "Serum Immune Biomarkers in Irritable Bowel Syndrome", *Clinics and Research in Hepatology and Gastroenterology*, 40, nº 5 (nov. 2016), pp. 631-7.

106 Y. T. Lee, L. Y. Hu, C. C. Shen, M. W. Huang, S. J. Tsai, A. C. Yang, C. K. Hu, C. L. Perng, Y. S. Huang e J. H. Hung, "Risk of Psychiatric Disorders following Irritable Bowel Syndrome: A Nationwide Population-based Cohort Study", *PLOS ONE*, 10, nº 7 (jul. 2015), e0133283.

107 C. Tana, Y. Umesaki, A. Imaoka, T. Handa, M. Kanazawa e S. Fukudo, "Altered Profiles of Intestinal Microbiota and Organic Acids May Be the Origin of Symptoms in Irritable Bowel Syndrome", *Neurogastroenterology & Motility*, 22, nº 5 (maio 2010), pp. 512-9 e 114-5.

108 S. L. Eswaran, W. D. Chey, T. Han-Markey, S. Ball e K. Jackson, "A Randomized Controlled Trial Comparing the Low FODMAP Diet vs. Modified NICE Guidelines in US Adults with IBS-D", *American Journal of Gastroenterology*, 111, nº 12 (dez. 2016), pp. 1824-32.

109 L. Böhn, S. Störsrud, T. Liljebo, L. Collin, P. Lindfors, H. Törnblom e M. Simrén, "Diet Low in FODMAPs Reduces Symptoms of Irritable Bowel Syndrome as Well as Traditional Dietary Advice: A Randomized Controlled Trial", *Gastroenterology*, 149, nº 6 (nov. 2015), pp. 1399-1407, doi: 10.1053/j.gastro.2015.07.054.

110 T. N. Hustoft, T. Hausken, S. O. Ystad, J. Valeur, K. Brokstad, J. G. Hatlebakk e G. A. Lied, "Effects of Varying Dietary Content of Fermentable Short-chain Carbohydrates on Symptoms, Fecal Microenvironment, and Cytokine Profiles in Patients with Irritable Bowel Syndrome", *Neurogastroenterology & Motility* (out. 2016) (epub anterior à impressão.) doi: 10.1111/nmo.12969.

111 D. Lis, K. D. Ahuja, T. Stellingwerff, C. M. Kitic e J. Fell, "Case Study: Utilizing a Low FODMAP Diet to Combat Exercise-induced Gastrointestinal Symptoms",

International Journal of Sport Nutrition and Exercise Metabolism, 26, nº 5 (out. 2016), pp. 481-7.

112 D. Lis, K. D. Ahuja, T. Stellingwerff, C. M. Kitic e J. Fell, "Food Avoidance in Athletes: FODMAP Foods on the List", *Applied Physiology, Nutrition, and Metabolism*, 41, nº 9 (set. 2016), pp. 1002-4.

113 Y. Junker, S. Zeissig, S. J. Kim et al., "Wheat Amylase Trypsin Inhibitors Drive Intestinal Inflammation via Activation of Toll-like Receptor 4", *Journal of Experimental Medicine*, 209 (2012), pp. 2395-408.

114 S. Golley, N. Corsini, D. Topping et al., "Motivations for Avoiding Wheat Consumption in Australia: Results from a Population Survey", *Public Health Nutrition*, 18 (2015), pp. 490-9.

115 A. Carroccio, P. Mansueto, G. Iacono et al., "Non-celiac Wheat Sensitivity Diagnosed by Double-blind Placebo-controlled Challenge: Exploring a New Clinical Entity", *American Journal of Gastroenterology*, 107 (2012), pp. 1898-906.

116 T. Thompson, "Wheat Starch, Gliadin, and the Gluten-free Diet", *Journal of the American Dietetic Association*, 101, nº 12 (dez. 2001), pp. 1456-9.

117 U. Volta, M. I. Pinto-sanchez, E. Boschetti, G. Caio, R. De Giorgio e E. F. Verdu, "Dietary Triggers in Irritable Bowel Syndrome: Is There a Role for Gluten?", *Journal of Neurogastroenterology and Motility*, 22, nº 4 (out. 2016), pp. 547-57.

118 A. P. Marum et al., "A Low Fermentable Oligo-di-mono Saccharides and Polyols (FODMAP) Diet Reduced Pain and Improved Daily Life in Fibromyalgia Patients", *Scandinavian Journal of Pain*, 13 (out. 2016), pp. 166-72.

119 R. Nisihara, A. P. Marques, A. Mei e T. Skare, "Celiac Disease and Fibromyalgia: Is There an Association?", *Revista Española de Enfermedades Digestivas*, 108, nº 2 (fev. 2016), pp. 107-8.

120 G. L. Austin, C. B. Dalton, Y. Hu, C. B. Morris, J. Hankins, S. R. Weinland, E. C. Westman, W. S. Yancy, Jr. e D. A. Drossman, "A Very Low-carbohydrate Diet Improves Symptoms and Quality of Life in Diarrhea-predominant Irritable Bowel Syndrome", *Clinical Gastroenterology and Hepatology*, 7, nº 6 (jun. 2009), pp. 706-8.

121 A. Kumar, N. Kumar, J. C. Vij, S. K. Sarin e B. S. Anand, "Optimum Dosage of Ispaghula Husk in Patients with Irritable Bowel Syndrome: Correlation of Symptom Relief with Whole Gut Transit Time and Stool Weight", *Gut*, 28, nº 2 (fev. 1987), pp. 150-5.

122 K. Lindfors, T. Blomqvist, K. Juuti-Uusitalo, S. Stenman, J. Venäläinen, M. Mäki e K. Kaukinen, "Live Probiotic Bifidobacterium lactis Bacteria Inhibit the Toxic Effects Induced by Wheat Gliadin in Epithelial Cell Culture", *Clinical & Experimental Immunology*, 152, nº 3 (jun. 2008), pp. 552-8.

123 S. Guandalini, G. Magazzù, A. Chiaro, V. la Balestra, G. Di Nardo, S. Gopalan, A. Sibal, C. Romano, R. B. Canani, P. Lionetti e M. Setty, "VSL#3 Improves Symptoms in Children with Irritable Bowel Syndrome: A Multicenter, Randomized, Placebo-controlled, Double-blind, Crossover Study", *Journal of Pediatric Gastroenterology and Nutrition*, 51, nº 1 (jul. 2010), pp. 24-30.

124 N. Shivappa, S. E. Steck, T. G. Hurley, J. R. Hussey e J. R. Hébert, "Designing

and Developing a Literature-derived, Population-based Dietary Inflammatory Index", *Public Health Nutrition*, 17, nº 8 (ago. 2014), pp. 1689-96.

125 N. Shivappa, S. E. Steck, T. G. Hurley, J. R. Hussey, Y. Ma, I. S. Ockene, F. Tabung e J. R. Hébert, "A Population-based Dietary Inflammatory Index Predicts Levels of C-reactive Protein in the Seasonal Variation of Blood Cholesterol Study", *Public Health Nutrition*, 17, nº 8 (ago. 2014), pp. 1825-33.

126 M. Hafizi Abu Bakar, C. Kian Kai, W. N. Wan Hassan, M. R. Sarmidi, H. Yaakob e H. Zaman Huri, "Mitochondrial Dysfunction as a Central Event for Mechanisms Underlying Insulin Resistance: The Roles of Long Chain Fatty Acids", *Diabetes/ Metabolism Research and Reviews*, 31, nº 5 (jul. 2015), pp. 453-75.

127 A. Mancini, E. Imperlini, E. Nigro, C. Montagnese, A. Daniele, S. Orrù e P. Buono, "Biological and Nutritional Properties of Palm Oil and Palmitic Acid: Effects on Health", *Molecules*, 20, nº 9 (set. 2015), pp. 17339-61.

128 R. G. Snodgrass, S. Huang, D. Namgaladze, O. Jandali, T. Shao, S. Sama, B. Brüne e D. H. Hwang, "Docosahexaenoic Acid and Palmitic Acid Reciprocally Modulate Monocyte Activation in Part through Endoplasmic Reticulum Stress", *Journal of Nutritional Biochemistry*, 32 (jun. 2016), pp. 39-45.

129 M. Hafizi et al., "Mitochondrial Dysfunction as a Central Event for Mechanisms Underlying Insulin Resistance: The Roles of Long Chain Fatty Acids", pp. 453-75.

130 S. Montserrat-de la Paz, M. C. Naranjo, B. Bermudez, S. Lopez, W. Moreda, R. Abia e F. J. Muriana, "Postprandial Dietary Fatty Acids Exert Divergent Inflammatory Responses in Retinal-pigmented Epithelium Cells", *Food & Function*, 7, nº 3 (mar. 2016), pp. 1345-53.

131 L. M. Varela, B. Bermúdez, A. Ortega-Gómez, S. López, R. Sánchez, J. Villar, C. Anguille, F. J. Muriana, P. Roux e R. Abia, "Postprandial Triglyceride-rich Lipoproteins Promote Invasion of Human Coronary Artery Smooth Muscle Cells in a Fatty-acid Manner through PI3k-Rac1-JNK Signaling", *Molecular Nutrition & Food Research*, 58, nº 6 (jun. 2014), pp. 1349-64.

132 P. D. Cani, R. Bibiloni, C. Knauf, A. Waget, A. M. Neyrinck, N. M. Delzenne e R. Burcelin, "Changes in Gut Microbiota Control Metabolic Endotoxemia-induced Inflammation in High-Fat Diet-Induced Obesity and Diabetes in Mice", *Diabetes*, 57, nº 6 (jun. 2008), pp. 1470-81.

133 A. L. Kala, V. Joshi e K. N. Gurudutt, "Effect of Heating Oils and Fats in Containers of Different Materials on Their Trans Fatty Acid Content", *Journal of the Science of Food and Agriculture*, 92, nº 11 (ago. 2012), pp. 2227-33.

134 S. Bhardwaj, S. J. Passi, A. Misra, K. K. Pant, K. Anwar, R. M. Pandey e V. Kardam, "Effect of Heating/ Reheating of Fats/ Oils, as Used by Asian Indians, on Trans Fatty Acid Formation", *Food Chemistry*, 212 (dez. 2016), pp. 663-70.

135 S. H. Ley, Q. Sun, W. C. Willett et al., "Associations between Red Meat Intake and Biomarkers of Inflammation and Glucose Metabolism in Women", *American Journal of Clinical Nutrition*, 99, nº 2 (2014), pp. 352-60.

136 F. Alisson-Silva, K. Kawanishi e A. Varki, "Human Risk of Diseases

Associated with Red Meat Intake: Analysis of Current Theories and Proposed Role for Metabolic Incorporation of a Non-human Sialic Acid", *Molecular Aspects of Medicine*, 51 (out. 2016), pp. 16-30.

137 A. N. Samraj, O. M. Pearce, H. Läubli, A. N. Crittenden, A. K. Bergfeld, K. Banda, C. J. Gregg, A. E. Bingman, P. Secrest, S. L. Diaz, N. M. Varki e A. Varki, "A Red Meat-derived Glycan Promotes Inflammation and Cancer Progression", *Proceedings of the National Academy of Sciences of the United States of America*, 112, nº 2 (jan. 2015), pp. 542-7.

138 Samraj et al., "A Red Meat-derived Glycan Promotes Inflammation and Cancer Progression", pp. 542-7.

139 F. Alisson-Silva, K. Kawanishi e A. Varki, "Human Risk of Diseases Associated with Red Meat Intake: Analysis of Current Theories and Proposed Role for Metabolic Incorporation of a Non-human Sialic Acid", *Molecular Aspects of Medicine*, 51 (out. 2016), pp. 16-30.

140 B. A. 't Hart, "Why Does Multiple Sclerosis only Affect Human Primates?", *Multiple Sclerosis Journal*, 22, nº 4 (abr. 2016), pp. 559-63.

141 P. Eleftheriou, S. Kynigopoulos, A. Giovou, A. Mazmanidi, J. Yovos, P. Skepastianos, E. Vagdatli, C. Petrou, D. Papara e M. Efterpiou, "Prevalence of Anti-Neu5Gc Antibodies in Patients with Hypothyroidism", *BioMed Research International* (2014), 963230.

142 T. Norat, S. Bingham, P. Ferrari et al., "Meat, Fish, and Colorectal Cancer Risk: The European Prospective Investigation into Cancer and Nutrition", *Journal of the National Cancer Institute*, 97 (2005), pp. 906-16.

143 L. H. Kushi, C. Doyle, M. McCullough, C. L. Rock, W. Demark-Wahnefried, E. V. Bandera, S. Gapstur, A. V. Patel, K. Andrews e T. Gansler, "American Cancer Society Guidelines on Nutrition and Physical Activity for Cancer Prevention: Reducing the Risk of Cancer with Healthy Food Choices and Physical Activity", CA, *A Cancer Journal for Clinicians*, 62, nº 1 (jan.-fev. 2012), pp. 30-67.

144 R. Sinha, N. Rothman, C. P. Salmon, M. G. Knize, E. D. Brown, C. A. Swanson, D. Rhodes, S. Rossi, J. S. Felton e O. A. Levander, "Heterocyclic Amine Content in Beef Cooked by Different Methods to Varying Degrees of Doneness and Gravy Made from Meat Drippings", *Food and Chemical Toxicology*, 36, nº 4 (abr. 1998), pp. 279-87.

145 K. Puangsombat, W. Jirapakkul e J. S. Smith, "Inhibitory Activity of Asian Spices on Heterocyclic Amines Formation in Cooked Beef Patties", *Journal of Food Science*, 76, nº 8 (out. 2011), pp. T174-80.

146 M. Gibis e J. Weiss, "Antioxidant Capacity and Inhibitory Effect of Grape Seed and Rosemary Extract in Marinades on the Formation of Heterocyclic Amines in Fried Beef Patties", *Food Chemistry*, 134, nº 2 (set. 2012), pp. 766-74.

147 M. Gibis e J. Weiss, "Inhibitory Effect of Marinades with Hibiscus Extract on Formation of Heterocyclic Aromatic Amines and Sensory Quality of Fried Beef Patties", *Meat Science*, 85, nº 4 (ago. 2010), pp. 735-42.

148 A. Nuora, V. S. Chiang, A. M. Milan, M. Tarvainen, S. Pundir, S. Y. Quek, G. C. Smith, J. F. Markworth, M. Ahotupa, D. Cameron-Smith e K. M. Linderborg, "The Impact of Beef Steak Thermal Processing

on Lipid Oxidation and Postprandial Inflammation related Responses", *Food Chemistry*, 184 (out. 2015), pp. 57-64.

149 J. de Vogel, D. S. Jonker-Termont, M. B. Katan e R. van der Meer, "Natural Chlorophyll but Not Chlorophyllin Prevents Heme-induced Cytotoxic and Hyperproliferative Effects in Rat Colon", *Journal of Nutrition*, 135, nº 8 (ago. 2005), pp. 1995-2000.

150 T. Norat, A. Lukanova, P. Ferrari e E. Riboli, "Meat Consumption and Colorectal Cancer Risk: Dose-response Meta-analysis of Epidemiological Studies", *International Journal of Cancer*, 98 (2002), pp. 241-56.

151 J. Uribarri, W. Cai, M. Ramdas, S. Goodman, R. Pyzik, X. Chen, L. Zhu, G. E. Striker e H. Vlassara, "Restriction of Advanced Glycation End Products Improves Insulin Resistance in Human Type 2 Diabetes: Potential Role of AGER1 and SIRT1", *Diabetes Care*, 34 (2011), pp. 1610-6.

152 M. Negrean, A. Stirban, B. Stratmann, T. Gawlowski, T. Horstmann, C. Gotting, K. Kleesiek, M. Mueller-Roesel, T. Koschinsky, J. Uri-barri, H. Vlassara e D. Tschoepe, "Effects of Low-and High-advanced Glycation End Product Meals on Macro- and Microvascular Endothelial Function and Oxidative Stress in Patients with Type 2 Diabetes mellitus", *American Journal of Clinical Nutrition*, 85 (2007), pp. 1236-43.

153 G. Zhang, G. Huang, L. Xiao e A. E. Mitchell, "Determination of Advanced Glycation End Products by LC-MS/MS in Raw and Roasted Almonds (Prunus dulcis)", *Journal of Agricultural and Food Chemistry*, 59 (2011), pp. 12037-46.

154 J. Uribarri, S. Woodruff, S. Goodman, W. Cai, X. Chen, R. Pyzik, A. Yong, G. E. Striker e H. Vlassara, "Advanced Glycation End Products in Foods and a Practical Guide to Their Reduction in the Diet", *Journal of the American Dietetic Association*, 110 (2010), pp. 911-6.

155 L. Pruimboom, C. L. Raison e F. A. Muskiet, "Physical Activity Protects the Human Brain against Metabolic Stress Induced by a Postprandial and Chronic Inflammation", *Behavioural Neurology*, 2015, 569869.

156 M. A. Faris, S. Kacimi, R. A. Al-Kurd, M. A. Fararjeh, Y. K. Bustanji, M. K. Mohammad e M. L. Salem, "Intermittent Fasting during Ramadan Attenuates Proinflammatory Cytokines and Immune Cells in Healthy Subjects", *Nutrition Research*, 32, nº 12 (dez. 2012), pp. 947-55.

157 T. Moro, G. Tinsley, A. Bianco, G. Marcolin, Q. F. Pacelli, G. Battaglia, A. Palma, P. Gentil, M. Neri e A. Paoli, "Effects of Eight Weeks of Time-restricted Feeding (16/8) on Basal Metabolism, Maximal Strength, Body Composition, Inflammation, and Cardiovascular Risk Factors in Resistance-trained Males", *Journal of Translational Medicine*, 14, nº 1 (out. 2016), p. 290.

158 J. L. Mauriz, P. S. Collado, C. Veneroso, R. J. Reiter e J. González-Gallego, "A Review of the Molecular Aspects of Melatonin's Anti-inflammatory Actions: Recent Insights and New Perspectives", *Journal of Pineal Research*, 54, nº 1 (2013), pp. 1-14.

159 L. Fontana, "Neuroendocrine Factors in the Regulation of Inflammation: Excessive Adiposity and Calorie Restriction", *Experimental Gerontology*, 44 (2009), pp. 41-5.

160 S. D. Katewa, K. Akagi, N. Bose, K. Rakshit, T. Camarella, X. Zheng, D. Hall,

S. Davis, C. S. Nelson, R. B. Brem, A. Ramanathan, A. Sehgal, J. M. Giebultowicz e P. Kapahi, "Peripheral Circadian Clocks Mediate Dietary Restriction-dependent Changes in Lifespan and Fat Metabolism in Drosophila", *Cell Metabolism*, 23, n° 1 (jan. 2016), pp. 143-54.

161 F. Molica, S. Morel, B. R. Kwak, F. Rohner-Jeanrenaud e S. Steffens, "Adipokines at the Crossroad between Obesity and Cardiovascular Disease", *Thrombosis and Haemostasis*, 113, n° 3 (mar. 2014), pp. 553-66.

162 T. Karrasch e A. Schaeffler, "Adipokines and the Role of Visceral Adipose Tissue in Inflammatory Bowel Disease", *Annals of Gastroenterology*, 29, n° 4 (out.-dez. 2016), pp. 424-38.

163 I. Schlecht, B. Fischer, G. Behrens e M. F. Leitzmann, "Relations of Visceral and Abdominal Subcutaneous Adipose Tissue, Body Mass Index, and Waist Circumference to Serum Concentrations of Parameters of Chronic Inflammation", *Obesity Facts*, 9, n° 3 (2016), pp. 144-57.

164 A. Gummesson, L. M. Carlsson, L. H. Storlien, F. Bäckhed, P. Lundin, L. Löfgren, K. Stenlöf, Y. Y. Lam, B. Fagerberg e B. Carlsson, "Intestinal Permeability Is Associated with Visceral Adiposity in Healthy Women", *Obesity*, 19, n° 11 (nov. 2011), pp. 2280-2.

165 G. Escobedo, E. López-Ortiz e I. Torres-Castro, "Gut Microbiota as a Key Player in Triggering Obesity, Systemic Inflammation and Insulin Resistance", *Revista de Investigación Clínica*, 66, n° 5 (set.-out. 2014), pp. 450-9.

166 Karrasch et al., "Adipokines and the Role of Visceral Adipose Tissue in Inflammatory Bowel Disease", pp. 424-38.

167 H. Li, C. Lelliott, P. Håkansson et al., "Intestinal, Adipose, and Liver Inflammation in Diet-induced Obese Mice", *Metabolism: Clinical and Experimental*, 57 (2008), pp. 1704-10.

168 M. Kawano, M. Miyoshi, A. Ogawa, F. Sakai e Y. Kadooka, "Lactobacillus gasseri SBT2055 Inhibits Adipose Tissue Inflammation and Intestinal Permeability in Mice Fed a High-fat Diet", *Journal of Nutritional Science*, 5 (2016), e23, doi: 10.1017/jns.2016.12.

169 J. P. Després e I. Lemieux, "Abdominal Obesity and Metabolic Syndrome", *Nature*, 444, n° 7121 (dez. 2006), pp. 881-7.

170 L. E. Gyllenhammer, M. J. Weigensberg, D. Spruijt-Metz, H. Allayee, M. I. Goran e J. N. Davis, "Modifying Influence of Dietary Sugar in the Relationship between Cortisol and Visceral Adipose Tissue in Minority Youth", *Obesity*, 22, n° 2 (2014), pp. 474-81.

171 H. R. Hong, J. O. Jeong, J. Y. Kong, S. H. Lee, S. H. Yang, C. D. Ha e H. S. Kang, "Effect of Walking Exercise on Abdominal Fat, Insulin Resistance and Serum Cytokines in Obese Women", *Journal of Exercise Nutrition & Biochemistry*, 18, n° 3 (set. 2014), pp. 277-85.

172 R. Ross, R. Hudson, P. J. Stotz e M. Lam, "Effects of Exercise Amount and Intensity on Abdominal Obesity and Glucose Tolerance in Obese Adults: A Randomized Trial", *Annals of Internal Medicine*, 162, n° 5 (mar. 2015), pp. 325-34.

173 S. E. Keating, D. A. Hackett, H. M. Parker, H. T. O'Connor, J. A. Gerofi, A. Sainsbury, M. K. Baker, V. H. Chuter, I. D. Caterson, J. George e N. A. Johnson, "Effect of Aerobic Exercise Training Dose on Liver Fat and Visceral Adiposity",

Journal of Hepatology, 63, nº 1 (jul. 2015), pp. 174-82.

174 G. R. Logan, N. Harris, S. Duncan, L. D. Plank, F. Merien e G. Schofield, "Low-active Male Adolescents: A Dose Response to High-intensity Interval Training", *Medicine & Science in Sports & Exercise*, 48, nº 3 (mar. 2016), pp. 481-90.

175 K. E. Koopman, M. W. Caan, A. J. Nederveen et al., "Hypercaloric Diets with Increased Meal Frequency, but not Meal Size, Increase Intrahepatic Triglycerides: A Randomized Controlled Trial", *Hepatology*, 60, nº 2 (2014), pp. 545-3.

176 M. Gleeson, N. C. Bishop, D. J. Stensel et al., "The Anti-Inflammatory Effects of Exercise: Mechanisms and Implications for the Prevention and Treatment of Disease", *Nature Reviews Immunology*, 11 (2011), pp. 607-15.

177 G. I. Lancaster e M. A. Febbraio, "The Immunomodulating Role of Exercise in Metabolic Disease", *Trends in Immunology* (2014), pp. 262-9.

178 C. Kasapis e P. D. Thompson, "The Effects of Physical Activity on Serum C-reactive Protein and Inflammatory Markers: A Systematic Review", *Journal of the American College of Cardiology*, 45 (2005), pp. 1563-9.

179 A. Masuda, M. Nakazato, T. Kihara, S. Minagoe e C. Tei, "Repeated Thermal Therapy Diminishes Appetite Loss and Subjective Complaints in Mildly Depressed Patients", *Psychosomatic Medicine*, 67, nº 4 (jul.-ago. 2005), pp. 643-7.

180 C. W. Janssen, C. A. Lowry, M. R. Mehl, J. J. Allen, K. L. Kelly, D. E. Gartner, A. Medrano, T. K. Begay, K. Rentscher, J. J. White, A. Fridman, L. J. Roberts, M. L. Robbins, K. U. Hanusch, S. P. Cole e C. L. Raison, "Whole-body Hyperthermia for the Treatment of Major Depressive Disorder: A Randomized Clinical Trial", *JAMA Psychiatry*, 73, nº 8 (ago. 2016), pp. 789-95.

181 M. Bauer, S. Berman, T. Stamm, M. Plotkin, M. Adli, M. Pilhatsch, E. D. London, G. S. Hellemann, P. C. Whybrow e F. Schlagenhauf, "Levothyroxine Effects on Depressive Symptoms and Limbic Glucose Metabolism in Bipolar Disorder: A Randomized, Placebo-controlled Positron Emission Tomography Study", *Molecular Psychiatry*, 21, nº 2 (fev. 2016), pp. 229-36.

182 M. Krause, M. S. Ludwig, T. G. Heck e H. K. Takahashi, "Heat Shock Proteins and Heat Therapy for Type 2 Diabetes: Pros and Cons", *Current Opinion in Clinical Nutrition and Metabolic Care*, 18, nº 4 (jul. 2015), pp. 374-80.

183 T. Laukkanen, S. Kunutsor, J. Kauhanen e J. A. Laukkanen, "Sauna Bathing is Inversely Associated with Dementia and Alzheimer's Disease in Middle-aged Finnish Men", *Age and Ageing*, 1, nº 5 (dez. 2016) (epub anterior à impressão) doi:10.1093/ageing/afw212.

184 P. Cassano, S. R. Petrie, M. R. Hamblin, T. A. Henderson e D. V. Iosifescu, "Review of Transcranial Photobiomodulation for Major Depressive Disorder: Targeting Brain Metabolism, Inflammation, Oxidative Stress, and Neurogenesis", *Neurophotonics*, 3, nº 3 (jul. 2016), 031404.

185 L. Detaboada et al., "Transcranial Application of Low-energy Laser Irradiation Improves Neurological Deficits in Rats Following Acute Stroke", *Lasers in Surgery and Medicine*, 38, nº 1 (2006), pp. 70-3.

186 H. Araki et al., "Reduction of Interleukin-6 Expression in Human Synoviocytes

Synoviocytes and Rheumatoid Arthritis Rat Joints by Linear Polarized Near Infrared Light (Superlizer) Irradiation", *Laser Therapy*, 20, nº 4 (2011), p. 293.

187 M. Yamaura et al., "Low Level Light Effects on Inflammatory Cytokine Production by Rheumatoid Arthritis Synoviocytes", *Lasers in Surgery and Medicine*, 41, n º 4 (2009), pp. 282-90.

188 J. Khuman et al., "Low-level Laser Light Therapy Improves Cognitive Deficits and Inhibits Microglial Activation after Controlled Cortical Impact in Mice", *Journal of Neurotrauma*, 29, n º 2 (2012), pp. 408-17.

189 J. C. Rojas, A. K. Bruchey e F. Gonzalez-Lima, "Low-Level Light Therapy Improves Cortical Metabolic Capacity and Memory Retention", *Journal of Alzheimer's Disease*, 32, n º 3 (2012), pp. 741-52.

190 D. Barrett e F. Gonzalez-Lima, "Transcranial Infrared Laser Stimulation Produces Beneficial Cognitive and Emotional Effects in Humans", *Neuroscience*, 230 (2013), pp. 13-23.

191 X. Qin e E. A. Deitch, "Dissolution of Lipids from Mucus: A Possible Mechanism for Prompt Disruption of Gut Barrier Function by Alcohol", *Toxicology Letters*, 232, n º 2 (jan. 2015), pp. 356-62.

192 J. Connor, "Alcohol Consumption as a Cause of Cancer", *Addiction*, 112, n º 2 (fev. 2017), pp. 222-8.

7. Como ajustar a resistência à insulina [pp. 157–178]

1 R. Nirupama, M. Devaki e H. N. Yajurvedi, "Chronic Stress and Carbohydrate Metabolism: Persistent Changes and Slow Return to Normalcy in Male Albino Rats", *Stress* 15, n º 3 (maio 2012), pp. 262-71.

2 S. Garbarino e N. Magnavita, "Work Stress and Metabolic Syndrome in Police Officers. A Prospective Study", ed. V. Grolmusz, *PLoS ONE*, 10, n º 12 (2015), e0144318.

3 A. Hino, A. Inoue, K. Mafune, T. Nakagawa, T. Hayashi e H. Hiro, "Changes in the Psychosocial Work Characteristics and Insulin Resistance among Japanese Male Workers: A Three-year Follow-up Study", *Journal of Occupational Health*, 58, n º 6 (nov. 2016), pp. 543-62.

4 B. Schmidt, J. A. Bosch, M. N. Jarczok, R. M. Herr, A. Loerbroks, A. E. van Vianen e J. E. Fischer, "Effort-reward Imbalance Is Associated with the Metabolic Syndrome – Findings from the Mannheim Industrial Cohort Study (MICS)", *International Journal of Cardiology*, 178 (jan. 2015), pp. 24-8.

5 T. Almadi, I. Cathers e C. M. Chow, "Associations among Work-related Stress, Cortisol, Inflammation, and Metabolic Syndrome", *Psychophysiology*, 50, n º 9 (set. 2013), pp. 821-30.

6 V. K. Tsenkova, D. Carr, C. L. Coe e C. D. Ryff, "Anger, Adiposity, and Glucose Control in Nondiabetic Adults: Findings from Midus II", *Journal of Behavioral Medicine*, 37, n º 1 (2014), pp. 37-46.

7 K. Räikkönen, L. Keltikangas-Järvinen e A. Hautanen, "The Role of Psychological Coronary Risk Factors in Insulin and Glucose Metabolism", *Journal of Psychosomatic Research*, 38, n º 7 (out. 1994), pp. 705-13.

8 S. H. Boyle, A. Georgiades, B. H. Brummett et al., "Associations between Central Nervous System Serotonin, Fasting

Glucose and Hostility in African American Females", *Annals of Behavioral Medicine: A Publication of the Society of Behavioral Medicine*, 49, nº 1 (2015), pp. 49-57.

9 A. Quincozes-Santos, L. D. Bobermin, A. M. de Assis, C. A. Goncalves e D. O. Souza, "Fluctuations in Glucose Levels Induce Glial Toxicity with Glutamatergic, Oxidative and Inflammatory Implications", *Biochimica et Biophysica Acta*, 1863, nº 1 (jan. 2017), pp. 1-14.

10 D. E. Rivera-Aponte, M. P. Méndez-González, A. F. Rivera-Pagán, Y. V. Kucheryavykh, L. Y. Kucheryavykh, S. N. Skatchkov e M. J. Eaton, "Hyperglycemia Reduces Functional Expression of Astrocytic Kir4.1 channels and Glial Glutamate Uptake", *Neuroscience*, 310 (dez. 2015), pp. 216-23.

11 Quando um neurônio transmite uma mensagem a outro e deseja que o recipiente seja ativado ou "excitado", ele envia o mensageiro químico "glutamato", que manterá o neurônio recipiente excitado até ser expelido do sistema. Se não for expelido, o neurônio pode morrer de excesso de excitação ou "excitotoxicidade". Excesso de açúcar no sangue em níveis comparáveis àqueles vistos no contexto da resistência à insulina e do diabetes podem interferir no processo de "limpeza" dos glutamatos.

12 G. B. Stefano, S. Challenger e R. M. Kream, "Hyperglycemia-associated Alterations in Cellular Signaling and Dysregulated Mitochondrial Bioenergetics in Human Metabolic Disorders", *European Journal of Nutrition*, 55, nº 8 (dez. 2016), pp. 2339-45.

13 W. Cai, J. Uribarri, L. Zhu, X. Chen, S. Swamy, Z. Zhao, F. Grosjean, C. Simonaro, G. A. Kuchel, M. Schnaider-Beeri, M. Woodward, G. E. Striker e H. Vlassara, "Oral Glycotoxins Are a Modifiable Cause of Dementia and the Metabolic Syndrome in Mice and Humans", *Proceedings of the National Academy of Sciences of the United States of America*, 111, nº 13 (abr. 2014), pp. 4940-5.

14 K. A. Page, A. Williamson, N. Yu, E. C. McNay, J. Dzuira, R. J. Mc-Crimmon e R. S. Sherwin, "Medium-chain Fatty Acids Improve Cognitive Function in Intensively Treated Type 1 Diabetic Patients and Support in Vitro Synaptic Transmission during Acute Hypoglycemia", *Diabetes*, 58, nº 5 (maio 2009), pp. 1237-44.

15 E. Bullmore e O. Sporns, "The Economy of Brain Network Organization", *Nature Reviews Neuroscience*, 13 (2012), pp. 336-49.

16 K. Ishibashi, K. Wagatsuma, K. Ishiwata e K. Ishii, "Alteration of the Regional Cerebral Glucose Metabolism in Healthy Subjects by Glucose Loading", *Human Brain Mapping*, 37, nº 8 (ago. 2016), pp. 2823-32.

17 M. Brendel, V. Reinisch, E. Kalinowski, J. Levin, A. Delker, S. Därr, O. Pogarell, S. Förster, P. Bartenstein e A. Rominger, "Hypometabolism in Brain of Cognitively Normal Patients with Depressive Symptoms is Accompanied by Atrophy-Related Partial Volume Effects", *Current Alzheimer Research*, 13, nº 5 (2016), pp. 475-86.

18 C. M. Marano, C. I. Workman, C. H. Lyman, E. Kramer, C. R. Hermann, Y. Ma, V. Dhawan, T. Chaly, D. Eidelberg e G. S. Smith, "The Relationship between Fasting Serum Glucose and Cerebral Glucose Metabolism in Late-Life Depression and

Normal Aging", *Psychiatry Research*, 222, n°s 1-2 (abr. 2014), pp. 84-90.

19 C. A. Castellano, J. P. Baillargeon, S. Nugent, S. Tremblay, M. Fortier, H. Imbeault, J. Duval e S. C. Cunnane, "Regional Brain Glucose Hypometabolism in Young Women with Polycystic Ovary Syndrome: Possible Link to Mild Insulin Resistance", *PLoS ONE*, 10, n° 12 (dez. 2015), e0144116.

20 M. Moosavi, N. Naghdi, N. Maghsoudi e A. S. Zahedi, "The Effect of Intrahippocampal Insulin Microinjection on Spatial Learning and Memory", *Hormones and Behavior*, 50 (2006), pp. 748-52.

21 D. R. Marks, K. Tucker, M. A. Cavallin, T. G. Mast e D. A. Fadool, "Awake Intranasal Insulin Delivery Modifies Protein Complexes and Alters Memory, Anxiety, and Olfactory Behaviors", *Journal of Neuroscience*, 29 (2009), pp. 6734-51.

22 C. Benedict, M. Hallschmid, K. Schmitz, B. Schultes, F. Ratter, H. L. Fehm, J. Born e W. Kern, "Intranasal Insulin Improves Memory in Humans: Superiority of Insulin Aspart", *Neuropsychopharmacology*, 32 (2007), pp. 239-43.

23 D. Jakubowicz, J. Wainstein, B. Ahrén, Y. Bar-Dayan, Z. Landau, H. R. Rabinovitz e O. Froy, "High-energy Breakfast with Low-energy Dinner Decreases Overall Daily Hyperglycaemia in Type 2 Diabetic Patients: A Randomised Clinical Trial", *Diabetologia*, 58, n° 5 (maio 2015), pp. 912-9.

24 D. Jakubowicz, J. Wainstein, B. Ahren, Z. Landau, Y. Bar-Dayan e O. Froy, "Fasting until Noon Triggers Increased Postprandial Hyperglycemia and Impaired Insulin Response after Lunch and Dinner in Individuals with Type 2 Diabetes: A Randomized Clinical Trial", *Diabetes Care*, 38, n° 10 (out. 2015), pp. 1820-6.

25 T. Remer e F. Manz, "Potential Renal Acid Load of Foods and Its Influence on Urine pH", *Journal of the American Dietetic Association*, 95, n° 7 (jul. 1995), pp. 791-7.

26 R. S. Williams, L. K. Heilbronn, D. L. Chen, A. C. Coster, J. R. Greenfield e D. Samocha-Bonet, "Dietary Acid Load, Metabolic Acidosis and Insulin Resistance – Lessons from Cross-sectional and Overfeeding Studies in Humans", *Clinical Nutrition*, 35, n° 5 (out. 2016), pp. 1084-90.

27 J. Koska, M. K. Ozias, J. Deer, J. Kurtz, A. D. Salbe, S. M. Harman e P. D. Reaven, "A Human Model of Dietary Saturated Fatty Acid Induced Insulin Resistance", *Metabolism*, 65, n° 11 (nov. 2016), pp. 1621-8.

28 P. Kiilerich, L. S. Myrmel, E. Fjære, Q. Hao, F. Hugenholtz, S. B. Sonne, M. Derrien, L. M. Pedersen, R. K. Petersen, A. Mortensen, T. R. Licht, M. U. Rømer, U. B. Vogel, L. J. Waagbø, N. Giallourou, Q. Feng, L. Xiao, C. Liu, B. Liaset, M. Kleerebezem, J. Wang, L. Madsen e K. Kristiansen, "Effect of a Long-term High-protein Diet on Survival, Obesity Development, and Gut Microbiota in Mice", *American Journal of Physiology – Endocrinology and Metabolism*, 310, n° 11 (jun. 2016), E886-99.

29 L. K. Stenman, R. Holma, A. Eggert e R. Korpela, "A Novel Mechanism for Gut Barrier Dysfunction by Dietary Fat: Epithelial Disruption by Hydrophobic Bile Acids", *American Journal of Physiology – Gastrointestinal and Liver Physiology*, 304, n° 3 (fev. 2013), G227-34.

30 V. Costarelli e T. A. Sanders, "Acute Effects of Dietary Fat Composition on Postprandial Plasma Bile Acid and Cholecystokinin Concentrations in Healthy Premenopausal Women", *British Journal of Nutrition*, 86, nº 4 (out. 2001), pp. 471-7.

31 C. Ferreira-Pêgo, N. Babio, M. Bes-Rastrollo, D. Corella, R. Estruch, E. Ros, M. Fitó, L. Serra-Majem, F. Arós, M. Fiol, J. M. Santos-Lozano, C. Muñoz-Bravo, X. Pintó, M. Ruiz-Canela e J. Salas-Salvadó, "Frequent Consumption of Sugar-and Artificially Sweetened Beverages and Natural and Bottled Fruit Juices Is Associated with an Increased Risk of Metabolic Syndrome in a Mediterranean Population at High Cardiovascular Disease Risk", *Journal of Nutrition*, 146, nº 8 (ago. 2016), pp. 1528-36.

32 M. S. Kim, S. A. Krawczyk, L. Doridot, A. J. Fowler, J. X. Wang, S. A. Trauger, H. L. Noh, H. J. Kang, J. K. Meissen, M. Blatnik, J. K. Kim, M. Lai e M. A. Herman, "ChREBP Regulates Fructose-induced Glucose Production Independently of Insulin Signaling", *Journal of Clinical Investigation*, 126, nº 11 (set. 2016), pp. 4372-86.

33 S. E. la Fleur, M. C. Luijendijk, A. J. van Rozen, A. Kalsbeek e R. A. Adan, "A Free-choice High-fat High-sugar Diet Induces Glucose Intolerance and Insulin Unresponsiveness to a Glucose Load Not Explained by Obesity", *International Journal of Obesity*, 35, nº 4 (abr. 2011), pp. 595-604.

34 S. Lindeberg, M. Eliasson, B. Lindahl e B. Ahrén, "Low Serum Insulin in Traditional Pacific Islanders – The Kitava Study", *Metabolism*, 48, nº 10 (out. 1999), pp. 1216-9.

35 S. Geng, W. Zhu, C. Xie, X. Li, J. Wu, Z. Liang, W. Xie, J. Zhu, C. Huang, M. Zhu, R. Wu e C. Zhong, "Medium-chain Triglyceride Ameliorates Insulin Resistance and Inflammation in High Fat Diet-induced Obese Mice", *European Journal of Nutrition*, 55, nº 3 (abr. 2016), pp. 931-40.

36 M. Sakurai, K. Nakamura, K. Miura, T. Takamura, K. Yoshita, S. Y. Nagasawa, Y. Morikawa, M. Ishizaki, T. Kido, Y. Naruse, M. Nakashima, K. Nogawa, Y. Suwazono, S. Sasaki e H. Nakagawa, "Dietary Carbohydrate Intake, Presence of Obesity and the Incident Risk of Type 2 Diabetes in Japanese Men", *Journal of Diabetes Investigation*, 7, nº 3 (maio 2016), pp. 343-51.

37 P. J. Lin e K. T. Borer, "Third Exposure to a Reduced Carbohydrate Meal Lowers Evening Postprandial Insulin and GIP Responses and HOMA-IR Estimate of Insulin Resistance", *PLoS ONE*, 11, nº 10 (out. 2016), e0165378.

38 R. Salvia, S. D'Amore, G. Graziano, C. Capobianco, M. Sangineto, D. Paparella, P. de Bonfils, G. Palasciano e M. Vacca, "Short-term Benefits of an Unrestricted--calorie Traditional Mediterranean Diet, Modified with a Reduced Consumption of Carbohydrates at Evening, in Overweight--obese Patients", *International Journal of Food Sciences and Nutrition*, 68, nº 2 (mar. 2017), pp. 234-248.

39 C. Eelderink, M. W. Noort, N. Sozer, M. Koehorst, J. J. Holst, C. F.Deacon, J. F. Rehfeld, K. Poutanen, R. J. Vonk, L. Oudhuis e M. G. Priebe, "The Structure of Wheat Bread Influences the Postprandial Metabolic Response in Healthy Men", *Food & Function*, 6, nº 10 (out. 2015), pp. 3236-48.

40 K. S. Juntunen, D. E. Laaksonen, K. Autio, L. K. Niskanen, J. J. Holst, K. E. Savolainen, K. H. Liukkonen, K. S. Poutanen e H. M. Mykkänen, "Structural Differences between Rye and Wheat Breads but Not Total Fiber Content May Explain the Lower Postprandial Insulin Response to Rye Bread", *American Journal of Clinical Nutrition*, 78, nº 5 (nov. 2003), pp. 957-64.

41 S. Sonia, F. Witjaksono e R. Ridwan, "Effect of Cooling of Cooked White Rice on Resistant Starch Content and Glycemic Response", *Asia Pacific Journal of Clinical Nutrition*, 24, nº 4 (2015), pp. 620-5.

42 Joint WHO/ FAO/ UNU Expert Consultation, "Protein and Amino Acid Requirements in Human Nutrition", *World Health Organ Technical Report Series*, 935 (2007), pp. 1-265, contracapa.

43 I. Sluijs, J. W. Beulens, D. L. van der A, A. M. Spijkerman, D. E. Grobbee e Y. T. van der Schouw, "Dietary Intake of Total, Animal, and Vegetable Protein and Risk of Type 2 Diabetes in the European Prospective Investigation into Cancer and Nutrition (EPIC)-NL Study", *Diabetes Care*, 33, nº 1 (jan. 2010), pp. 43-8.

44 J. Matta, N. Mayo, I. J. Dionne, P. Gaudreau, T. Fulop, D. Tessier, K. Gray-Donald, B. Shatenstein e J. A. Morais, "Muscle Mass Index and Animal Source of Dietary Protein Are Positively Associated with Insulin Resistance in Participants of the NuAge Study", *Journal of Nutrition Health & Aging*, 20, nº 2 (fev. 2016), pp. 90-7.

45 G. I. Smith, J. Yoshino, K. L. Stromsdorfer, S. J. Klein, F. Magkos, D. N. Reeds, S. Klein e B. Mittendorfer, "Protein Ingestion Induces Muscle Insulin Resistance Independent of Leucine-Mediated mTOR Activation", *Diabetes*, 64, nº 5 (maio 2015), pp. 1555-63.

46 G. I. Smith, J. Yoshino, S. C. Kelly, D. N. Reeds, A. Okunade, B. W. Patterson, S. Klein e B. Mittendorfer, "High-protein Intake during Weight Loss Therapy Eliminates the Weight-loss-induced Improvement in Insulin Action in Obese Postmenopausal Women", *Cell Reports*, 17, nº 3 (out. 2016), pp. 849-61.

47 D. Aune, G. Ursin e M. B. Veierød, "Meat Consumption and the Risk of Type 2 Diabetes: A Systematic Review and Meta-analysis of Cohort Studies", *Diabetologia*, 52, nº 11 (nov. 2009), pp. 2277-87, doi: 10.1007/s00125-009-1481-x.

48 N. Benaicheta, F. Z. Labbaci, M. Bouchenak e F. O. Boukortt, "Effect of Sardine Proteins on Hyperglycaemia, Hyperlipidaemia and Lecithin: Cholesterol Acyltransferase Activity, in High-Fat Diet-Induced Type 2 Diabetic Rats", *British Journal of Nutrition*, 115, nº 1 (jan. 2016), pp. 6-13.

49 M. S. Ottum e A. M. Mistry, "Advanced Glycation End-products: Modifiable Environmental Factors Profoundly Mediate Insulin Resistance", *Journal of Clinical Biochemistry and Nutrition*, 57, nº 1 (jul. 2015), pp. 1-12.

50 A. Taniguchi-Fukatsu, H. Yamanaka-Okumura, Y. Naniwa-Kuroki, Y. Nishida, H. Yamamoto, Y. Taketani e E. Takeda, "Natto and Viscous Vegetables in a Japanese-style Breakfast Improved Insulin Sensitivity, Lipid Metabolism and Oxidative Stress in Overweight Subjects with Impaired Glucose Tolerance", *British Journal of Nutrition*, 107, nº 8 (abr. 2012), pp. 1184-91.

51 P. Ebeling, H. Yki-Jäarvinen, A. Aro et al., "Glucose and Lipid Metabolism and Insulin Sensitivity in Type 1 Diabetes: The Effect of Guar Gum", *American Journal of Clinical Nutrition*, 48, nº 1 (1988), pp. 98-103.

52 C. A. Clark, J. Gardiner, M. I. McBurney, S. Anderson, L. J. Weatherspoon, D. N. Henry e N. G. Hord, "Effects of Breakfast Meal Composition on Second Meal Metabolic Responses in Adults with Type 2 Diabetes mellitus", *European Journal of Clinical Nutrition*, 60, nº 9 (set. 2006), pp. 1122-29.

53 M. Drehmer, M. A. Pereira, M. I. Schmidt, B. Del Carmen, M. Molina, S. Alvim, P. A. Lotufo e B. B. Duncan, "Associations of Dairy Intake with Glycemia and Insulinemia, Independent of Obesity, in Brazilian Adults: The Brazilian Longitudinal Study of Adult Health (ELSA-Brasil)", *American Journal of Clinical Nutrition*, 101, nº 4 (abr. 2015), pp. 775-82.

54 M. Chen, Q. Sun, E. Giovannucci, D. Mozaffarian, J. E. Manson, W. C. Willett e F. B. Hu, "Dairy Consumption and Risk of Type 2 Diabetes: 3 Cohorts of US Adults and an Updated Meta-analysis", *BMC Medicine*, 12 (nov. 2014), p. 215.

55 C. J. Hulston, A. A. Churnside e M. C. Venables, "Probiotic Supplementation Prevents High-fat, Overfeeding-induced Insulin Resistance in Human Subjects", *British Journal of Nutrition*, 113, nº 4 (fev. 2015), pp. 596-602.

56 Mohamadshahi et al., "Effects of Probiotic Yogurt Consumption on Inflammatory Biomarkers in Patients with Type 2 Diabetes", pp. 83-8.

57 J. Dolpady, C. Sorini, C. Di Pietro, I. Cosorich, R. Ferrarese, D. Saita, M. Clementi, F. Canducci e M. Falcone, "Oral Probiotic VSL#3 Prevents Autoimmune Diabetes by Modulating Microbiota and Promoting Indoleamine 2,3-Dioxygenase-Enriched Tolerogenic Intestinal Environment", *Journal of Diabetes Research* (2016), 7569431.

58 Z. Ghorbani, A. Hekmatdoost e P. Mirmiran, "Anti-hyperglycemic and Insulin Sensitizer Effects of Turmeric and Its Principle [sic] Constituent Curcumin", *International Journal of Endocrinology and Metabolism*, 12, nº 4 (out. 2014), e18081.

59 C. K. Atal, R. K. Dubey e J. Singh, "Biochemical Basis of Enhanced Drug Bioavailability by Piperine: Evidence That Piperine Is a Potent Inhibitor of Drug Metabolism", *Journal of Pharmacology and Experimental Therapeutics*, 232, nº 1 (jan. 1985), pp. 258-62.

60 G. Shoba, D. Joy, T. Joseph, M. Majeed, R. Rajendran e P. S. Srinivas, "Influence of Piperine on the Pharmacokinetics of Curcumin in Animals and Human Volunteers", *Planta Medica*, 64, nº 4 (maio 1998), pp. 353-6.

61 P. Anand, A. B. Kunnumakkara, R. A. Newman e B. B. Aggarwal, "Bioavailability of Curcumin: Problems and Promises", *Molecular Pharmaceutics*, 4, nº 6 (2007), pp. 807-18.

62 S. Prasad, A. K. Tyagi e B. B. Aggarwal, "Recent Developments in Delivery, Bioavailability, Absorption and Metabolism of Curcumin: The Golden Pigment from Golden Spice", *Cancer Research and Treatment: Official Journal of Korean Cancer Association*, 46, nº 1 (2014), pp. 2-18.

63 A. S. Sahib, "Anti-diabetic and Antioxidant Effect of Cinnamon in Poorly

Controlled Type-2 Diabetic Iraqi Patients: A Randomized, Placebo-controlled Clinical Trial", *Journal of Intercultural Ethnopharmacology*, 5, nº 2 (fev. 2016), pp. 108-13.

64 J. Hlebowicz, A. Hlebowicz, S. Lindstedt, O. Björgell, P. Höglund, J. J. Holst, G. Darwiche e L. O. Almér, "Effects of 1 and 3g Cinnamon on Gastric Emptying, Satiety, and Postprandial Blood Glucose, Insulin, Glucose-dependent Insulinotropic Polypeptide, Glucagon-like Peptide 1, and Ghrelin Concentrations in Healthy Subjects", *American Journal of Clinical Nutrition*, 89, nº 3 (mar. 2009), pp. 815-21.

65 N. Veronese, S. F. Watutantrige, C. Luchini, M. Solmi, G. Sartore, G. Sergi, E. Manzato, M. Barbagallo, S. Maggi e B. Stubbs, "Effect of Magnesium Supplementation on Glucose Metabolism in People with or at Risk of Diabetes: A Systematic Review and Meta-analysis of Double-blind Randomized Controlled Trials", *European Journal of Clinical Nutrition*, 70, nº 12 (dez. 2016), pp. 1354-9.

66 https://www.cedars-sinai.edu/Patients/Programs-andServices/Documents/CP0403MagnesiumRichFoods.pdf.

67 B. R. Stephens, K. Granados, T. W. Zderic et al., "Effects of 1 Day of Inactivity on Insulin Action in Healthy Men and Women: Interaction with Energy Intake", *Metabolism*, 60 (2011), pp. 941-9.

68 M. S. Lunde, V. T. Hjellset e A. T. Hostmark, "Slow Post Meal Walking Reduces the Blood Glucose Response: An Exploratory Study in Female Pakistani Immigrants", *Journal of Immigrant and Minority Health*, 14 (2012), pp. 816-22.

69 H. Nygaard, S. E. Tomten e A. T. Hostmark, "Slow Postmeal Walking Reduces Postprandial Glycemia in Middle-aged Women", *Applied Physiology, Nutrition, and Metabolism*, 34 (2009), pp. 1087-92.

70 J. Henson, M. J. Davies, D. H. Bodicoat et al., "Breaking up Prolonged Sitting with Standing or Walking Attenuates the Postprandial Metabolic Response in Postmenopausal Women: A Randomized Acute Study", *Diabetes Care*, 39 (2016), pp. 130-8.

71 P. C. Dempsey, R. N. Larsen, P. Sethi et al., "Benefits for Type 2 Diabetes of Interrupting Prolonged Sitting with Brief Bouts of Light Walking or Simple Resistance Activities", *Diabetes Care*, 39 (2016), pp. 964-72.

72 S. F. Chastin, T. Egerton, C. Leask et al., "Meta-analysis of the Relationship between Breaks in Sedentary Behavior and Cardiometabolic Health", *Obesity*, 23 (2015), pp. 1800-10.

73 E. Chacko, "Exercising Tactically for Taming Postmeal Glucose Surges", *Scientifica* (Cairo), (2016), 4045717.

74 R. J. Manders, J. W. van Dijk, and L. J. van Loon, "Low-intensity Exercise Reduces the Prevalence of Hyperglycemia in Type 2 Diabetes", *Medicine & Science in Sports & Exercise*, 42, nº 2 (fev. 2010), pp. 219-25.

75 J. B. Gillen, B. J. Martin, M. J. MacInnis, L. E. Skelly, M. A. Tarnopolsky e M. J. Gibala, "Twelve Weeks of Sprint Interval Training Improves Indices of Cardiometabolic Health Similar to Traditional Endurance Training despite a Five-fold Lower Exercise Volume and Time Commitment", *PLOS ONE*, 11, nº 4 (2016), e0154075.

76 C. Benedict et al., "Gut Microbiota and Glucometabolic Alterations in Response to Recurrent Partial Sleep

in Normal-weight Young Individuals", *Molecular Metabolism* (publicado on-line em 24 de outubro de 2016), http://dx.doi.org/10.1016/j.molmet.2016.10.003.

77 A. J. Graveling, I. J. Deary e B. M. Frier, "Acute Hypoglycemia Impairs Executive Cognitive Function in Adults with and without Type 1 Diabetes", *Diabetes Care*, 36, nº 10 (out. 2013), pp. 3240-6.

78 K. A. Page, A. Williamson, N. Yu, E. C. McNay, J. Dzuira, R. J. McCrimmon e R. S. Sherwin, "Medium-Chain Fatty Acids Improve Cognitive Function in Intensively Treated Type 1 Diabetic Patients and Support in vitro Synaptic Transmission during Acute Hypoglycemia", *Diabetes*, 58, nº 5 (maio 2009), pp. 1237-44.

79 Y. Nonaka, T. Takagi, M. Inai, S. Nishimura, S. Urashima, K. Honda, T. Aoyama e S. Terada, "Lauric Acid Stimulates Ketone Body Production in the KT-5 Astrocyte Cell Line", *Journal of Oleo Science*, 65, nº 8 (ago. 2016), pp. 693-9.

80 I. Hu Yang, J. E. De la Rubia Orti, P. Selvi Sabater, S. Sancho Castillo, M. J. Rochina, N. Manresa Ramon e I. Montoya-Castilla, "Coconut Oil: Non-alternative Drug Treatment against Alzheimer's Disease", *Nutrición Hospitalaria*, 32, nº 6 (dez. 2015), pp. 2822-7.

81 A. J. Murray, N. S. Knight, M. A. Cole, L. E. Cochlin, E. Carter, K. Tchabanenko, T. Pichulik, M. K. Gulston, H. J. Atherton, M. A. Schroeder, R. M. Deacon, Y. Kashiwaya, M. T. King, R. Pawlosky, J. N. Rawlins, D. J. Tyler, J. L. Griffin, J. Robertson, R. L. Veech e K. Clarke, "Novel Ketone Diet Enhances Physical and Cognitive Performance", *FASEB Journal*, 30, nº 12 (dez. 2016), pp. 4021-32.

82 M. Vijayakumar, D. M. Vasudevan, K. R. Sundaram, S. Krishnan, K. Vaidyanathan, S. Nandakumar, R. Chandrasekhar e N. Mathew, "A Randomized Study of Coconut Oil versus Sunflower Oil on Cardiovascular Risk Factors in Patients with Stable Coronary Heart Disease", *Indian Heart Journal*, 68, nº 4 (jul.-ago. 2016), pp. 498-506.

83 D. A. Cardoso, A. S. Moreira, G. M. de Oliveira, R. Raggio Luiz e G. Rosa, "A Coconut Extra Virgin Oil-Rich Diet Increases HDL Cholesterol and Decreases Waist Circumference and Body Mass in Coronary Artery Disease Patients", *Nutricion Hospitalaria*, 32, nº 5 (nov. 2015), pp. 2144-52.

84 J. K. Kiecolt-Glaser, M. A. Belury, R. Andridge, W. B. Malarkey e R. Glaser, "Omega-3 Supplementation Lowers Inflammation and Anxiety in Medical Students: A Randomized Controlled Trial", *Brain, Behavior, and Immunity*, 25, nº 8 (nov. 2011), pp. 1725-34.

85 R. Narendran, W. G. Frankle, N. S. Mason, M. F. Muldoon e B. Moghaddam, "Improved Working Memory but No Effect on Striatal Vesicular Monoamine Transporter Type 2 after Omega-3 Polyunsaturated Fatty Acid Supplementation", Org. de B. Le Foll, *PLOS ONE*, 7, nº 10 (2012), e46832.

86 J. Bradbury, S. P. Myers e C. Oliver, "An Adaptogenic Role for Omega-3 Fatty Acids in Stress; a Randomised Placebo Controlled Double Blind Intervention Study", *Nutrition Journal*, 3 (2004), p. 20.

87 L. D. Lawson e B. G. Hughes, "Absorption of Eicosapentaenoic Acid and Docosahexaenoic Acid from Fish Oil Triacylglycerols or Fish Oil Ethyl Esters Co-ingested with a High-fat Meal", *Biochemical and*

Biophysical Research Communications, 156, nº 2 (out. 1988), pp. 960-3.

88 X. Liu e T. Osawa, "Astaxanthin Protects Neuronal Cells against Oxidative Damage and Is a Potent Candidate for Brain Food", *Forum of Nutrition*, 61 (2009), pp. 129-35.

89 F. Shahidi e Y. Zhong, "Lipid Oxidation and Improving the Oxidative Stability", *Chemical Society Reviews*, 39, nº 11 (nov. 2010), pp. 4067-79.

90 B. B. Albert, J. G. Derraik, D. Cameron-Smith, P. L. Hofman, S. Tumanov, S. G. Villas-Boas, M. L. Garg e W. S. Cutfield, "Fish Oil Supplements in New Zealand Are Highly Oxidised and Do Not Meet Label Content of n-3 PUFA", *Scientific Reports*, 5 (jan. 2015), p. 7928.

91 M. Maes, R. Smith, A. Christophe, E. Vandoolaeghe, A. van Gastel, H. Neels, P. Demedts, A. Wauters e H. Y. Meltzer, "Lower Serum High-density Lipoprotein Cholesterol (HDL-C) in Major Depression and in Depressed Men with Serious Suicidal Attempts: Relationship with Immune-inflammatory Markers", *Acta Psychiatrica Scandinavica*, 95, nº 3 (mar. 1997), pp. 212-21.

92 M. F. Muldoon, S. B. Manuck e K. A. Matthews, "Lowering Cholesterol Concentrations and Mortality: A Quantitative Review of Primary Prevention Trials", *British Medical Journal*, 301, nº 6747 (ago. 1990), pp. 309-14.

93 A. Gabriel, "Changes in Plasma Cholesterol in Mood Disorder Patients: Does Treatment Make a Difference?", *Journal of Affective Disorders*, 99, nºs 1-3 (abr. 2007), pp. 273-8.

94 A. S. Wells, N. W. Read, J. D. Laugharne e N. S. Ahluwalia, "Alterations in Mood after Changing to a Low-fat Diet", *British Journal of Nutrition*, 79, nº 1 (jan. 1998), pp. 23-30.

95 L. Velázquez-López, A. V. Muñoz-Torres, C. García-Peña, M. López-Alarcón, S. Islas-Andrade e J. Escobedo-de la Peña, "Fiber in Diet Is Associated with Improvement of Glycated Hemoglobin and Lipid Profile in Mexican Patients with Type 2 Diabetes", *Journal of Diabetes Research* (2016), 2980406.

96 H. E. Anderson-Vasquez, P. Pérez-Martínez, P. Ortega Fernández e C. Wanden-Berghe, "Impact of the Consumption of a Rich Diet in Butter and it [sic] Replacement for a Rich Diet in Extra Virgin Olive Oil on Anthropometric, Metabolic and Lipid Profile in Postmenopausal Women", *Nutrición Hospitalaria*, 31, nº 6 (jun. 2015), pp. 2561-70.

97 C. L. Kien, J. Y. Bunn, R. Stevens, J. Bain, O. Ikayeva, K. Crain, T. R. Koves e D. M. Muoio, "Dietary Intake of Palmitate and Oleate Has Broad Impact on Systemic and Tissue Lipid Profiles in Humans", *American Journal of Clinical Nutrition*, 99, nº 3 (mar. 2014), pp. 436-45.

98 Cardoso et al., "A Coconut Extra Virgin Oil-Rich Diet Increases HDL Cholesterol and Decreases Waist Circumference and Body Mass in Coronary Artery Disease Patients", pp. 2144-52.

99 R. P. Mensink, P. L. Zock, A. D. Kester e M. B. Katan, "Effects of Dietary Fatty Acids and Carbohydrates on the Ratio of Serum Total to HDL Cholesterol and on Serum Lipids and Apolipoproteins: A Meta-analysis of 60 Controlled Trials", *American Journal of Clinical Nutrition*, 77, nº 5 (maio 2003), pp. 1146-55.

100 E. H. Temme, R. P. Mensink e G. Hornstra, "Comparison of the Effects of Diets Enriched in Lauric, Palmitic, or Oleic Acids on Serum Lipids and Lipoproteins in Healthy Women and Men", *American Journal of Clinical Nutrition*, 63, nº 6 (jun. 1996), pp. 897-903.

101 N. B. Cater, H. J. Heller e M. A. Denke, "Comparison of the Effects of Medium-chain Triacylglycerols, Palm Oil, and High Oleic Acid Sunflower Oil on Plasma Triacylglycerol Fatty Acids and Lipid and Lipoprotein Concentrations in Humans", *American Journal of Clinical Nutrition*, 65, nº 1 (jan. 1997), pp. 41-5.

102 C. Stough, A. Scholey, J. Lloyd, J. Spong, S. Myers e L. A. Downey, "The Effect of 90 day Administration of a High Dose Vitamin B-complex on Work Stress", *Human Psychopharmacology*, 26, nº 7 (out. 2011), pp. 470-6.

103 A. Pipingas, D. A. Camfield, C. Stough, A. B. Scholey, K. H. Cox, D. White, J. Sarris, A. Sali e H. Macpherson, "Effects of Multivitamin, Mineral and Herbal Supplement on Cognition in Younger Adults and the Contribution of B Group Vitamins", *Human Psychopharmacology*, 29, nº 1 (jan. 2014), pp. 73-82.

104 O. P. Almeida, A. H. Ford, V. Hirani, V. Singh, F. M. van Bockxmeer, K. McCaul e L. Flicker, "B Vitamins to Enhance Treatment Response to Antidepressants in Middle-aged and Older Adults: Results from the B-VITAGE Randomised, Double-blind, Placebo-controlled Trial", *British Journal of Psychiatry*, 205, nº 6 (dez. 2014), pp. 450-7.

105 O. P. Almeida, K. Marsh, H. Alfonso, L. Flicker, T. M. Davis e G. J. Hankey, "B-vitamins Reduce the Long-term Risk of Depression after Stroke: The VITATOPS-DEP Trial", *Annals of Neurology*, 68, nº 4 (out. 2010), pp. 503-10.

106 D. O. Kennedy, R. Veasey, A. Watson, F. Dodd, E. Jones, S. Maggini e C. F. Haskell, "Effects of High-dose B Vitamin Complex with Vitamin C and Minerals on Subjective Mood and Performance in Healthy Males", *Psychopharmacology*, 211, nº 1 (jul. 2010), pp. 55-68.

107 O. Stanger, B. Fowler, K. Piertzik, M. Huemer, E. Haschke-Becher, A. Semmler et al., "Homocysteine, Folate and Vitamin B12 in Neuropsychiatric Diseases: Review and Treatment Recommendations", *Expert Review of Neurotherapeutics*, 9 (2009), pp. 1393-1412.

108 K. Yoshino, M. Nishide, T. Sankai, M. Inagawa, K. Yokota, Y. Moriyama et al., "Validity of Brief Food Frequency Questionnaire for Estimation of Dietary Intakes of Folate, Vitamins B6 and B12 and Their Associations with Plasma Homocysteine Concentrations", *International Journal of Food Sciences and Nutrition*, 61 (2010), pp. 61-7.

109 A. Oulhaj, F. Jernerén, H. Refsum, A. D. Smith e C. A. de Jager, "Omega-3 Fatty Acid Status Enhances the Prevention of Cognitive Decline by B Vitamins in Mild Cognitive Impairment", *Journal of Alzheimer's Disease*, 50, nº 2 (jan. 2016), pp. 547-57.

110 M. Montava, S. Garcia, J. Mancini, Y. Jammes, J. Courageot, J. P. Lavieille e F. Feron, "Vitamin D3 Potentiates Myelination and Recovery after Facial Nerve Injury", *European Archives of Oto-Rhino-Laryngology*, 272, nº 10 (out. 2014), pp. 2815-23.

111 J. F. Chabas, D. Stephan, T. Marqueste, S. Garcia, M. N. Lavaut, C. Nguyen, R. Legre, M. Khrestchatisky, P. Decherchi e F. Feron, "Cholecalciferol (Vitamin D_3) Improves Myelination and Recovery after Nerve Injury", *PLoS ONE*, 8, nº 5 (maio 2013), e65034.

112 O. Józefowicz, J. Rabe-Jabłońska, A. Woźniacka e D. Strzelecki, "Analysis of Vitamin D Status in Major Depression", *Journal of Psychiatric Practice*, 20, nº 5 (set. 2014), pp. 329-37.

113 C. Grudet, J. Malm, A. Westrin e L. Brundin, "Suicidal Patients Are Deficient in Vitamin D, Associated with a Pro-inflammatory Status in the Blood", *Psychoneuroendocrinology*, 50C (set. 2014), pp. 210-9.

114 R. Ramadan, V. Vaccarino, F. Esteves, D. S. Sheps, J. D. Bremner, P. Raggi e A. A. Quyyumi, "Association of Vitamin D Status with Mental Stress-induced Myocardial Ischemia in Patients with Coronary Artery Disease", *Psychosomatic Medicine*, 76, nº 7 (set. 2014), pp. 569-75.

115 A. Gholamrezaei, Z. S. Bonakdar, L. Mirbagher e N. Hosseini, "Sleep Disorders in Systemic Lupus Erythematosus. Does Vitamin D Play a Role?", *Lupus*, 23, nº 10 (set. 2014), pp. 1054-8.

116 V. K. Wilson, D. K. Houston, L. Kilpatrick, J. Lovato, K. Yaffe, J. A. Cauley, T. B. Harris, E. M. Simonsick, H. N. Ayonayon, S. B. Kritchevsky e K. M. Sink, "Health, Aging and Body Composition Study. Relationship between 25-Hydroxyvitamin D and Cognitive Function in Older Adults: The Health, Aging and Body Composition Study", *Journal of the American Geriatrics Society*, 62, nº 4 (abr. 2014), pp. 636-41.

117 A. L. Peterson, C. Murchison, C. Zabetian, J. B. Leverenz, G. S. Watson, T. Montine, N. Carney, G. L. Bowman, K. Edwards e J. F. Quinn, "Memory, Mood, and Vitamin D in Persons with Parkinson's Disease", *Journal of Parkinson's Disease*, 3, nº 4 (2013), pp. 547-55.

118 D. E. Bredesen, "Reversal of Cognitive Decline: A Novel Therapeutic Program", *Aging*, 6, nº 9 (2014), pp. 707-17.

119 L. Matsuoka, L. Ide, J. Wortsman, J. MacLaughlin e M. F. Holick, "Sunscreens Suppress Cutaneous Vitamin D3 Synthesis", *Journal of Clinical Endocrinology & Metabolism*, 64 (1987), pp. 1165-8.

8. Como dominar a motivação [pp. 179-196]

1 K. S. Kendler, J. M. Hettema, F. Butera, C. O. Gardner e C. A. Prescott, "Life Event Dimensions of Loss, Humiliation, Entrapment, and Danger in the Prediction of Onsets of Major Depression and Generalized Anxiety", *Archives of General Psychiatry*, 60 (2003), pp. 789-96.

2 F. Grabenhorst e E. T. Rolls, "Value, Pleasure and Choice in the Ventral Prefrontal Cortex", *Trends in Cognitive Sciences*, 15 (2011), pp. 56-67.

3 M. G. Craske, A. E. Meuret, T. Ritz, M. Treanor e H. J. Dour, "Treatment for Anhedonia: A Neuroscience Driven Approach", *Depression and Anxiety*, 33, nº 10 (out. 2016), pp. 927-38.

4 S. Dalm, E. R. de Kloet e M. S. Oitzl, "Post-training Reward Partially Restores Chronic Stress Induced Effects in Mice", org. de G. Chapouthier, *PLoS ONE*, 7, nº 6 (2012), e39033.

5 N. Geschwind, F. Peeters, N. Jacobs, P. Delespaul, C. Derom, E. Thiery, J. van Os e M. Wichers, "Meeting Risk with Resilience: High Daily Life Reward Experience Preserves Mental Health", *Acta Psychiatrica Scandinavica*, 122, nº 2 (ago. 2010), pp. 129-38.

6 G. S. Alexopoulos e P. Arean, "A Model for Streamlining Psychotherapy in the RdoC Era: The Example of 'Engage'", *Molecular Psychiatry*, 19, nº 1 (jan. 2014), pp. 14-9.

7 D. Becker e J. van der Pligt, "Forcing Your Luck: Goal-striving Behavior in Chance Situations", *Motivation and Emotion*, 40 (2016), pp. 203-11.

8 M. Lehne e S. Koelsch, "Toward a General Psychological Model of Tension and Suspense", *Frontiers in Psychology*, 6 (2015), p. 79.

9 S. H. Kim, Y. H. Kim e H. J. Kim, "Laughter and Stress Relief in Cancer Patients: A Pilot Study", *Evidence-Based Complementary and Alternative Medicine*, 2015 (2015), 864739.

10 K. Hayashi, I. Kawachi, T. Ohira, K. Kondo, K. Shirai e N. Kondo, "Laughter is the Best Medicine? A Cross-Sectional Study of Cardiovascular Disease Among Older Japanese Adults", *Journal of Epidemiology*, 26, nº 10 (out. 2016), pp. 546-52.

11 A. J. Blood, R. J. Zatorre, P. Bermudez e A. C. Evans, "Emotional Responses to Pleasant and Unpleasant Music Correlate with Activity in Paralimbic Brain Regions", *Nature Neuroscience*, 2 (1999), pp. 382-87.

12 H. G. MacDougall e S. T. Moore, "Marching to the Beat of the Same Drummer: The Spontaneous Tempo of Human Locomotion", *Journal of Applied Physiology*, 99 (2005), pp. 1164-73.

13 D. Moelants, "Preferred Tempo Reconsidered", In: *Proceedings of the 7th International Conference on Music Perception and Cognition*, Orgs. de C. Stevens, D. Burnham, G. McPherson, E. Schubert e J. Renwick (Adelaide, South Australia: Causal Production, 2002), pp. 580-3.

14 C. J. Bacon, T. R. Myers e C. I. Karageorghis, "Effect of Music-movement Synchrony on Exercise Oxygen Consumption", *Journal of Sports Medicine and Physical Fitness*, 52 (2012), pp. 359-65.

15 C. I. Karageorghis, P. C. Terry, A. M. Lane, D. T. Bishop e D. L. Priest, "The BASES Expert Statement on Use of Music in Exercise", *Journal of Sports Sciences*, 30, nº 9 (maio 2012), pp. 953-6.

16 N. Guegen e C. Jacob, "The Influence of Music on Temporal Perceptions in an On-hold Waiting Situation", *Psychology of Music* 30 (2002): 210–14.

17 J. Gibbon, R. M. Church e W. H. Meck, "Scalar Timing in Memory", *Annals of the New York Academy of Sciences*, 423 (1984), pp. 52-77.

18 S. Droit-Volet, D. Ramos, J. L. Bueno e E. Bigand, "Music, Emotion, and Time Perception: The Influence of Subjective Emotional Valence and Arousal?", *Frontiers in Psychology*, 4 (jul. 2013), p. 417.

19 A. Nguyen, L. Frobert, I. McCluskey, P. Golay, C. Bonsack e J. Favrod, "Development of the Positive Emotions Program for Schizophrenia: An Intervention to Improve Pleasure and Motivation in Schizophrenia", *Frontiers in Psychiatry*, 7 (fev. 2016), p. 13.

20 G. F. Koob, "Addiction is a Reward Deficit and Stress Surfeit Disorder", *Frontiers in Psychiatry*, 4 (ago. 2013), p. 72.

21 T. S. Shippenberg, A. Zapata e V. I. Chefer, "Dynorphin and the Pathophysiology of Drug Addiction", *Pharmacology & Therapeutics*, 116, nº 2 (nov. 2007), pp. 306-21.

9. Como alinhar suas metas de longo prazo às suas crenças fundamentais [pp. 197–207]

1 G. L. Shulman, J. A. Fiez, M. Corbetta, R. L. Buckner, F. M. Miezin et al., "Common Blood Flow Changes across Visual Tasks: II. Decreases in Cerebral Cortex", *Journal of Cognitive Neuroscience*, 9 (1997), pp. 648-63.

2 M. E. Raichle, A. M. MacLeod, A. Z. Snyder, W. J. Powers, D. A. Gusnard e G. L. Shulman, "A Default Mode of Brain Function", *PNAS*, 98 (2001), pp. 676-82.

3 R. L. Carhart-Harris e K. J. Friston, "The Default-mode, Ego-functions and Free-energy: A Neurobiological Account of Freudian Ideas", *Brain*, 133, nº 4 (2010), pp. 1265-83.

4 M. Kent, C. T. Rivers e G. Wrenn, "Goal-directed Resilience in Training (GRIT): A Biopsychosocial Model of Self-regulation, Executive Functions, and Personal Growth (Eudaimonia) in Evocative Contexts of PTSD, Obesity, and Chronic Pain", *Behavioral Sciences*, 5, nº 2 (jun. 2015), pp. 264-304.

5 http://www.venchar.com/2005/01/the_stockdale_p.html.

6 A. Bandura, *Self-efficacy: The Exercise of Control* (Nova York: Freeman, 1997).

7 K. Simmen-Janevska, V. Brandstatter e A. Maercker, "The Overlooked Relationship between Motivational Abilities and Posttraumatic Stress: A Review", *European Journal of Psychotraumatology*, 3 (2012), doi: 10.3402/ejpt.v3i0.18560.

8 A. Diedrich, S. G. Hofmann, P. Cuijpers e M. Berking, "Self-compassion Enhances the Efficacy of Explicit Cognitive Reappraisal as an Emotional Regulation Strategy in Individuals with Major Depressive Disorder", *Behaviour Research and Therapy*, 82 (jul. 2016), pp. 1-10.

Última observação sobre a resiliência [pp. 209–210]

1 B. M. Iacoviello e D. S. Charney, "Psychosocial Facets of Resilience: Implications for Preventing Posttrauma Psychopathology, Treating Trauma Survivors, and Enhancing Community Resilience", *European Journal of Psychotraumatology*, 5 (out. 2014): 10.3402/ejpt.v5.23970.

À PROVA DE

ESTRESSE

Fontes UNTITLED SANS, UNTITLED SERIF e COIGN
Papel ALTA ALVURA 90 g/m²
Impressão IMPRENSA DA FÉ